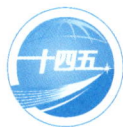

国家卫生健康委员会"十四五"规划教材
全国中医药高职高专教育教材

U0658866

供针灸推拿专业用

推拿手法

第5版

主　编　黄宇辉

副主编　丁　放　刘常逊　余雪琴

编　委　（按姓氏笔画排序）

丁　放（四川中医药高等专科学校）

王　静（漳州卫生职业学院）

刘常逊（保山中医药高等专科学校）

余雪琴（山西卫生健康职业学院）

周文俊（芜湖市中医医院）

赵　菲（山东中医药高等专科学校）

唐振华（湖南中医药高等专科学校）

黄宇辉（湖南中医药高等专科学校）

谢　英（江西中医药高等专科学校）

人民卫生出版社
·北　京·

图书在版编目（CIP）数据

推拿手法 / 黄宇辉主编. —5 版. —北京：人民
卫生出版社，2024.6（2025.11 重印）
ISBN 978-7-117-34927-7

Ⅰ．①推…　Ⅱ．①黄…　Ⅲ．①推拿－高等职业教育－
教材　Ⅳ．①R244.1

中国国家版本馆 CIP 数据核字（2024）第 109492 号

| 人卫智网 | www.ipmph.com | 医学教育、学术、考试、健康，购书智慧智能综合服务平台 |
| 人卫官网 | www.pmph.com | 人卫官方资讯发布平台 |

推 拿 手 法
Tuina Shoufa
第 5 版

主　　编：黄宇辉
出版发行：人民卫生出版社（中继线 010-59780011）
地　　址：北京市朝阳区潘家园南里 19 号
邮　　编：100021
E - mail：pmph @ pmph.com
购书热线：010-59787592　010-59787584　010-65264830
印　　刷：三河市宏达印刷有限公司
经　　销：新华书店
开　　本：850×1168　1/16　印张：15
字　　数：423 千字
版　　次：2005 年 6 月第 1 版　　2024 年 6 月第 5 版
印　　次：2025 年 11 月第 3 次印刷
标准书号：ISBN 978-7-117-34927-7
定　　价：58.00 元

打击盗版举报电话：010-59787491　E-mail：WQ @ pmph.com
质量问题联系电话：010-59787234　E-mail：zhiliang @ pmph.com
数字融合服务电话：4001118166　E-mail：zengzhi @ pmph.com

《推拿手法》
数字增值服务编委会

主　编　黄宇辉

副主编　丁　放　刘常逊　余雪琴

编　委（按姓氏笔画排序）

丁　放（四川中医药高等专科学校）

王　静（漳州卫生职业学院）

方　闯（湖南中医药高等专科学校）

付思思（湖南中医药高等专科学校）

刘常逊（保山中医药高等专科学校）

余雪琴（山西卫生健康职业学院）

周文俊（芜湖市中医医院）

赵　菲（山东中医药高等专科学校）

胡明岸（湖南中医药高等专科学校）

袁盛华（湖南中医药高等专科学校）

唐振华（湖南中医药高等专科学校）

黄宇辉（湖南中医药高等专科学校）

谢　英（江西中医药高等专科学校）

谢雨龙（湖南中医药高等专科学校附属第一医院）

修订说明

　　为了做好新一轮中医药职业教育教材建设工作，贯彻落实党的二十大精神和《中医药发展战略规划纲要（2016—2030 年）》《教育部 国家卫生健康委 国家中医药管理局关于深化医教协同进一步推动中医药教育改革与高质量发展的实施意见》《教育部等八部门关于加快构建高校思想政治工作体系的意见》《职业教育提质培优行动计划（2020—2023 年）》《职业院校教材管理办法》的要求，适应当前我国中医药职业教育教学改革发展的形势与中医药健康服务技术技能人才培养的需要，人民卫生出版社在教育部、国家卫生健康委员会、国家中医药管理局的领导下，组织和规划了第五轮全国中医药高职高专教育教材、国家卫生健康委员会"十四五"规划教材的编写和修订工作。

　　为做好第五轮教材的出版工作，我们成立了第五届全国中医药高职高专教育教材建设指导委员会和各专业教材评审委员会，以指导和组织教材的编写与评审工作；按照公开、公平、公正的原则，在全国 1 800 余位专家和学者申报的基础上，经中医药高职高专教育教材建设指导委员会审定批准，聘任了教材主编、副主编和编委；确立了本轮教材的指导思想和编写要求，全面修订全国中医药高职高专教育第四轮规划教材，即中医学、中药学、针灸推拿、护理、医疗美容技术、康复治疗技术 6 个专业共 89 种教材。

　　党的二十大报告指出，统筹职业教育、高等教育、继续教育协同创新，推进职普融通、产教融合、科教融汇，优化职业教育类型定位，再次明确了职业教育的发展方向。在二十大精神指引下，我们明确了教材修订编写的指导思想和基本原则，并及时推出了本轮教材。

　　第五轮全国中医药高职高专教育教材具有以下特色：

　　1. 立德树人，课程思政　教材以习近平新时代中国特色社会主义思想为引领，坚守"为党育人、为国育才"的初心和使命，培根铸魂、启智增慧，深化"三全育人"综合改革，落实"五育并举"的要求，充分发挥思想政治理论课立德树人的关键作用。根据不同专业人才培养特点和专业能力素质要求，科学合理地设计思政教育内容。教材中有机融入中医药文化元素和思想政治教育元素，形成专业课教学与思政理论教育、课程思政与专业思政紧密结合的教材建设格局。

　　2. 传承创新，突出特色　教材建设遵循中医药发展规律，传承精华，守正创新。本套教材是在中西医结合、中西药并用抗击新型冠状病毒感染疫情取得决定性胜利的时候，党的二十大报告指出促进中医药传承创新发展要求的背景下启动编写的，所以本套教材充分体现了中医药特色，将中医药领域成熟的新理论、新知识、新技术、新成果根据需要吸收到教材中来，在传承的基础上发展，在守正的基础上创新。

　　3. 目标明确，注重三基　教材的深度和广度符合各专业培养目标的要求和特定学制、特定对象、特定层次的培养目标，力求体现"专科特色、技能特点、时代特征"，强调各教材编写大纲一定要符合高职高专相关专业的培养目标与要求,注重基本理论、基本知识和基本技能的培养和全面素质的提高。

4. 能力为先,需求为本　教材编写以学生为中心,一方面提高学生的岗位适应能力,培养发展型、复合型、创新型技术技能人才;另一方面,培养支撑学生发展、适应时代需求的认知能力、合作能力、创新能力和职业能力,使学生得到全面、可持续发展。同时,以职业技能的培养为根本,满足岗位需要、学教需要、社会需要。

5. 规划科学,详略得当　全套教材严格界定职业教育教材与本科教育教材、毕业后教育教材的知识范畴,严格把握教材内容的深度、广度和侧重点,既体现职业性,又体现其高等教育性,突出应用型、技能型教育内容。基础课教材内容服务于专业课教材,以"必需、够用"为原则,强调基本技能的培养;专业课教材紧密围绕专业培养目标的需要进行选材。

6. 强调实用,避免脱节　教材贯彻现代职业教育理念,体现"以就业为导向,以能力为本位,以职业素养为核心"的职业教育理念。突出技能培养,提倡"做中学、学中做"的"理实一体化"思想,突出应用型、技能型教育内容。避免理论与实际脱节、教育与实践脱节、人才培养与社会需求脱节的倾向。

7. 针对岗位,学考结合　本套教材编写按照职业教育培养目标,将国家职业技能的相关标准和要求融入教材中,充分考虑学生考取相关职业资格证书、岗位证书的需要。与职业岗位证书相关的教材,其内容和实训项目的选取涵盖相关的考试内容,做到学考结合、教考融合,体现了职业教育的特点。

8. 纸数融合,坚持创新　新版教材进一步丰富了纸质教材和数字增值服务融合的教材服务体系。书中设有自主学习二维码,通过扫码,学生可对本套教材的数字增值服务内容进行自主学习,实现与教学要求匹配、与岗位需求对接、与执业考试接轨,打造优质、生动、立体的学习内容。教材编写充分体现与时代融合、与现代科技融合、与西医学融合的特色和理念,适度增加新进展、新技术、新方法,充分培养学生的探索精神、创新精神、人文素养;同时,将移动互联、网络增值、慕课、翻转课堂等新的教学理念、教学技术和学习方式融入教材建设之中,开发多媒体教材、数字教材等新媒体形式教材。

人民卫生出版社成立 70 年来,构建了中国特色的教材建设机制和模式,其规范的出版流程,成熟的出版经验和优良传统在本轮修订中得到了很好的传承。我们在中医药高职高专教育教材建设指导委员会和各专业教材评审委员会指导下,通过召开调研会议、论证会议、主编人会议、编写会议、审定稿会议等,确保了教材的科学性、先进性和适用性。参编本套教材的 1 000 余位专家来自全国 50 余所院校,希望在大家的共同努力下,本套教材能够担当全面推进中医药高职高专教育教材建设,切实服务于提升中医药教育质量、服务于中医药卫生人才培养的使命。谨此,向有关单位和个人表示衷心的感谢!为了保持教材内容的先进性,在本版教材使用过程中,我们力争做到教材纸质版内容不断勘误,数字内容与时俱进,实时更新。希望各院校在教材使用中及时提出宝贵意见或建议,以便不断修订和完善,为下一轮教材的修订工作奠定坚实的基础。

人民卫生出版社有限公司
2023 年 4 月

前　言

　　本书第 1 版名为"推拿手法学"，2005 年发行，供全国中医药高等专科学校针灸推拿专业使用。2009 年进行了第二次修订，并根据教育部关于高职高专教育的要求，将教材更名为"推拿手法"，2014 年和 2018 年分别进行了第三次、第四次修订。

　　为了更好地贯彻落实《国家中长期教育改革和发展规划纲要（2010—2020 年）》和《国家职业教育改革实施方案》，推动中医药高职高专教育的发展，在总结汲取前 4 版教材成功经验的基础上，全体编者认真学习了全国高等医药教材建设研究会（学组）关于做好全国中医药高职高专第五轮规划教材（国家卫生健康委员会"十四五"规划教材）建设工作的精神，进行本版教材的第五轮修订，以期更符合当前教学的需要。

　　推拿手法是针灸推拿专业中非常重要的基础技能课之一，是从原有的"推拿学"分化出来的。推拿手法是推拿治疗和推拿康复保健的主要手段，因此，本门课的学习要在基础知识上着重加强动手能力的培养，通过大量的手法技能练习才能达到本门课程的教学目标。根据教育部对高职高专教育的要求，编写力求思想性、适用性、科学性、先进性和启发性，突出《推拿手法》的特色，根据多年的教学经验及临床实践，本教材分阶段制定了相应的知识目标和技能目标。

　　随着推拿手法科学研究不断深入，各项实用、有效的推拿手法层出不穷，我们本着成熟、公认的原则，把经过多年医疗实践研究出来的安全、有效的推拿手法吸收进来，完善内容，丰富知识。

　　与以往教材相比，本教材重点对成人手法部分进行了修订，精化了文字讲解，突出技能实训，并录制了部分视频，加强了直观教学，使学生在学习本门课之后，即可完成部位推拿保健和常见病的基本治疗，为学习推拿治疗打下良好的技能基础。另外，本教材对接中医执业（助理）医师实践技能考试大纲和中医体质评估与应用职业技能等级证书、家庭保健按摩职业技能等级证书、保健按摩师等证书需求，设置了技能训练内容，增加了思政元素和数字资源。

　　推拿手法种类很多，因此，《推拿手法》中除六大类基础手法较统一外，其他手法的编写与各相关教材皆有所不同。为了维护本门课程的统一性，便于学生学习，该教材在编写中采撷了一些最新出版的国家统编教材的内容和同道的研究成果。在此，对相关专家和学者表示衷心的感谢。

　　本教材在前 4 版的基础上，根据使用院校的反馈信息进行了修订。修订中，对手法的定义、操作要领进行了进一步规范，并根据学习知识的需要在各章中增加了数字融合内容。变更了部分编写人员，其中，黄宇辉、唐振华同志参加了绪论和第一章的修订；余雪琴同志参加了第二章的修订；黄宇辉、丁放、刘常逊、周文俊、谢英、唐振华同志参加了第三章的修订；赵菲同志参加了第四章的修订；丁放、赵菲同志参加了第五章的修订；刘常逊、王静同志参加了第六章的修订；谢英、余雪琴同志参加了第七章的修订；王静、周文俊同志参加了附篇 1 和附篇 2 的修订。因水平有限，疏漏不足之处在所难免，敬请同道多提宝贵意见。

《推拿手法》编委会

2023 年 2 月

目　录

绪　论

学习要点

掌握推拿手法的概念；熟悉推拿手法的历史沿革；了解推拿手法的发展现状。

推拿手法是指施术者用手或肢体其他部位（包括手的替代物）按照一定的操作要求和动作技法作用于受术者的身体，从而实现治疗或保健目的的方法。该方法作为一门古老的非药物疗法，源于人类的本能，即当人体受冻或外伤疼痛时人会不自主地用摩擦或抚摸的方式以取暖或止痛，后经过不断地实践和总结，逐渐由下意识及本能的动作发展成为中医学中一种具有医疗和保健功能的特色疗法。推拿手法学是研究推拿手法的流派、特点、操作方法、作用机制及应用规律的一门学科，是中医推拿的重要组成部分，推拿手法课程是推拿技术基础课程。

"推拿"一词是明代才开始出现的，古时有按摩、按跷、跷摩等名称。推拿手法治病记载始于殷商甲骨文，甲骨卜辞中多次出现象形文字"付"字，它为"拊"字的初文，字形为一个人用手在另一个人腹部抚摩。商朝武丁时代已有了宫廷按摩师。由此可见，殷商时期推拿手法已经成为当时一种常用的治疗、保健手段。

1973 年，湖南长沙马王堆三号汉墓出土的《五十二病方》，其中记载有按、摩、抚、蚤挈、中指蚤、刮、捏等多种手法，以摩法运用最多。墓葬年代为公元前 168 年（西汉初年），因此该书是我国现存最早的记载推拿手法的书籍。

秦汉时期，《黄帝内经》中首次提到了"按摩"一词。《素问·血气形志》云："形乐志苦，病生于脉，治之以灸刺。形乐志乐，病生于肉，治之以针石。形苦志乐，病生于筋，治之以熨引。形苦志苦，病生于咽嗌，治之以百药。形数惊恐，经络不通，病生于不仁，治之以按摩醪药。"《黄帝内经》中阐述了手法作用机制、手法适应证及膏摩的运用等。其中记载的手法有按、摩、推、扪、循、切、抓、揩、弹、夹、卷等。《汉书·艺文志·方伎略》载有"《黄帝岐伯按摩》十卷"，被认为是最早的推拿专著，可惜已佚失。东汉张仲景《金匮要略·杂疗方》中记载了手法抢救自缢的方法："徐徐抱解，不得截绳。上下安被卧。　人以脚踏其两肩，手少挽其发，常弦弦勿纵之；一人以手按据胸上，数动之；一人摩捋臂胫屈伸之；若已僵，但渐渐强屈之，并按其腹。如此一炊顷，气从口出，呼吸眼开，而犹引按莫置，亦勿若劳之。须臾，可少桂汤及粥清含与之，令濡喉，渐渐能咽，及稍止。"可谓早期的心肺复苏手法，其中运用了摩、捋、踩、屈伸等手法。

魏晋至隋唐时期推拿疗法已经得到广泛应用，手法日渐丰富，适用范围不断扩大，用于美容、膏摩、养生等的推拿手法形成。晋代葛洪《肘后备急方》记载有按、抓、指弹、抽掣、捻、捋、拍、指捏、摩等。如"使病人伏卧，一人跨上，两手抄举其腹，令病人自纵，重轻举抄之。令去床三尺许，便放之。如此二七度止。拈取其脊骨皮，深取痛引之，从龟尾至顶乃止。未愈，更为之"。这里介绍了捏脊法和颠簸法。此书中还介绍了陈元膏、莽草膏等介质方。晋代刘涓子撰、龚庆宣编定的《刘涓子鬼遗方》也记载了大量的膏摩介质方。说明当时膏摩法已经大量应用于临床。同时期，在南北朝陶弘景《养生延命录》及魏晋《太清道林摄生论》等古籍中介绍了自我按摩的养生保健法。隋唐时期，按摩进入太医院，并使教育走上正轨，有了按摩博士、按摩师、按摩工、按摩生等系列职称，使推拿疗法得到了发展和传播。《旧唐书·职官志》载："太医令掌医疗之法，丞为之贰。……按摩博士一人……按摩师四人，按摩工十六人，按摩生十五人。按摩博士掌教按摩生消息导引之法。"唐代孙思邈《备急千金要方·养性》载入老子按摩法，其中涉及按、摩、摸、捻、振、摇、托等多种手法。唐代蔺道人《仙授理伤续断秘方》（今本《理筋续断方》为其残卷），将推拿手法应用于骨伤治疗之中。如"若骨出向左，则向右边拔入；骨向右出，则向左拔入。……拔伸当相近本骨损处，不可别去一节骨上。凡拔伸，且要相度左右骨如何出，有正拔伸者，有斜拔伸者。凡认损处，只须揣摸骨头平正不平正，便可见。凡左右损处，只相度骨缝，仔细捻捺、忖度，便见大概。要骨头归旧，要搏捺皮相就入骨。……凡捺正，要时时转动使活。"系统论述了诊治骨折的手法。

宋金元时期对推拿手法的理论进行了总结，推拿手法在治疗方面得到了新的发展。如宋代洪迈《夷坚志·甲志》载名医庞安时按摩助产："一妇人妊娠将产，七日而子不下，药饵符水，无所不用，待死而已。……令家人以汤温其腰腹间。安常以手上下拊摩之。孕者觉肠胃微痛，呻吟间生一男子，母子皆无恙。"宋代《圣济总录》认为不应将按摩与导引混为一谈，并指出："可按可摩，时兼而用，通谓之按摩。按之弗摩，摩之弗按。按止以手，摩或兼以药。曰按曰摩，适所用也。"认为应区分"按"和"摩"，按为单纯手法，摩可结合药物。此外，宋代的按摩、导引还结合中国武术，形成了多种强身治病的练功方法，出现了流传至今的锻炼方法，诸如八段锦、易筋经等。元代危亦林《世医得效方》载有双人动态牵引，脊柱骨折的倒吊复位法，髋关节脱位的倒吊复位法，肩关节脱位的坐凳、架梯复位法。在骨伤治疗手法上有所创新。

明清时期，是推拿手法再度发展和经历波折的时期。"推拿"一词出现，小儿推拿体系形成，保健按摩和自我养生按摩进一步发展。

明代启用唐朝建制，重设按摩科为医学十三科之一，推拿手法得到进一步发展。但在两百年后，至明隆庆五年，按摩科被从十三科中取消。这里既有封建礼教的限制，也有当时人体解剖学等医学发展水平较低以致偶出意外的原因。尽管如此，小儿推拿却在南方流行。明代徐用宣《袖珍小儿方》的"秘传看惊掐筋口授心法"是最早的小儿推拿专题文献，后经庄应祺增补的《补要袖珍小儿方论》，载有掐、揉、按、推、擦等推拿手法，以及"龙入虎口""苍龙摆尾"等复式手法，反映了小儿推拿的雏形。明代陈氏著的《小儿按摩经》是现存最早的小儿推拿专著，后收刊于杨继洲的《针灸大成·按摩经》。书中载有掐、揉、推、按、摩、运、摇、搓、分、合、点、摘、刮、捻、扯、拂等手法。并介绍了黄蜂入洞、黄蜂出洞、打马过天河、水底捞明月、飞经走气、凤凰单展翅、凤凰鼓翅、按弦搓摩、运水入土、运土入水、天门入虎口、猿猴摘果、赤凤摇头、丹凤摇尾、二龙戏珠、孤雁游飞、老汉扳缯、龙入虎口、苍龙摆尾、肘走气等20种小儿推拿复式手法。明代龚廷贤《小儿推拿方脉活婴秘旨全书》新增擦、笃、打拍、开弹、拿5种推拿手法，以及乌龙双摆尾、老虎吞食、拿十二经络3种复式手法。书中对流传于民间的推拿疗法作了系统整理。明代周于藩《小儿推拿秘诀》对拿法有较详细的介绍，并对推法、运法等加以阐明。

清代，小儿推拿疗法从南向全国辐射，治疗病种扩大，手法渐多，小儿推拿著作集中出现。如清代熊应雄的《小儿推拿广意》中介绍了推拿手法9种，复式手法14种。清代骆如龙的《幼科推拿秘书》介绍了11种手法和复式"十三大手法"，新增了"揉脐及龟尾并擦七节骨"和"总收法"2种。另外，清代小儿推拿著作还有夏云集著的《保赤推拿法》、徐宗礼著的《推拿三字经》、张振鋆著的《厘正按摩要术》、钱汝明著的《秘传推拿妙诀》等。

明清时期，形成了点穴推拿、一指禅推拿、内功推拿等流派。

民国时期，由于对中医的限制，推拿手法的发展处于低潮。但这一时期形成了地区性民间推拿流派。丁季峰在总结继承其伯祖父丁凤山、父亲丁树山一指禅推法的基础之上，于20世纪40年代创立了滚法推拿流派。

中华人民共和国成立后，中医学得到了恢复和发展。1960年上海中医学院附属推拿学校编著了《推拿学》，载有推、拿、滚、擦、按、摩、揉、缠、掐、点、捻、搓、摇、抖、拍、打、抹、弹、分、合等 20 种成人推拿手法，以及按、摩、掐、揉、推、运、搓、摇等 8 种小儿推拿手法，并附有 24 种小儿推拿操作法。1961 年，上海中医学院编著了试用教材《中医推拿学讲义》。1974 年，上海中医学院编著了上海地区的大学教材《推拿学》。1975 年，由上海中医学院主编，全国 24 所医学院校协编的《推拿学》成为全国中医院校正式教材，首次将 20 种成人手法归纳成摆动类、摩擦类、振动类、挤压类、叩击类、运动关节类 6 类手法；首次提出"持久、有力、均匀、柔和，从而达到深透"的操作要求。1985 年出版的高等中医院校统编教材《推拿学》沿用了上述分类方法。

20 世纪 80 年代以来，国内外相继成立了手法研究会，特别是研究生教育的开展，对推拿手法的研究不断深入，从解剖生理学、生物力学、生物效应学、生物化学等方面进行研究，对推拿手法的发展起到了推动作用。

（黄宇辉　唐振华）

？　复习思考题

1. 什么是推拿手法和推拿手法课程？
2. "推拿"一词是何时才有的？
3. 按摩在什么年代进入太医院？设立了哪些机构？
4. 试述明清时推拿手法发展的特点。
5. 我国有记载最早和现存最早的推拿专著分别是哪部书籍？

ER-0-3

扫一扫，测一测

第一章 推拿手法基础知识

　　掌握手法操作的注意事项及松解类手法、整复类手法的操作要求；熟悉推拿手法的命名和分类；了解推拿介质和热敷的使用、推拿手法的作用原理和学习方法。

　　本章主要介绍手法的学习、训练与应用过程中，必须掌握的基本知识，包括与推拿有关的基本概念、手法命名与分类、手法操作要求、手法操作注意事项、与手法操作有关的介质和热敷法、手法作用原理、手法学习方法等。手法的基本作用与手法的补泻问题，也是非常重要的基础知识，但考虑到课程之间的衔接，并避免重复，这部分内容将在《推拿治疗》中进行阐述。

第一节 手法命名及分类

　　推拿手法的发展经历了漫长的历史过程。由于历史沿革、地域分割等多种原因，手法命名与分类的方法不尽一致。研究手法命名与分类的原则和方法，对加深手法技术内涵的理解具有重要的意义。

一、手法命名

　　手法的命名依据主要有以下几个方面。

　　1. 根据手法动作形态通过直观描述法命名　大多数单式手法是根据术者的动作形态命名的。如按法、摩法、推法、拿法、揉法、捏法、擦法、刮法、踩法、背法等。

　　2. 根据手法动作形态通过取类比象法命名　一些推拿手法，在某些部位操作时，类比于自然界中的某一形象，往往惟妙惟肖，形象生动，易学易记。如成人推拿手法中的蝴蝶双飞、双狮舞球等；小儿推拿复式手法中的打马过天河、水底捞明月、黄蜂入洞、二龙戏球、苍龙摆尾、猿猴摘果等。

　　3. 根据手法动作形态及受术部位命名　这类手法从名称上便可直接了解到其动作形态和受术部位。如：成人推拿手法中的拿肩井、摇肩法、拿五经、弹筋法等；小儿推拿手法中的推三关、摩腹、揉脐、揉板门、揉二马、推四横纹、掐老龙等。

　　4. 根据手法动作形态及其施术部位命名　将手法的动作形态与操作时的施术部位结合起来命名。如大鱼际推法、小鱼际推法、掌根揉法、掌揉法、肘揉法、小鱼际击法、掌根击法、指摩法、掌摩法等。

　　5. 根据两种或两种以上单一手法的复合动作命名　这类手法主要是复合手法。如成人推拿手法中的按揉法、推摩法、勾点法、捏揉法等；小儿推拿手法中的掐揉四横纹、按揉膊阳池、按揉小横纹等。

　　6. 根据手法的受术部位与操作程序命名　常见于小儿复式推拿手法与套路手法的命名。这些手法在特定的部位操作,形成了相对固定的操作模式,如运土入水、运水入土、天门入虎口、揉耳摇头法、按弦走搓摩法、揉脐及龟尾并擦七节骨法等。

7. 根据手法的主要技术要领命名 对于一些动作复杂、应用范围较广的手法,往往抓住其操作技术方面的某一核心点来命名,它有利于对手法技术要领的深入理解与把握。如一指禅推法,即借用佛家"一指禅"这一术语,表明该手法在操作过程中,应始终将注意力集中于大拇指端。

8. 根据手法的功效主治命名 一些在特定的部位操作,某些方面的功效主治比较明确的手法,往往采用这种方法命名,便于临床选用。此类手法以小儿手法为多,如飞经走气、清天河水、退六腑、总收法等。

二、手 法 分 类

手法的分类主要按动作形态特点、主要作用、用力方向及应用对象等划分。

(一)根据手法的动作形态特点分类

1. 摆动类 是指主要以前臂的主动运动带动腕关节协调摆动的手法操作过程。如一指禅推法、滚法、揉法等。

2. 摩擦类 是指手法施术部位与受术部位表面之间产生明显摩擦的一类手法。如摩法、擦法、推法、搓法等。

3. 挤压类 是指单方向垂直向体表用力或两个方向相对作用的一类手法。如按法、压法、拿法、踩跷法等。

4. 振颤类 是指以较高频率进行节律性的轻重交替的刺激,持续作用于人体,使之产生颤动感的一类手法。如振法、抖法等。

5. 叩击类 是指以手指、手掌、掌侧面或拳背在体表进行节律性拍打叩击的一类手法。如击法、拍法、叩法等。

6. 运动关节类 是指对关节在生理许可范围内做被动活动的一类手法。如摇法、扳法、拔伸法、背法、屈伸法等。

上述分类方法主要着眼于对推拿手法的运动形式进行分析并加以区分。一般认为,一定的运动形式是手法作用的基础,而特定的运动形式则可提高手法的技巧性,并使手法作用力具有一定的柔和性,避免手法的粗暴、笨拙以及对手法操作者可能造成的损伤。因此,这种分类方法比较适合初学者的手法学习,本教材即采用这种分类方法。

(二)根据手法的主要作用部位和功能特点分类

1. 松解类 是指作用于软组织,起到放松肌肉,并对有粘连的软组织进行松解作用的一类手法。如教材中的摆动类、摩擦类、挤压类、振颤类、叩击类手法。

2. 整复类 是指以一定的技巧力作用于骨关节,并起到矫正关节错缝作用的一类手法。如教材中的运动关节类手法和按法等,是整骨的主要手法,操作技巧要求较高。

上述分类方法着眼于对手法基本作用的分析,源自《黄帝内经》中的"按跷",根据王冰的注解,"按,谓抑按皮肉;跷,谓捷举手足"。跷,一般作"举足、举起"解。"捷举手足",即活动受术者的手足、四肢,这样就可带动关节做被动活动。可见在几千年前,古代先贤就将手法分为按(作用于人体软组织的手法)和跷(作用于人体骨关节的手法)两大类。这种分类方法对手法作用原理及其定量化研究,至今仍具有重要的学术意义。

(三)根据手法作用力的方向分类

1. 垂直用力类 是指手法作用力方向与受术部位皮肤表面互相垂直的一类手法。如按法、点法、压法、掐法、一指禅指法、击法、踩跷法、拍法等。

2. 平面用力类 是指在一定按压力的基础上手法移动方向与受术部位皮肤表面互相平行的

一类手法。如摩法、推法、擦法、运法、刮法等。

3.对称合力类　是指在某一部位两侧对称性相对用力的一类手法。如拿法、捏法、搓法、捻法、挤法、揪法等。

4.对抗用力类　是指两个相反方向的作用力同时作用于某一部位的一类手法。如扳法、拔伸法等。

5.复合用力类　是指两个以上方向的力同时作用于某一部位的一类手法。如背法、脊柱旋转扳法等。

上述分类方法着眼于对手法施力方向的分析,它有助于学习者对推拿手法的深层理解和对动作结构的掌握。值得注意的是,不论何种手法,其操作的主力方向一般只有一个或两个,而且绝大多数是垂直力。

（四）根据手法的应用对象分类

1.小儿推拿手法　是指主要应用于小儿的一类手法。如凤凰展翅、黄蜂入洞、水底捞明月、猿猴摘果、分推法、旋推法等。

2.成人推拿手法　是指主要应用于成人的一类手法。如一指禅推法、踩跷法、扳法、压法等。

某些手法既适用于成人也适用于小儿,只是手法的用力强度不一样。如揉法、推法、掐法、擦法等。

此外,还有其他一些手法的分类方法,如根据手法流派分为一指禅推拿流派手法、内功推拿流派手法、擦法推拿流派手法等;根据手法的组成成分结合应用目的分为单式手法、复合手法、治疗手法和特定手法等。

第二节　手法操作要求

在运用推拿手法治疗过程中,往往是松解→整复→松解的手法操作模式,因此本节主要介绍松解类和整复类手法的操作要求。

一、松解类手法操作要求

松解类手法的种类较多,每一种手法都有其特定的技术操作要求,但一般认为均必须符合持久、有力、均匀、柔和,从而达到深透的基本技术要求。

（一）持久

持久是指手法能够按照规定的技术要求与操作规范持续操作一定的时间,保持动作的连贯性。因为大部分推拿手法在临床及保健应用时,需要操作较长的时间,保持较长时间的刺激,才能取得预期的疗效。

（二）有力

有力是指手法在应用时,从总体来讲必须有一定力量。力量的大小要因人而异,要根据受术者的年龄、性别、体质、受术部位、病证虚实等情况适当灵活掌握。其基本原则是既保证疗效,又要避免发生不良反应。通过一定的手法训练和临床应用,可掌握一定的巧力和技巧力。

（三）均匀

均匀是指手法的操作必须具有一定的节律。动作速度要均匀,不可时快时慢;动作幅度要均匀,不可忽大忽小;力量要均匀,不可忽轻忽重。通过节律性的良性刺激,才能达到更有效的效果。

（四）柔和

柔和是指手法操作时,既要有一定的力量,又要使受术者感到舒适自然,应做到重而不滞,轻而不浮,刚柔相济。动作灵活,用力平稳,讲究技巧性,动作变换自然流畅,毫无涩滞。

(五)深透

深透是指手法的刺激不能局限于体表,而要达到受术部位相应层次的筋脉、骨肉,功力应达于脏腑,使手法的效应能传之于内。

应该指出的是,在临床实际运用中,持久、有力、均匀、柔和、深透这五个方面是密切相关、相辅相成、互相渗透的,孤立的提出或强调某一方面都是不恰当的。手法的持久操作能使功力逐渐渗透,均匀协调的动作使手法更趋柔和,而力量和技巧完美地结合在一起则使手法既有力又柔和,即所谓"刚中有柔,刚柔相济",这样手法才会具有良好的渗透作用。所以说手法是一种技术难度大、技巧性高的操作技术,只有通过刻苦训练,细心体会,才能逐步掌握,娴熟运用。

二、整复类手法操作要求

由于关节周围软组织的保护作用,以及在病理情况下,错缝关节周围的软组织呈现的紧张状态等多方面原因,给手法操作带来一定的难度。因此,为了保证手法的安全性与有效性,整复类手法的操作应符合稳、准、巧、快的基本技术要求。

(一)稳

稳是对整复类手法安全性方面的操作要求,强调在施行手法整复时,首先要考虑到安全问题,应排除整复类手法的禁忌证,并要掌握其解剖生理知识,选择正确有效的手法。而且就手法操作本身而言,必须做到平稳自然、因势利导,切忌生硬粗暴。一般来说,某一个关节可以通过多种手法来实现整复的目的。可根据具体病情、受术者适宜的体位,以及手法的特异性作用,来选择安全性相对较高的手法,不能过分依赖某一种单一的手法。此外,也不可一味追求手法整复时出现的"咔哒"声,它并不是判断整复成败的唯一标准。

(二)准

准是对整复类手法有效性方面的操作要求,强调进行关节整复时,一定要有针对性。首先必须明确手法的应用指征,并明确诊断,做到有的放矢;其次,在手法操作过程中,整复的定位要准确。如施行拔伸类手法时,通过变换拔伸力的方向与作用点,可以使作用力更好地集中于所要整复的关节部位,而在施行脊柱旋转扳法时,则可以通过改变脊椎屈伸与旋转的角度,以及手法的支点位置,使作用力集中于需要整复的关节部位。

(三)巧

巧是对整复类手法施力方面的操作要求,强调运用巧力,以柔克刚,以巧制胜,不可使用蛮力、暴力。从力学的角度分析,大多数整复手法是运用了杠杆原理。因此,在施行关节整复时,力的支点选择与力的组合运用非常重要,同时还要考虑不同体位下的灵活变化。应根据不同关节的活动范围和运动方向因势利导,尽可能地借术者或受术者自身之力完成手法的操作,这样才能做到"一旦临证,机触于外,巧生于内,手随心转,法从手出"(《医宗金鉴·正骨心法要旨》)。

(四)快

快是对整复类手法发力方面的操作要求,强调发力时要疾发疾收。首先,要对发力的时机做出明确判断,它主要依靠手下的感觉,一般是在关节活动达到极限位而又没有明显阻力时发力;其次,无论术者采用哪一个部位发力,一般都是运用了自身肌肉的等长收缩方式进行,即所谓的"寸劲",很少有形体和关节大幅度的运动;最后,要对力的大小进行控制,不能生拉硬扳,发力时间宜短促,不宜过长。

以上4个方面的技术要求应贯穿于每一个整复手法操作的全过程。明代张介宾曾告诫说:"导引者,但欲运行血气而不欲有所伤也,故惟缓节柔筋而心和调者乃胜是任,其义可知。今见按摩之流,不知利害,专用刚强手法,极力困人,开人关节,走人元气,莫此为甚。病者亦以谓法所当然，即有不堪，勉强忍受，多见强者致弱，弱者不起，非惟不能去病，而适以增害。用若辈者，不可不为知慎"（《类经·官能》）。只有这样，才能确保手法的安全性与有效性。

第三节　手法操作注意事项

本节着重讨论手法操作本身需要特别注意的一些问题，关于手法临床运用过程中的注意事项，将在《推拿治疗》中详细介绍。

一、手法操作前要求

推拿属于中医外治法之一，它对骨伤科、内科、外科、妇科、儿科和五官科等各科的许多疾病均有较好的治疗效果，而且还具有强身保健、预防疾病、祛病延年的作用。当然，也有许多疾病并不适合推拿治疗，因此我们运用手法治疗前一定要明确推拿的适应证和禁忌证。即使推拿保健，推拿前也应对顾客身体状况进行评估，以便合理地选择手法。因此，手法操作前首先要做的就是明确诊断。

（一）推拿适应证

1. 筋伤和骨病中的关节错缝、腰痛、胸胁迸伤、椎间盘突出症、颈椎病、落枕、漏肩风、类风湿关节炎、颞颌关节功能紊乱症和骨折后遗症等。

2. 内科中的中风后遗症、头痛、失眠、胃脘痛、胃下垂、便秘、腹泻、呃逆、肺气肿、癃闭、胆囊炎、哮喘、高血压、心绞痛与糖尿病等。

3. 外科中的乳痈初期、褥疮和术后肠粘连等。

4. 妇科中的痛经、闭经、月经不调、慢性盆腔炎与产后耻骨联合分离等。

5. 儿科中的发热、腹泻、呕吐、便秘、痢疾、疳积、咳嗽、百日咳、遗尿、尿闭、夜啼、惊风、肌性斜颈与小儿麻痹后遗症等。

6. 耳鼻喉科中的鼻炎、声门闭合不全、耳鸣耳聋、咽喉痛等。

（二）推拿禁忌证

1. 各种急性传染性疾病，如肝炎、肺结核等。

2. 某些感染性疾病，如骨髓炎、化脓性关节炎等。

3. 有血液病或出血倾向的病证，如紫癜、咯血、便血、尿血等。

4. 烫伤与皮肤破损的局部。

5. 皮肤疾病（各种癣、湿疹、脓肿等）患处。

6. 骨与关节结核、肿瘤及脓毒血症等。

7. 外伤出血，骨折早期，截瘫初期等。

8. 严重的心、脑、肺、肾等器质性疾病，禁止单独使用推拿手法。

9. 过于疲劳、饥饿，和饮酒过量者要禁用或慎用推拿。

10. 女性特殊时期（如经期、妊娠期等）的腰腹部禁用推拿，调经除外。

二、体 位 选 择

手法操作前要指导受术者选择好正确的体位。一般选取受术者感觉舒适，自然放松，能维持较长时间，又有利于术者手法操作的体位。当然，术者也要选择自己合适的体位，宜选一个手法操作方便，并有利于手法运用、力量发挥的体位。在整个操作过程中，术者身体各部位动作要

协调一致,要做到意到、身到、手到,步法随手法相应变化。受术者主要的体位有:

1. 仰卧位　受术者仰面朝上,双下肢伸直,上肢自然置于身体两侧,或根据治疗需要,令受术者一侧上肢或下肢外展、内收、上举、屈曲等。

2. 俯卧位　受术者背部朝上,双下肢伸直,上肢自然置于身体两侧,或屈肘前置于头部两侧,或根据治疗需要,令受术者一侧上肢或下肢外展、内收、上举、屈曲等。

3. 侧卧位　受术者面部朝左或右,身体侧面躺于检查床,双下肢自然屈曲,或一屈一伸,在上的一侧上肢自然伸直,靠床面一侧上肢置于床面或屈曲置于面部前方。

4. 端坐位　受术者端正而坐,双脚自然分开与肩同宽,大腿与地面平行,双上肢自然下垂,两手置于两膝上。

5. 俯坐位　受术者端坐后上身前倾,两肘屈曲置于大腿上。

三、手 法 选 择

在推拿过程中应根据疾病的性质、病变的部位、治疗的对象,并结合各手法的特点,灵活地辨证选择手法。例如:关节功能障碍者,常选用摇法、扳法、拔伸法等运动关节类手法;关节错位者,常选用扳法、拔伸法、平端法等整复关节类手法;如果治疗范围较广,可选用接触面较大的手法,如滚法、揉法等;如果治疗范围较小,或仅限于某一点上,可选用接触面较小的手法,如一指禅推法、指揉法、点法、压法等;形体健壮肥胖者,可选择刺激性较强的手法,如压法、肘揉法、踩跷法等;形体瘦弱者,可选择刺激性较弱的手法,如揉法、摩法等。此外,对于治疗某一疾病的手法,术者既要掌握一般规律与常法,又要注意临证变通,随着病情的进退,主要痛点与次要痛点的增减、转化、消失等,综合分析及时进行手法的增减。

四、力 量 运 用

一般而言,手法的力量与刺激性成正比关系。即手法力量越重,刺激性越强;手法力量越轻,刺激性越弱。因此,手法在应用过程中,力量的大小要根据受术者的年龄、性别、体质、病情等情况灵活掌握。一般来讲,形体健壮者,手法的力量宜重;形体瘦弱者,手法力量宜轻。软组织损伤的初期、局部肿胀,手法用力宜轻;软组织损伤后期,手法用力宜重。年老体弱,用力宜轻;初病体实,用力宜加重。另外,就一个完整的手法操作过程而言,一般宜遵循"轻—重—轻"的原则,即前、后1/4的时间手法用力宜轻一些,中间一段时间手法用力宜重一些,体现出一定的轻重节奏变化。而具体在某一部位操作时,又需注意手法操作的轻重交替,以及点、线、面的结合运用,不可在某一点上持续性运用重手法刺激。对于感觉障碍者,用力要慎重。

五、时 间 把 握

手法操作时间的长短对疗效有一定的影响。时间过短,往往达不到疗效;时间过长,容易对局部组织产生损伤,或耗伤人体正气令受术者疲劳。所以,手法操作的时间应根据受术者的病情、体质、病变部位、所应用手法的特点等各方面因素灵活确定。每次治疗一般以10~20分钟为宜,对久病、重症的患者可适当增加时间。

六、手法操作顺序

手法操作要有一定的顺序,一般是从自上而下,先左后右(或男左女右,即男性受术者先操作左侧后操作右侧,女性受术者则反之),从前到后,由浅入深,循序渐进,并可依具体病情适当调整。局部治疗,则按手法的主次进行,即先用松解手法后用整复手法。

第四节　介质与热敷

介质和热敷是推拿临床常用的两种方法,很多手法的操作常借助于介质来完成,如摩擦类手法等。而且,介质、热敷与手法结合运用,可明显提高临床疗效。

一、介　　质

推拿时,为了减少对皮肤的摩擦损伤,或者为了借助某些药物的辅助治疗作用,可在受术部位的皮肤上涂上一定的润滑剂或药物制剂,这种润滑剂或药物制剂统称为介质,也称为递质。运用介质的推拿方法也称膏摩。应用介质既可以减少摩擦,又可以促进药物制剂的吸收,增强药物的作用。如宋代医家指出"若疗伤寒,以白膏摩体,手当千遍,药力乃行,则摩之用药,又不可不知也"(《圣济总录》)。张介宾也提出"治发热便见腰痛者,以热麻油按痛处揉之可止"(《景岳全书》)。目前,推拿临床中运用的介质有很多,详述如下:

(一)介质的种类与作用

1.滑石粉　即医用滑石粉。有保护皮肤和便于手法操作的作用,适用于各种病证,是临床上最常用的一种介质,在小儿推拿中运用最多。

2.爽身粉　有一定的清热祛湿的作用,常用于夏季多汗时,多用于小儿临床病证。

3.葱姜汁　葱白和生姜捣烂取汁使用,也可将葱白和生姜切片,浸泡于75%乙醇中使用,有祛风解表、温经散寒的作用,常用于冬、春季节风寒感冒及小儿虚寒等病证。

4.白酒　有散寒除湿、通经活血的作用,对发热受术者尚有降温的作用,一般用于急性扭挫伤与感冒发热病证。

5.冬青膏　由冬青油、薄荷脑、凡士林与少许麝香配制而成,有温经散寒的作用,常用于治疗风湿痹痛及软组织损伤。

6.薄荷水　取少量薄荷,用开水浸泡一定的时间,放凉、去渣后即可应用,或以薄荷脑和75%的乙醇按1∶400的比例配制,有清凉解表、清利头目的作用,常用于治疗小儿风热感冒。

7.木香水　取少量木香,用开水浸泡一定的时间,放凉、去渣后使用,有行气、活血、止痛的作用,常用于急性扭挫伤及肝气郁结所致的胁肋疼痛等证。

8.凉水、井水　作为介质应用有清凉肌肤与退热的作用,一般适用于外感热证。

9.红花油　由冬青油、红花、薄荷脑配制而成,有舒筋活络、消肿止痛的作用,常用于急性或慢性软组织损伤。

10.传导油　由玉树油、甘油、松节油、乙醇、蒸馏水等量配制而成。用时摇匀,有祛风散寒、消肿止痛的作用,适用于软组织慢性劳损和寒湿痹证。

11.液体石蜡　用擦法时,涂上少许,可加强手法透热的作用,提高疗效;民间常用于刮痧疗法中。适用于腰背疼痛与软组织劳损症。

12.外用药酒　取当归30g,乳香20g,没药20g,血竭10g,马钱子10g,川芎10g,生地黄10g,桂枝30g,川、草乌各20g,冰片1g,浸泡于1.5kg高浓度白酒中,1周后即可使用。有行气活血、消肿止痛的作用,适用于各种慢性软组织损伤、寒湿性关节炎病证。

(二)介质的选择

1.辨证选择　根据中医理论进行辨证分型,根据证型选择相应的介质。总体来说可分为两大类，即辨寒热。寒证，多选用有温经散寒作用的介质，如葱姜水、冬青膏等；热证，多选用有清凉退热作用的介质，如凉水等。

2．辨病选择 根据病情的不同，选择不同的介质。软组织损伤，如关节扭伤、腱鞘炎等可选用有活血化瘀、消肿止痛、舒筋活络作用的介质，如传导油、红花油、冬青膏等；小儿肌性斜颈可选用润滑性能较强的滑石粉、爽身粉等；小儿发热可选用清热性能较强的乙醇、凉水等。

3．根据年龄选择 成年人，一般而言，不论粉剂、水剂、酒剂、油剂均可应用。老年人常用的介质有酒剂与油剂；小儿常用的介质主要有滑石粉、爽身粉、乙醇、葱姜汁、薄荷水、凉水等。

二、热　敷

运用热敷法治疗调理某些疾病，在我国已有两千多年的历史。《黄帝内经》中称之为"熨"法。古代应用热敷法的方法有很多，有药熨、汤熨、酒熨、葱熨、土熨等。热敷的主要方法是根据不同的病情或保健调理需要，选用具有不同功效的方药，采用一定的方法，进行热敷；有温热肌肤、祛风散寒、行气活血、祛瘀止痛等作用。热敷法可分为湿热敷和干热敷两种。一般在手法操作后应用，可增强手法的疗效，也能减轻因手法不当而引起的不良反应。

（一）湿热敷

1．湿热方

（1）传统推拿热敷方

组成：红花 10g，桂枝 15g，乳香 10g，没药 10g，苏木 50g，香樟木 50g，宣木瓜 10g，老紫草 15g，伸筋草 15g，钻地风 10g，路路通 15g，千年健 15g。

主治：关节扭挫伤，寒湿痹证，关节酸痛等。

（2）简化推拿热敷方

组成：香樟木 50g，豨莶草 30g，桑枝 50g，虎杖根 50g（另：桑枝 50g，豨莶草 30g，鸡血藤 20g，透骨草 20g）。

主治：因扭挫伤而引起的疼痛肿胀，并治肢体酸楚等。

（3）海桐皮汤

组成：海桐皮 6g，透骨草 6g，乳香 6g，没药 6g，当归 5g，川椒 10g，川芎 3g，红花 3g，威灵仙 2g，白芷 2g，甘草 2g，防风 2g。

主治：因跌打损伤而引起的疼痛不止。

（4）五加皮汤

组成：当归 10g，没药 10g，五加皮 10g，皮硝 10g，青皮 10g，川椒 10g，香附子 10g，丁香 3g，麝香 0.3g，老葱 3g，地骨皮 3g，牡丹皮 6g。

主治：伤后瘀血疼痛。

（5）散瘀和伤汤

组成：番木鳖 15g，红花 5g，生半夏 15g，骨碎补 10g，甘草 10g，葱须 30g。用水煮沸后，加入醋 60g。

主治：跌仆损伤、瘀血积聚。

（6）八仙逍遥汤

组成：防风 3g，荆芥 3g，川芎 3g，甘草 3g，黄柏 6g，苍术 10g，牡丹皮 10g，川椒 10g，苦参 15g。

主治：因跌仆损伤而引起的体表肿硬疼痛，风湿疼痛，肢体酸痛等。

2．湿热敷操作方法

（1）根据病情或保健调理需要选用适当的方药。

（2）将中草药置于布袋内，扎紧袋口。放入锅内，加适量清水，加热煮沸数分钟。

（3）术者趁热将毛巾在药液中浸透后拧干。根据受术部位的需要，折成方形或长条形，外敷于受术部位，待毛巾不太热时，即用另一块毛巾换上（也可放在上一块毛巾的夹层中），一般换2～4次即可。

（4）受术者也可采取自我施术。将药袋从锅中取出，滤水片刻，然后将药袋放在受术部位上。

3．湿热敷注意事项

（1）热敷的部位主要是项背、四肢和腰部，受术部位需充分裸露，因此需调控室温，注意防寒保暖。

（2）毛巾必须折叠平整，这样可使热量均匀传递，不易烫伤皮肤。

（3）热敷时可隔着毛巾使用拍法，但切勿在热敷同时或刚热敷后立即使用其他手法，否则容易破皮。

（4）热敷的温度应以受术者能忍受为度，要避免发生烫伤。对皮肤感觉迟钝的受术者尤需注意。

（二）干热敷

1．理气止痛方

组成：食盐500g。

主治：胸腹饱闷疼痛、气滞胀痛。

操作：将食盐置于锅内，在炉火上炒热。然后取布袋1个，将炒热的盐放入布袋内。令受术者仰卧，将包着食盐的布袋置于受术者胸部，然后将此袋缓缓地自胸部向腹部移动，如此反复数次。

2．祛积滞方

组成：枳壳30g，莱菔子30g，大皂角1条，食盐15g。

主治：食积痰滞结于胃脘。

操作：将上药共研为末，用白酒炒热，然后用布包好，趁热敷于胃脘处。

3．暖痰方

组成：生附子1枚，生姜30g。

主治：小儿胸有寒痰，一时昏迷，醒则吐痰如绿豆粉，浓厚而带青色者。

操作：将上药一起捣烂炒热。再用布袋1个，将捣烂炒热的附子与生姜置于袋中。先将此袋敷于小儿背部，然后敷于其胸部，待药袋不太热时，将袋中的附子与生姜取出，做成圆饼状，贴于患儿胸口。

附：膏摩方

1．黄膏

组成：大黄10g，附子15g，细辛10g，干姜20g，蜀椒15g，桂心10g，巴豆5g。

作用与主治：有温散风寒、舒筋通络的作用。治疗目赤，头痛，项强，贼风游走皮肤等症。

制法：将上述药物用苦酒浸泡一夜，次日再放入1000g腊月的猪油内煎沸，绞去药渣，密封于瓷器内，贮存备用。

2．陈元膏

组成：当归30g，天雄10g，乌头30g，细辛20g，川芎30g，朱砂20g，干姜30g，附子30g，雄黄10g，桂心20g，白芷45g，松脂30g，生地黄100g，猪脂4000g。

作用与主治：有温通活血、祛风止痛的作用。治疗腰背疼痛，胸胁胀满，心腹积聚，经闭不孕，风痒肿痛及风湿痹痛等症。

制法：将上述药物（除猪脂、雄黄、朱砂外）切细，用米醋、苦酒和生地黄汁，浸泡一夜，再放入 4 000g 猪油内,微火熬炼,煮沸 15 次。煎至药色变黄为度,绞去药渣。再把雄黄、朱砂细末放入,搅拌和匀。置于密封的器具内,贮存备用。

3.莽草膏

组成:莽草 500g,乌头 60g,附子 60g,羊踯躅 60g,苦酒 500g,猪脂 2 000g。

作用与主治:有散寒消肿、温热止痛、安神定魄的作用。治疗痹证肿痛,精神恍惚等症。

制法:将上述药物切细,苦酒浸泡一夜,次日放入 2 000g 猪油内,煎沸,绞去药渣,置入瓷器内,贮存备用。

4.野葛膏

组成:野葛、水牛角、蛇衔、莽草、乌头、桔梗、升麻、防风、蜀椒、干姜、鳖甲、雄黄、巴豆各 30g,丹参 90g,羊踯躅 20g。

作用与主治:有清热解毒、祛痹止痛等作用。治疗风毒恶肿,疼痹不仁,瘰疬恶疮,偏枯胫肿,脚弱等症。

制法:把上述药物切碎,用苦酒浸泡一夜,次日,将这些药物放入 2 500g 猪油内,以微火煎沸,煎至药色变黄为度,绞去药渣,贮存备用。

5.青膏

组成:当归 30g,川芎 30g,蜀椒 30g,白芷 60g,吴茱萸 30g,附子 30g,乌头 30g,莽草 60g。

作用与主治:有祛风散寒、活血止痛的作用。治疗头痛,项强,四肢烦痛等症。

制法:将上述药物切细,用醇苦酒浸泡两天,然后放入 2 000g 猪油内,煎至药色发黄为度,绞去药渣,贮存备用。

6.白膏

组成:天雄 20g,乌头 30g,莽草 50g,羊踯躅 30g。

作用与主治:有解毒、祛风除湿、散寒止痛的作用。治疗伤风恶寒,肢节疼痛,目赤,咽喉痛,头牛皮癣等症。

制法:将上述药物切成粗末,用醇苦酒浸泡一夜,次日放入盛有 1 500g 腊月猪油的铜器中,文火煎炼,使药变成焦黄色为度,绞去药渣,置于铜器中,贮存备用。

7.丹参赤膏

组成:丹参 30g,雷丸 15g,芒硝 15g,戎盐 30g,大黄 20g。

作用与主治:有开胸行气、活血止痛的作用。治疗心腹热痛。

制法:把上述药物切碎,用 250g 苦酒浸泡一夜,次日再放入猪油内,煎沸,绞去药渣,贮存备用。

8.乌头膏

组成:乌头 30g,野葛 30g,莽草 30g。

作用与主治:有祛风散寒、活血通络作用。治疗伤寒身强直,偏枯口僻,手足顽麻等症。

制法:把上药切细,用适量高度白酒浸泡 3 天,再放入 2 500g 猪油内,煎沸,待药色成焦黄色时,滤去药渣,盛入瓷器,贮存备用。

注意事项:

1.上述各方均有一定毒性,不可入口。

2.进行膏摩时切勿损伤皮肤。

第五节　手法作用原理

推拿疗法是术者在人体体表的一定部位与穴位上,运用各种手法,以调节人体的生理、病理状况,来防治疾病的一种中医外治疗法。手法产生疗效的主要因素有两个方面,一是手法的"质量",二是手法所刺激部位的经络与穴位的特异作用。从整体上说,推拿的治疗作用,一方面通过手法作用力的直接作用,发挥理筋整复、矫正畸形、纠正人体骨关节与软组织解剖位置异常等局部治疗作用;另一方面,手法作用于人体体表的一定部位与穴位上,可产生一定的良性刺激,这种刺激可激发人体局部经络、气血的生理功能,达到疏通经络、调和气血的目的,并可通过经穴—经脉—脏腑的传导通路,进一步激发人体阴阳、五行与经络系统平衡、生克与补泻的整体调节作用,并影响营卫、气血、津液、脑髓、脏腑以及精神、情志等生理活动和病理状态,从而达到平衡阴阳、调整经络气血与脏腑功能等作用。

一、平 衡 阴 阳

阴阳是中国古代的一个哲学概念。最初,阴阳是指日光的向背,即向日光的地方为阳,背日光的地方为阴。后来,这个概念被进一步引申,用以解释自然界中的一切相互对应、相互资生、相互消长、相互转化的事物与现象,从而逐渐形成了阴阳学说。早在两千多年前,阴阳学说就被引用到中医学中,成为中医基本理论的一个重要组成部分。中医用阴阳来解释人体的组织结构、生理功能、病理变化等,并指导着临床诊断与治疗。

阴阳学说认为,人体是由两种既对立又统一的物质与功能,即阴和阳构成的。就人体部位而言,体表为阳、体内为阴,上部为阳、下部为阴,背部为阳、腹部为阴。就人体脏腑而言,五脏为阴,六腑为阳。就功能活动的状态而言,气为阳,血为阴。就功能与物质而言,功能为阳,物质为阴。就气机运行而言,上升为阳,下降为阴;向外为阳,向内为阴等。当阴阳双方处于相对动态平衡状态时,人体的生命活动便处于"阴平阳秘"的健康状态。如因六淫、七情或跌仆损伤等因素使阴阳的相对平衡状态遭到破坏时,就会导致一系列"阴阳失调"的病理变化,如阳盛则热,阴盛则寒;阴盛则阳病,阳盛则阴病;阳虚生外寒,阴虚生内热。临床可表现为阴、阳、表、里、寒、热、虚、实等多种不同层次、不同性质的病证。

推拿治病应遵循《黄帝内经》中"谨察阴阳所在而调之,以平为期"的原则,根据辨证分型,术者采用或轻、或重、或缓、或急、或刚、或柔等不同刺激量的手法,使虚者补之,实者泻之,热者寒之,寒者热之,壅滞者通之,结聚者散之,邪在皮毛者汗而发之,病在半表半里者和而解之,以改变人体内部阴阳失调的病理状态,恢复阴阳的相对平衡,从而达到"阴平阳秘"的健康状态。如应用轻柔缓和的一指禅推法、揉法与摩法,刺激特定的俞穴、募穴及其他配穴,能补益相应脏腑的阴或阳;而使用力量较强的摩擦或挤压类手法,则能祛邪泻实;对虚寒性的病证,要用较慢而柔和的手法在治疗部位上进行较长时间的操作,使受术者产生深层的温热感,则有温阳益气的作用。此外,擦腰部,能温阳益肾;自大椎至尾椎推督脉,可清退实热;揉涌泉则可引火归原,清退虚热等。

二、调整经络、气血与脏腑的功能

经络有"行气血、营阴阳、濡筋骨、利关节"的生理功能,且内属脏腑,外联肢节,沟通内外,联络全身。人体的五脏六腑、四肢百骸、五官九窍、皮肉筋骨等,只有通过气血的濡养与经络的联络作用,才能充分发挥其各自的生理功能,并相互协调,形成一个有机的整体。如经络不通,经气不畅,气滞血瘀,则出现人体一定部位的疼痛、麻木等异常感觉,日久可出现皮、肉、筋、脉及关节失养而萎缩、不用,或五脏不荣、六腑不运等病理状态。

气的含义有二:一是指构成人体和维持人体生命活动的精微物质;二是指脏腑、经络的生理功能或动力。气有化生、推动、固摄、温煦等作用。人体诸气之中,最基本的气有元气、营气、卫气等。其中,元气又称正气或真气,是人体生命活动的集中体现;卫气行于脉外,有温养脏腑和肌肤、保护体表、调节和控制汗孔与抵御外邪等作用；营气行于脉中，能化生血液，营养全身。气的主要病证有气虚、气滞和气逆三类。

血是循行于脉管内富有营养作用的赤色液体，主要由脾胃化生的水谷精微通过心肺的作用变化而成，它随血脉循行全身，为各脏腑、组织、器官提供营养，以维持它们的正常生理功能。气率血行，气能生血，气的异常会引起血行失调和血的化生障碍，从而产生血瘀、血虚或出血等多种血分病证。

推拿调整经络、气血、脏腑的功能是通过手法作用于经络系统来完成的。因为推拿施治时，一是运用各种手法在人体体表"推穴道，走经络"；二是在脏腑投影的相应体表部位施以手法，能起到对其"直接"按摩的作用。这样，一方面可由手法的局部作用，对受术部位的经络、气血、脏腑病证起到直接的治疗作用。如外伤所致的局部瘀血肿痛、麻木不仁，以及感受风寒之邪所致的面瘫等。另一方面，由于手法的刺激激发了经穴乃至整个经络系统的特异作用，使手法的刺激作用沿着经络传至所属的脏腑及其所过之处的组织、器官，如脑、髓、胞宫等，从而改善、恢复这些脏腑、组织、器官的生理功能。如通过推拿肝经与胆经的有关经穴，可调节人体肝胆的功能，有疏肝利胆的作用；通过推拿脾经的经穴，可改善脾的功能；运用拿按法或按揉法刺激足三里，可通过胃经的传导作用，影响胃的功能，以治疗胃方面病证；拿按上巨虚，可治疗腹痛；按揉内关，可治疗胸闷、心慌等。这都是推拿整体性调整作用的体现。

三、恢复筋骨、关节的功能

人体中的软组织，包括筋膜、肌肉、肌腱、腱鞘、韧带、关节囊、滑膜、椎间盘、关节软骨盘等组织，可因直接或间接外伤，或长期劳损而产生一系列的病理变化。其损伤包括局部挫伤、肌肉拉伤、肌纤维破裂、肌腱撕脱、肌腱滑脱、韧带部分或全部断裂、关节囊撕破、骨缝开错（半脱位）、关节脱位、软骨破裂以及关节或软组织劳损等。推拿对治疗上述诸病证有良好的疗效。其作用原理主要有以下几方面。

1. 舒筋通络，解痉止痛　损伤后，肌肉附着点和筋膜、韧带、关节囊等受损害的软组织发出疼痛信号，通过神经的反射作用，使有关组织处于警觉状态。肌肉的收缩、紧张乃至痉挛，就是这一警觉状态的反映。这是人体的一种保护性反应，其目的在于减少肢体活动，避免对损伤部位的牵拉刺激，从而减轻疼痛。但若不及时处理，或治疗不彻底，损伤组织可形成不同程度的粘连、纤维化或瘢痕化，以致不断地发出有害冲动，加重疼痛、压痛和肌肉收缩、紧张，继而又可在周围组织处形成继发性疼痛病灶，形成疼痛恶性循环。不管是原发病灶还是继发病灶，均可刺激和压迫神经末梢及小血管，造成局部血运及新陈代谢障碍。推拿能有效解除肌肉紧张和痉挛，其作用机制有三：一是能加强局部循环，使局部组织温度升高，消除损伤组织内瘀滞的致病物质；二是通过适当的刺激，提高了局部组织的痛阈；三是将紧张或痉挛的肌肉充分拉长，从而解除其紧张、痉挛，以消除疼痛。

2. 理筋整复　运用推拿的拔伸、抻展、摇扳或弹拨等手法，可使关节脱位者复位，骨缝开错者整复，软组织撕裂者对位，肌腱滑脱者理正，髓核脱出者回纳，滑膜嵌顿者退出，从而消除引起肌肉痉挛和局部疼痛的病理状态，有利于损伤组织的修复和功能重建。

3. 剥离粘连，疏通狭窄　肌肉、肌腱、腱鞘、韧带、关节囊等软组织的损伤，均可因局部出血、血肿机化或创伤性炎症而产生粘连，从而引起长期疼痛和关节活动受限，运用局部的弹拨手法和关节平端、抻展、拔伸、摇扳等手法，能起到松解粘连、滑利关节的作用。

4. 活血化瘀　运用推拿手法，可以行气活血，加强或改善局部组织的循环，促进局部组织的修复，促进损伤后血肿、水肿的吸收。并且，适当的手法刺激还可以促进气血的流动，增加组织灌流量，从而起到"活血化瘀""祛瘀生新"的作用。

第六节　推拿手法学习方法

推拿手法的操作是施术者在身体内外协调一致的情况下，通过手等部位来完成的。一般认为，绝大多数推拿手法都要具备持久、有力、均匀、柔和、深透的技术要求，这需要通过一定的训练方式，且经过较长时间才能掌握。手法本身的训练是一方面，同时还要进行推拿功法的锻炼。推拿功法的锻炼可以全面提高锻炼者的身体素质，学习并适应推拿手法操作所需要的基本步法和身形，提高术者的手等部位的柔韧性、协调性、灵活性和敏感性。推拿手法和推拿功法，二者相辅相成，互相促进。因此，学习推拿手法之前，应首先进行推拿功法的学习和锻炼，学习推拿手法的过程中，则可将手法和功法结合起来进行练习，这样可收到比较满意的学习效果。

推拿手法的学习和训练可以分为以下三个阶段。

一是手法基本动作的学习和训练。这一阶段虽然枯燥乏味，但却极其重要，需要潜心练习，切忌浮躁。学习的方法主要是模仿，根据老师的示范动作，反复在沙袋上模仿，并仔细体会其中的要领。

二是将手法和功法结合起来在沙袋上进行练习。一般先摆好一定的姿势，然后再进行手法的练习，并持续一定的时间。练习过程中，注意保持身体协调一致，用力要自然、持久，动作要灵活、连贯。手法动作不要僵硬和过分用力，以免造成自我损伤。

三是以上练习达到要求后，可以开始人体操作训练。它与体外练习的最大区别是人体表面的肌肉具有一定的弹性，会对手法产生反作用力，所以要求练习者要时刻注意体会手下的力量变化，不断提高自己的手感，逐步做到根据手下肌肉的反应而及时调整施力的大小。

总之，学习推拿手法要勤学苦练，多动手、多实践，可以增强感性认识的积累，达到"初与师合、形神相似"，并最终实现"终与师离"；多动脑、多思考，能够加快感性认识向理性认识的转化，提高学习的效率，二者相辅相成，互相促进，缺一不可。

（黄宇辉　唐振华）

ER-1-3

扫一扫，测一测

? 复习思考题

1. 推拿禁忌证有哪些？
2. 推拿手法操作时体位选择的原则是什么？
3. 松解类手法和整复类手法的要求有哪些？
4. 什么是介质？其作用是什么？
5. 如何才能学好推拿手法？

第二章　推拿基本功

　　掌握推拿练功的原则和要求；熟悉少林内功的基本裆势和常用功势的动作要领；了解现代练功方法和传统练功方法的应用。

　　推拿基本功是指以提高手法技能和临床运用水平为目的的功能锻炼方法。又叫推拿练功。

　　按形式可以分为徒手锻炼和器械锻炼两种。

　　按年代可以分为现代练功方法和传统练功方法两种。

第一节　练功对人体的影响及练功原则

一、练功对人体主要生命功能的影响

（一）练功能改善神经系统的功能

　　神经系统由中枢神经和周围神经两部分组成，并有严格的分工，它的调节控制能力关系到人体各器官系统的功能，对于人的体质强弱起着决定作用。

　　通过练功，能使神经系统得到锻炼，能使神经细胞获得更充足的能量物质和氧气的供应，从而使大脑和神经系统在紧张工作的过程中获得充分的物质保证。当脑细胞工作时，它所需的血液比肌肉细胞多 15～20 倍，大脑耗氧量占全身耗氧量的 20%～25%。练功能使大脑的兴奋与抑制过程合理交替，避免神经系统过度紧张，可以消除疲劳，使头脑清醒，思维敏捷。

　　随着神经系统功能的改善，人体各器官系统的控制和调节能力可得到不断提高和完善。

（二）练功能提高循环系统的功能

　　人体通过循环系统，向全身细胞供给血液，血液把呼吸系统摄取的氧气和消化系统摄取的丰富营养物质，源源不断地送给人体各种组织和器官，使之维持生命的活力。若心脏功能不好，循环系统发生故障，人体的新陈代谢以及生命活动就会受到威胁。因此，心脏是人体各器官中最重要的器官，循环系统的功能在很大程度上决定着人的健康状况和体质水平。而练功可以在很大程度上改善和提高心脏及循环系统的功能。

（三）练功能提高呼吸系统的功能

　　呼吸系统对人体的影响是至关重要的。呼吸的过程是人体和环境进行气体交换的过程，就是供给人体所有细胞新陈代谢中所需的氧气并排出二氧化碳的过程。

　　经常参加练功训练的人，比一般人呼吸深度更深。一般人在安静时每分钟呼吸 12～18 次，而经常训练的运动员安静时每分钟呼吸 8～12 次。练功能使呼吸肌增强，使胸围及肺活量增大。

（四）练功能增强人体运动系统的功能

　　运动系统主要是由骨、软骨、关节和骨骼肌等组成。其主要是起支架作用、保护作用和运动作用。人体的运动系统是否强壮、坚实、完善，对人的体质强弱有重大影响。

练功还能有效地提高人体对外界环境的适应能力,长期坚持锻炼身体,能提高体温的调节功能、提高抵抗各种疾病的能力。

二、练功的原则和要求

(一)因人制宜

每个参加练功的人,应根据自己的生理特点、身体健康状况,并结合学习、工作、生活、营养等实际情况,有目的、有计划地选择和确定练功的内容和方法,合理安排锻炼时间和运动量,才能收到良好的效果。

(二)从增强体质出发,全面锻炼

练功的目的是增强体质。只有讲究科学锻炼身体,才能收到预期的效果;不讲究科学,只凭主观热情盲目地锻炼,不仅不容易取得良好的锻炼效果,有时还会损害健康,或发生运动伤害事故。

因此锻炼时,既要发展运动器官,又要锻炼内脏器官;既要发展大肌肉群又要发展不常活动的小肌肉群。从身体素质的角度看,既要发展速度、灵敏,又要发展力量、耐久力和柔韧等素质。

在练功的同时还要注意思想品德和意志的锻炼,提高对自然环境的适应能力。

(三)长期坚持,持之以恒

人们在学习每个动作或每项技术的过程,都是在大脑皮质建立运动性条件反射的过程,每次练习不仅引起肌肉和内脏器官功能的变化,并在大脑皮质留下一定的痕迹,这种变化和痕迹只有进行长期不懈的锻炼,才能够逐渐得到强化和巩固,在大脑皮质建立牢固的运动性条件反射,并逐步形成运动性动力定型。如果练习几次就中断不再练习,那么在大脑皮质留下的痕迹就会越来越弱,甚至消退,同时锻炼在肌肉和内脏器官所引起的变化也会减弱和消退。因此,练功一定要做到长期坚持,持之以恒,这样才能获得预期的效果。

(四)循序渐进,逐步提高

在锻炼身体时要注意遵守循序渐进的原则,逐步提高,防止和克服蛮干或急躁情绪。

循序渐进是指学习知识、技能时,从易到难,从简到繁,逐步提高。安排运动量时从小到大,逐渐增加。根据 PDCA 螺旋上升理论,按照"锻炼—不适应—适应—再锻炼(加大运动量的锻炼)—更进一步适应提高"进行锻炼,这就是循序渐进的过程。

学习和掌握一个动作,也要遵守循序渐进的原则,要从自己的身体状况出发,由易到难,由简单到复杂,不要一开始就去练习自己力所不及的高难动作。较高难度的动作都要求具有一定的身体素质和基本动作的基础,不具备这些条件盲目地练习,不仅不容易掌握,甚至还会发生伤害事故。

(五)做好准备活动和整理活动

做准备活动是为了提高大脑皮质神经细胞的兴奋性和协调各器官系统的工作,为剧烈运动做好准备。人体的器官功能有一定的生理惰性,肌肉的惰性最小,只要 20~30 秒钟就能发挥较大能力,而内脏器官惰性却较大,心脏和肺脏往往需要 2~3 分钟才能发挥较大能力。

准备活动还能使体温略为升高,使肌肉、肌腱都处于良好的状态,弹性、伸展性都很好。

因为剧烈运动需要消耗大量的氧,使体内沉积了一些代谢产物,如乳酸等,因此运动结束后,呼吸和心跳仍然有加快现象,只有增强氧的摄入才会逐渐消除。做整理活动,特别是做一些放松动作和调整呼吸动作(深呼吸)就能使身体更快地得到恢复。所以,练功后的整理活动是必不可少的。

除此以外,进行练功时还要注意安全,经常检查场地器材,加强自我保护以及遵守运动卫生要求,这样才能避免伤害事故发生,获得良好的锻炼效果。

第二节　现代练功方法

由于现代生活节奏加快,在学习推拿手法前的练功时,不少人选择采用现代方法进行力量练习。它的特点是方便、灵活、不受条件限制,随时可进行练习。但它主要侧重于筋、骨、肌肉的练习。如果结合传统练习方法,就可实现"外练筋骨皮,内练一口气"的效果。

一、练功器械的种类

推拿练功器械主要有握力器、拉力器、哑铃、杠铃及沙袋五种,另外还有一些辅助器械,如卧推架、卷绳器等,下面就其结构性能进行介绍。

1. 握力器　主要有固定握力器(三角握力器)和可动握力器(多簧平行握力器)两种。使用握力器是利用弹簧的作用力以增强指力和握力。三角握力器多用于锻炼指力;多簧平行握力器多用于锻炼握力。

2. 拉力器　种类繁多,但原理上大多相同,其中常见的是弹簧钢丝拉力器,也可用橡胶等其他材料自制,其应用范围较广,主要锻炼胸、背、肩臂和腿部肌肉群。

3. 哑铃　有固定重量和调节重量两种。应用哑铃是有意识地通过负重之下的肌肉舒缩使之强健,主要用来锻炼臂、腰、背及胸部的肌肉群。

4. 杠铃　规格较统一,多能调节重量,杠铃锻炼范围较广,可锻炼各大肌肉群。

5. 沙袋　用40cm×30cm较厚棉布做成小袋,内装筛过的细黄沙,装满为止,即为小沙袋;如用20cm×100cm较厚棉布同上法做成沙袋,即为大沙袋。沙袋不宜过实,用来进行推拿技巧综合练功。

6. 辅助器械

(1)卧推凳架:由卧推架和卧推凳组成,有平卧和斜卧两种,斜卧板的倾斜度在30°~80°,最好能自由调节。另外,斜卧板推架用来进行斜板卧举动作,主要用于锻炼胸大肌等肌肉。

(2)卷绳器:用一条长30~50cm、粗5cm的圆木棒系一根长1m的绳子,绳子末端悬挂铃片或其他重物,由此构成卷绳器,主要锻炼握力。

二、现代练功法

(一)俯卧撑(指卧撑)

以指、掌和脚尖作为着力部位,开始时,先以手掌撑地进行俯卧撑锻炼,要求肘关节屈曲,上臂与肩、背、腰、下肢在同一个平面上。然后随着功力加深,逐渐改成五指指卧撑、三指指卧撑(拇指、示指、中指)、二指指卧撑(拇指、示指),进行肘关节屈伸的训练。一般可根据自己的能力选择练习的次数,初练者每次以5~20个为1组,练习3组,数量逐渐增加,这样能达到锻炼胸大肌、前臂肌群和增强臂力和指力的作用。

(二)卷腹

仰卧在瑜伽垫上,屈膝,双腿分开与肩同宽,双脚踩实。双手扶于两耳旁,用腹肌的力量将肩部和上背部卷离地面,在最高点略作停顿后,缓慢回到起始位置。卷腹时,下背部保持紧贴地面,手肘保持向外打开。卷腹时呼气,下落时吸气。根据自身的能力而做,每天增加1次,坚持练习,积少成多;或10~30个为1组,练习3组。

（三）指力锻炼

握力器锻炼法，分为掌握法和指握法，主要锻炼大、小鱼际肌和手指肌肉的肌力，尤其锻炼拇指的肌力。

1. 掌握法　以大鱼际和其余四指进行一紧一松的握放动作，一握一放为 1 次，一般 20～50 次为 1 组，逐渐增加，练习 3 组。或者以局部酸胀、疲劳而不能继续握放为度。

2. 指握法　以拇指和其余四指相对用力，进行一紧一松的握放动作，一握一放为 1 次，一般 20～50 次为 1 组，逐渐增加，练习 3 组。或者以局部酸胀、疲劳而不能继续握放为度。

（四）腕力锻炼

杠铃、哑铃锻炼法　方式很多，这里仅介绍反握弯举、胸弯举两种。主要锻炼前臂伸腕肌群、伸指肌群的肌力，同时使前臂旋内的力量加大。还可使前臂屈腕肌群、屈指肌群的肌肉发达。

（1）反握弯举：两脚自然开立，两手下垂体侧与肩同宽，反握杠铃或哑铃（重量可根据个人承受力选择适合自己的重量），然后身体直立，持铃时前臂弯曲至胸前，稍停，再循原路还原为 1 次，重复上述动作。杠铃 10～12 次为 1 组，哑铃 12～15 次为 1 组，练习 3 组，或者根据个人情况酌情加减。

（2）腕弯举：坐于凳上，两手掌心向上持杠铃或哑铃，将前臂放大腿上，进行前臂的弯曲，稍停，然后原路返回为 1 次，重复上述动作。杠铃 10～12 次为 1 组，哑铃 12～15 次为 1 组，练习 3 组，或者根据个人情况酌情加减。

（五）臂力锻炼

1. 哑铃锻炼

（1）侧平弯举：双下肢自然开立，双手持哑铃向两侧平举，与肩相平，拳心向上，持铃屈臂弯起至哑铃处于肩峰上方，稍停，顺原路放下为 1 次。

（2）侧平举：双下肢自然开立，双手持哑铃从垂手位向两侧平举成一直线，掌心向下，上肢伸直，稍停，直臂原路还原至体侧为 1 次。

2. 拉力器锻炼法　双下肢稍平行开立，双手抬起与肩平行，分别握住拉力器手柄的两端，然后双手用力水平拉开，力量为 10～25kg，使上肢在一直线上，再顺原路还原为 1 次。15～20 次为 1 组，练习 3 组。也可以根据个人情况适当调整力量大小和练习次数，以达到练习的目的为准。

（六）沙袋练功法

沙袋练功是在少林内功、易筋经及器械练功的基础上，与推拿操作更为密切的练功方法。沙袋练功法主要是力量、灵活性的训练，为推拿手法和人体操作打基础。

1. 切掌法　平放沙袋，置于体前，马裆，沉肩垂肘，前臂带动腕关节，以小鱼际肌尺侧缘为着力点，直接击打沙袋，两手可交替或同时进行。动作要有节奏，力量均匀，由轻到重，由慢到快，反复练习。

2. 提拿法　平放沙袋，置于体前，马裆，沉肩垂肘，松腕，拇指及其余四指指腹提拿沙袋，两手交替或同时进行。动作要有节奏、柔和，由轻到重，反复练习，频率不宜过快。

3. 拍打法　沙袋平放，置于体前，马裆，沉肩垂肘，腕关节尽量放松，前臂带动腕关节以虚掌拍打沙袋，动作要灵活，不能呆滞。

4. 肘压法　平放沙袋，置于体前，若练习右手则置于右侧，成左弓步，左手扶住沙袋，右手屈肘约成直角，沉肩，以右手尺骨鹰嘴为着力点向下按压，同时徐徐给予旋转操作。练习左手时反之。

5. 击掌法　悬吊沙袋，高度与肩平，若锻炼右手，则成左虚步，用右手掌根部及外缘撞击沙袋；若用掌面撞击沙袋，则为掌击法。练习左手时反之。本法能使上肢整体发劲。

6. 鸟啄法　平放或吊起沙袋，下肢采用马裆或左右小弓步，五指分开或拇、示、中三指并拢，以手指指端为接触点，通过前臂及腕关节的活动，叩击沙袋，久之能提高指力。

第三节　传统练功方法

　　练功在古代称为"导引""吐纳"等。导引一词最早见于《庄子》，如"导引神气，以养形魂""吹呴呼吸，吐故纳新，熊经鸟伸，为寿而已矣"。最早的《导引图》为1973年在长沙马王堆三号汉墓中挖掘出来的有各种动作的导引图形。导引用于医疗上的记载，可以在长沙马王堆三号汉墓出土的《却谷食气》和《导引图》中找到，这是两篇专论导引的医著。其次，在两千多年前的《黄帝内经》中也有关于用导引来治疗疾病的记载。如《灵枢·病传》中说："余受九针于夫子，而私览于诸方，或有导引形气、乔摩、灸、熨、刺、焫、饮药之一者，可独守耶，将尽行之乎？"《素问·异法方宜论》中说："故其病多痿厥寒热，其治宜导引按跷。"说明古代已把导引明确地作为治疗过程中的重要疗法之一，并且根据辨证而采用不同的治疗方法。张介宾在注解时说"导引，谓摇筋骨，动肢节，以行气血也""病在肢节，故用此法"。张志聪认为："气血之不能疏通者，宜按跷导引。"汉代名医华佗认为："人体欲得劳动，但不当使极尔。动摇则谷气得销，血脉流通，病不得生。譬犹户枢，终不朽也。是以古之仙者，为导引之事，熊经鸱顾，引挽腰体，动诸关节，以求难老。"他根据《吕氏春秋·尽数》中"流水不腐，户枢不蝼"的道理，总结前人的经验而创立了"五禽戏"。后世医家又在临证实践中不断积累经验，逐步发展成为一种独特的练功疗法。如隋代巢元方《诸病源候论》中收集了大量的"养生方导引法"，唐代孙思邈《备急千金要方》中载"天竺国按摩法"，实际上是应用导引与自我按摩相结合的锻炼方法，以求"百病除，行及奔马，补益延年，能食，眼明，轻健，不复疲乏"。

　　近代医家也在临床实践中积累了丰富的经验，并逐步充实提高，将导引发展成为一种独特的强身保健、防治疾病的方法。其内容丰富多彩，包括了传统的五禽戏、八段锦、易筋经、少林内功、太极拳等。

一、少林内功

> **知识链接**
>
> ### 少林内功基本介绍
>
> 　　少林是中华武术体系中的重要门派，武功套路高达七百种以上，又因以禅入武，习武修禅，又有"武术禅"之称。少林武术发源于河南嵩山中的少林寺。该寺建于北魏孝文帝时期，根据《魏书》记载："又有西域沙门名跋陀，有道业，深为高祖所敬信。诏于少室山阴，立少林寺而居之，公给衣供。"唐初，少林寺十三僧人因助秦王李世民讨伐王世充有功，受到唐朝封赏，而被特别认可设立常备僧兵，因而成就少林武术的发展。少林寺因武艺高超享誉海内外，"少林"一词也成为汉族传统武术的象征之一，如古龙小说中的"七大门派"即为"少林、武当、昆仑、峨眉、点苍、华山、海南"等派别，其中少林即位居第一门派。
>
> 　　少林内功是内功推拿的组成部分，此功不强调吐纳意守，而要求以力带气，所谓"练气不见气，以力带气，气贯四肢"。其裆式有站裆、马裆、弓箭裆、并裆、大裆、低裆、悬裆和胯裆。其动作有前推八匹马、倒拉九头牛、平手托塔、顺水推舟、仙人指路、运掌合瓦、风摆荷叶、凤凰展翅、怀中抱月、丹凤朝阳、两手托天、三起三落、顶天抱地、海底捞月、乌龙钻洞、饿虎扑食、磨腰扳腿、推把上桥、双龙搅水、双虎夺食等。

少林内功原为武林强身基本功，经历代相传，已形成一种练功配合推拿治疗疾病的推拿流派，着重于腰腿的霸力和上肢力量锻炼。练功时，要求心静，前胸微挺，后背要拔，腹要蓄，腰要塌，后臂宜敛。有意识地通过动作配合呼吸"蓄力养气"，徐徐运力，所谓"外紧内松"。运动时做到刚中有柔，刚柔相济，达到气与力同练、内与外俱壮的目的。

（一）基本裆势

在练习少林内功之前要掌握基本裆势，介绍如下。

1. 站裆势

【动作】　并步站立，左脚向左横跨一步，稍宽于肩，足尖略收，成内八字，五趾着地，运用霸力，劲由上贯下注于足。前胸微挺，后臀内蓄，两手后伸，挺肘伸腕，肩腋勿松，四指并拢，拇指外分。两目平视，勿左顾右盼，精神贯注，呼吸自然（图2-1）。

【要领】　做到三直四平。即保持臂、腰、腿用力伸直；头、肩、掌、脚尽量水平，两脚内扣，运用霸力。夹肩、挺肘、伸腕、翻掌、立指。挺胸收腹，舌抵上腭，呼吸自然，两目平视。

2. 马裆势

【动作】　并步站立，左脚向左平开一步，屈膝下蹲，两足距离略宽于肩，两膝和脚尖微向内扣，两脚跟微向外蹬，成内八字形。两手后伸，肘直腕伸，拇指分开，四指并拢；或两手平放两胯处，虎口朝内。挺胸收腹，微微前倾，重心放在两腿之间，头如顶物，目须平视，呼吸自然（图2-2）。

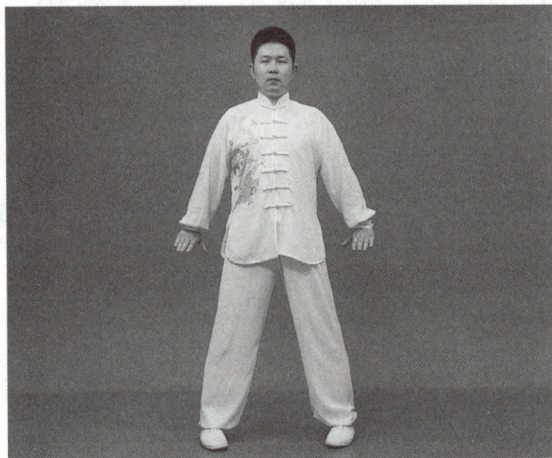 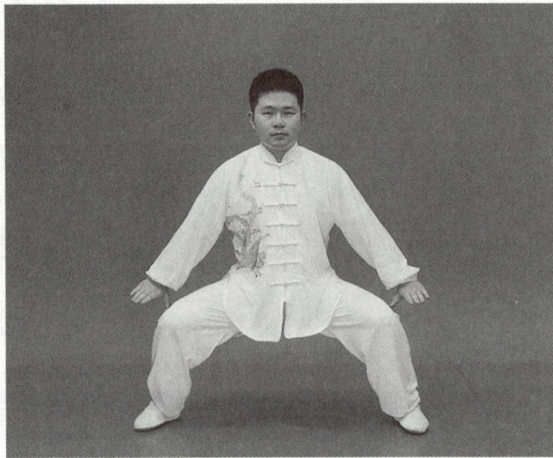

图2-1　站裆势　　　　　　　　　　　　　　　　图2-2　马裆势

【要领】　沉腰屈膝，挺胸收腹，目须平视，呼吸自然。

3. 弓箭裆势

【动作】　以右腿在前为例，并步站立，身向右旋，右足向前方跨出一大步，距离可根据自己身高调整；在前之右腿屈膝半蹲，膝与足垂直，足尖微向内扣，在后之左腿膝部挺直，足略向外撤，脚跟着地，成前弓后箭之势。上身略向前俯，重心下沉，臀部微收，两臂后伸，挺肘伸腕，掌根蓄劲；或两手叉腰，虎口朝内，蓄势待发（图2-3）。

【要领】　前弓后箭，用劲后沉，挺胸收腹，呼吸自然，虚领顶劲，全神贯注。

4. 磨裆势

【动作】　上身略向前俯，重心下沉，臀部微收，两手仰掌护腰。左手化俯掌屈肘向右上方推出，掌根及掌外侧运动徐徐向左方磨转，同时身体随之向左旋转，右弓步演变成左弓步，左手收回变仰掌护腰。右手化俯掌屈肘向左上方推出，掌根及掌外侧运动徐徐向右方磨转，同时身体随之向右旋转，左弓步演变成右弓步，右手收回变仰掌护腰（图2-4）。

【要领】　前弓后箭，重心下沉，上肢蓄力，磨转时以腰为轴。

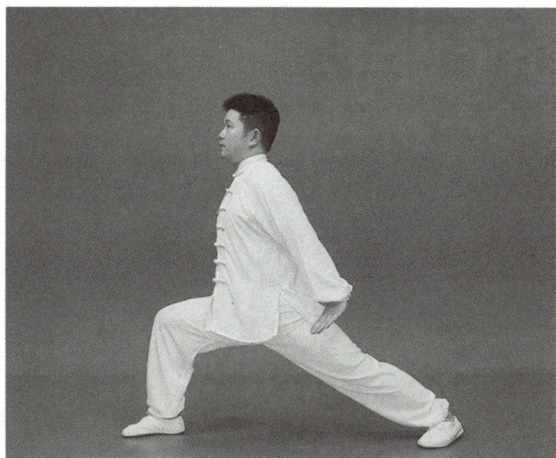

图2-3　弓箭裆势

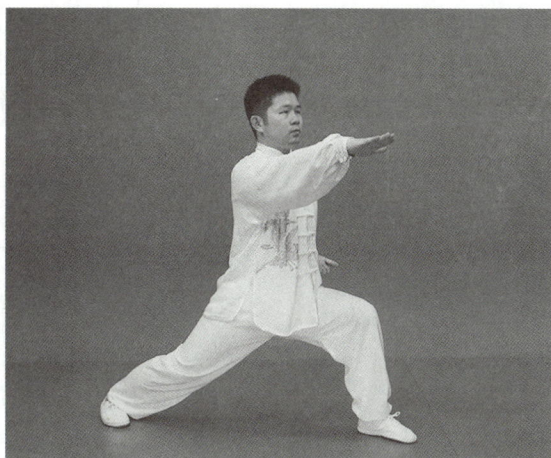

图2-4　磨裆势

5. 亮裆势

【动作】　呈弓箭裆势预备,两手自腰间向前上方推出亮掌,指端相对,掌心朝上,目注掌背,上身略前俯,重心下沉。换步时,两掌收回腰间,身体向左转,恢复弓箭裆势,左右交替练习(图2-5)。

【要领】　蓄力上举亮掌,目注掌背,换步后转时,两掌收回后伸。

6. 并裆势

【动作】　并步站立,两足跟微微向外蹬,足尖并拢,五趾着实,用力宜匀。两手挺肘伸腕,微向后伸,掌心朝下,四指并拢,拇指外分,目须平视(图2-6)。

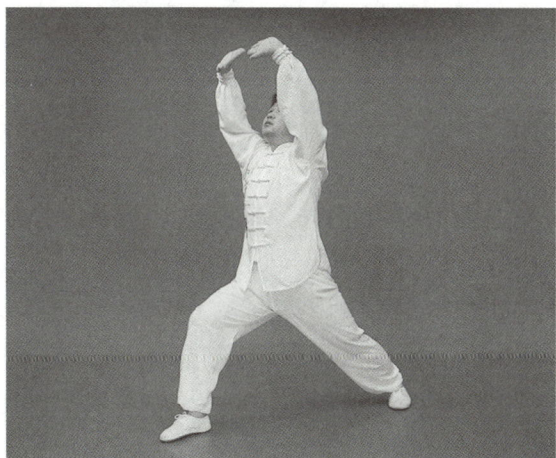

图2-5　亮裆势

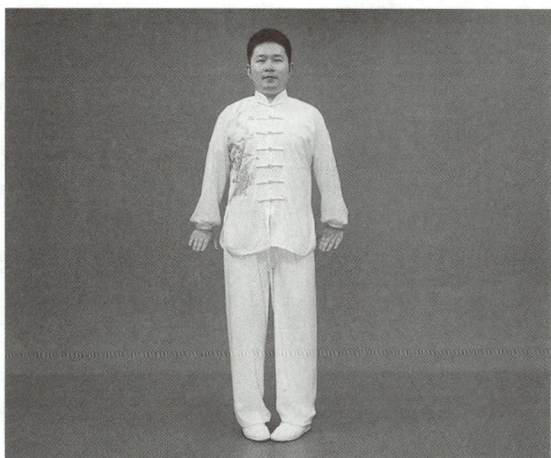

图2-6　并裆势

【要领】　同站裆势。

7. 大裆势

【动作】　并步站立,左足向左横开一大步,膝直足实,成内八字。两手后伸,呈撑掌势(图2-7)。

【要领】　同站裆势。

8. 悬裆势

【动作】　并步站立,左足向左横开一大步,屈膝半蹲,两足距离较马裆势宽。两手后伸,肘直腕伸,四指并拢,拇指外分,动作与马裆势相同,故又称大马裆。

【要领】　同马裆势。

9. 低裆势

【动作】 并步站立,足尖并拢,五趾着地,足跟外蹬,略呈内八字。屈膝下蹲,上身下沉,臀部后坐不可着地,故有蹲裆之称。同时两手握拳前上举,肘要微屈,掌心相对,目须平视(图2-8)。

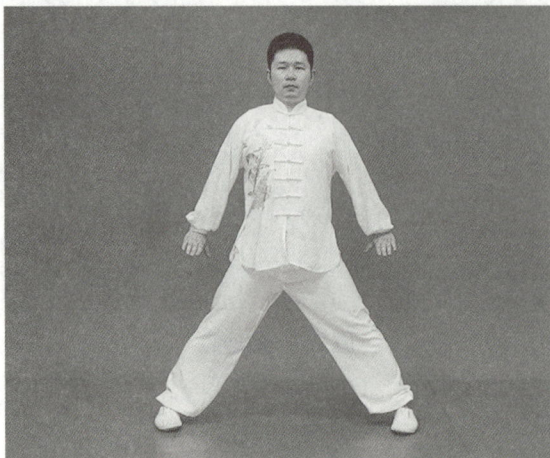 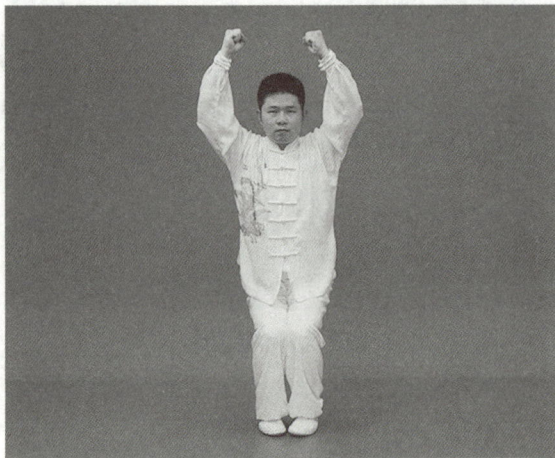

图2-7　大裆势　　　　　　　　　　　　图2-8　低裆势

【要领】 屈膝下蹲,上身下沉,臀不着地,握拳上举,掌心相对,两肘微屈。

10. 坐裆势

【动作】 两脚交叉,盘膝而坐,脚外侧着地,上身微向前俯,又称之为坐盘功架。两手掌心朝下,腕背伸,使身体平衡,两目平视(图2-9)。

【要领】 盘膝而坐,脚外侧着地,上身微向前俯。

(二)功势

少林内功的功势繁多,这里仅选最常练的几种功势加以介绍。

1. 前推八匹马

【动作】

(1)取站裆或指定裆势。

(2)屈肘,直掌于两胁。两掌心相对,拇指伸直,四指并拢,蓄劲于肩臂指端,两臂徐徐运力前推,肩与掌成直线。胸微挺,臂略收,头勿顾盼,两目平视,自然呼吸(图2-10)。

(3)手臂运动,拇指上翘,指端与手臂成直线,慢慢屈肘,收于两肋。由直掌化俯掌下按,两臂后伸,恢复原裆势。

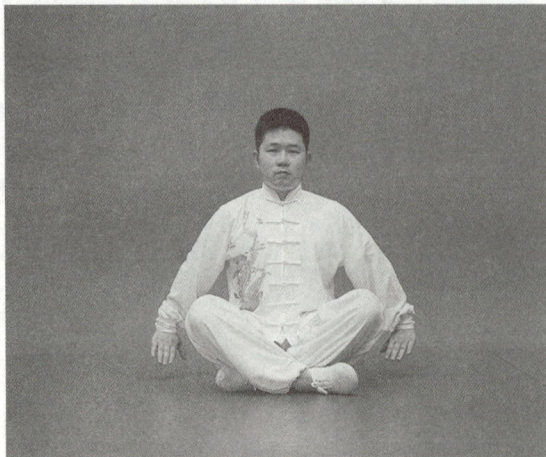 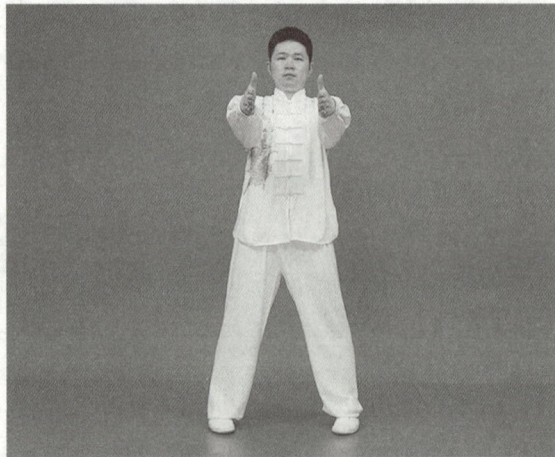

图2-9　坐裆势　　　　　　　　　　　　图2-10　前推八匹马

【要领】 指臂蓄力,立指运气慢推,两目平视,呼吸自然。

2. 倒拉九头牛

【动作】

(1) 取站裆或指定裆势。

(2) 屈肘,直掌于两胁。两掌前推,边推边将前臂内旋,手臂完全伸直时,虎口朝下。四指并拢,拇指用力外分,腕、肘伸直,与肩平[图 2-11(1)]。

(3) 五指向内屈收,由掌化拳,劲注拳心,旋腕,拳眼朝上,紧紧内收[图 2-11(2)]。后化直掌于两胁,身微前倾,臀部微收。由直掌化俯掌下按,两臂后伸,恢复原裆势。

【要领】 直掌旋推,劲注拳心,肘腕伸直,与肩平,紧紧后拉,呼吸自然。

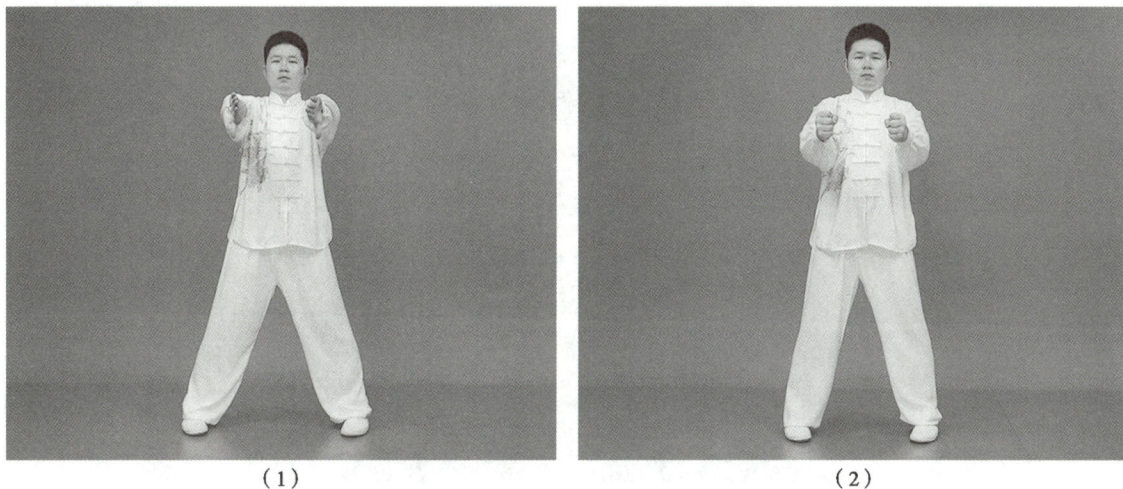

（1）　　　　　　　　　　　　　　　（2）

图 2-11　倒拉九头牛

3. 单掌拉金环

【动作】

(1) 取站裆或指定裆势。

(2) 屈肘,直掌于两胁。右手前推,边推边将前臂旋内,虎口朝下,掌心朝外,四指并拢,拇指外分,臂蓄劲,掌侧着力,肘、腕伸直,松肩,身体正直,两目平视,呼吸自然[图 2-12(1)]。

(3) 五指内收握拳,劲注掌心,旋腕,拳眼朝上,紧紧内收,化直掌护肋[图 2-12(2)]。左右手交替练习。由直掌化俯掌下按,两臂后伸,恢复原裆势。

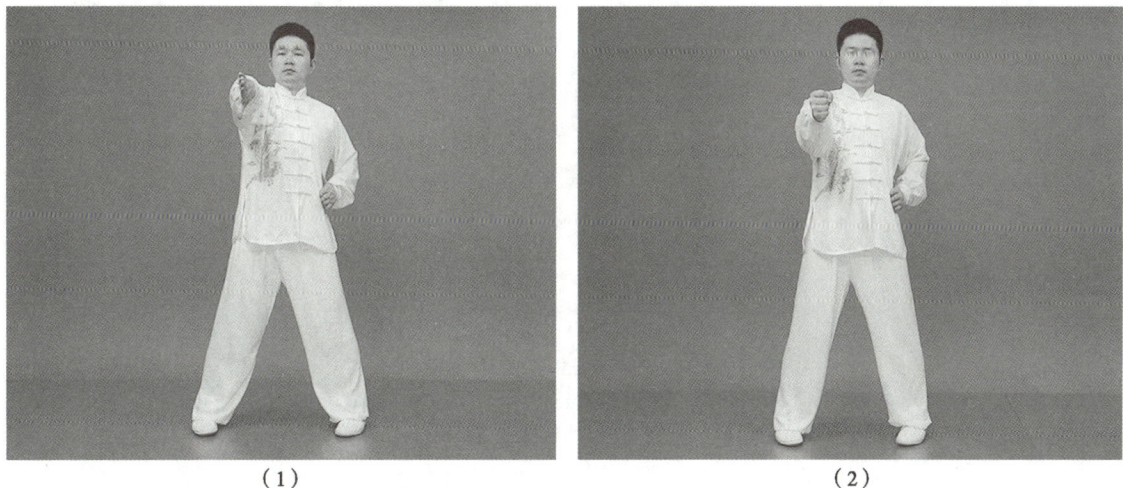

（1）　　　　　　　　　　　　　　　（2）

图 2-12　单掌拉金环

【要领】同倒拉九头牛

4. 仙人指路

【动作】

（1）取并裆势或指定裆势。

（2）屈肘，仰掌于腰部。右仰掌上提至胸前立掌而出，四指并拢，拇指伸直，手心内凹成瓦楞掌。肘臂运劲，掌劲立向前推出，力要均匀（图2-13）。

（3）推直后，屈腕握拳，蓄劲内收，边收边外旋前臂，仰掌于腰部。左右掌交替练习。由仰掌化俯掌下按，两臂后伸，恢复原裆势。

【要领】仰掌上提，立掌胸前，手心内凹，如同瓦楞，肘臂运劲，用力前推，旋腕握拳后拉。

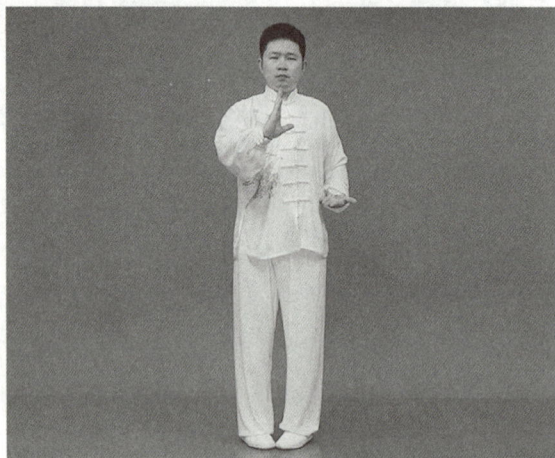

图2-13　仙人指路

5. 凤凰展翅

【动作】

（1）取弓箭裆或指定裆势。

（2）屈肘，两手徐徐提至胸前呈立掌交叉［图2-14（1）］。立掌化为俯掌，缓缓用力分别向左右外分，两臂尽力伸直，形如展翅，四指并拢，拇指外分，指欲上翘，头如顶物，两目平视，上身微倾，呼吸自然［图2-14（2）］。

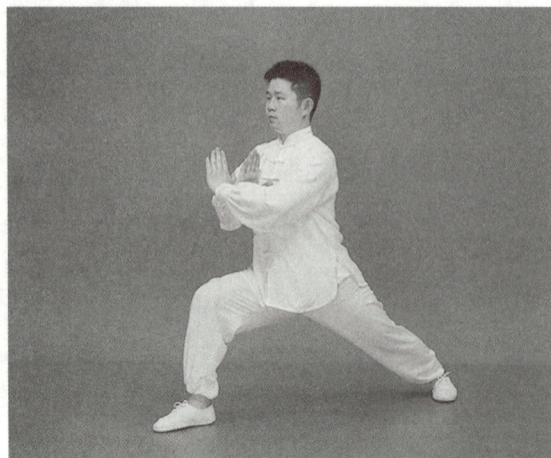

（1）

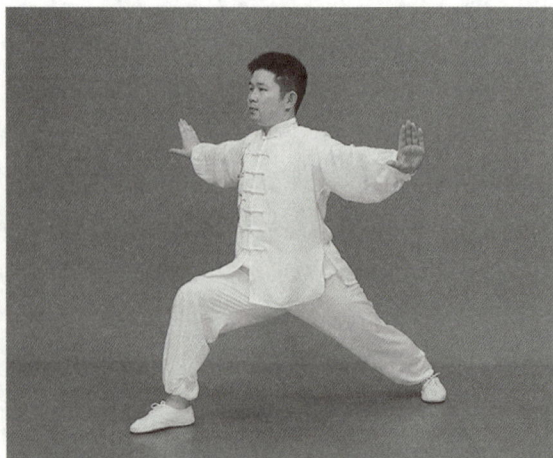

（2）

图2-14　凤凰展翅

（3）旋掌，屈肘内收，两侧蓄劲着力，徐徐收回，使掌心逐渐相对，处于胸前交叉立掌。立掌化俯掌下按，两臂后伸，恢复原裆势。

【要领】　立掌交叉，用力外展，劲如开弓，肩肘腕平，蓄劲内收。

6．风摆荷叶

【动作】

（1）取站裆或指定的裆势。

（2）屈肘，仰掌于腰部，四指并拢，拇指伸直，向前上方推出，然后缓缓向左右外分，肩、肘、掌相平，成直线形，拇指外侧着力内蓄，使两手平托成水平线，头如顶物，两目平视，呼吸自然（图2-15）。

（3）仰掌慢慢合拢，右下左上，交叉相叠，再收于腰部。仰掌化俯掌下按，两臂后伸，恢复原裆势。

【要领】　仰掌交叉前推，外旋挺肘拉开，肩肘腕掌平齐。

7．两手托天

【动作】

（1）取悬裆或指定裆势。

（2）屈肘，仰掌于腰部。两掌上托，掌心朝天，缓缓上举。指端着力，肩松肘直，两目上视，头如顶物（图2-16）。

（3）掌根外旋，四指并拢，分向左右，蓄力徐徐而下至胸部，旋腕变仰掌收回护腰。由仰掌化俯掌下按，两臂后伸，恢复原裆势。

【要领】　仰掌上托，掌心朝天，指端运劲，松肩挺肘，两目平视。

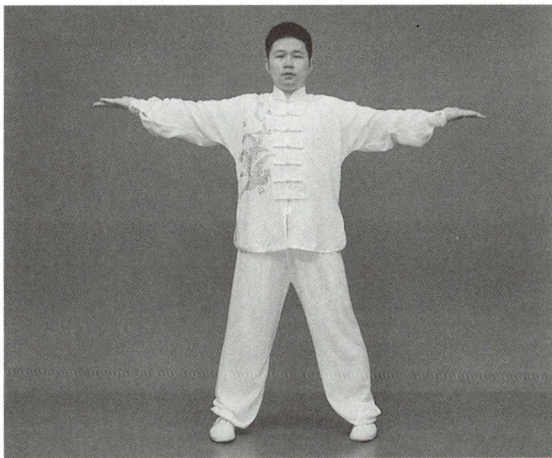

图2-15　风摆荷叶　　　　　　　　　　　图2-16　两手托天

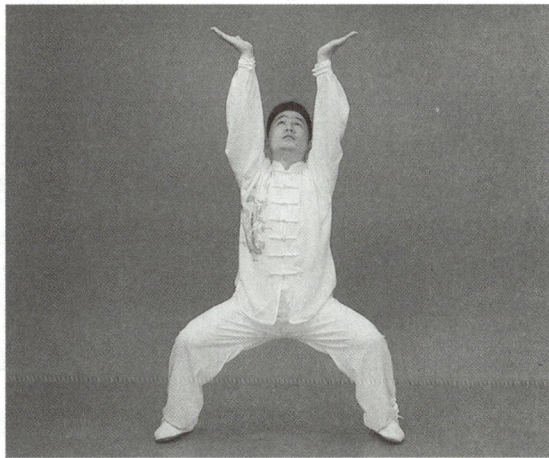

8．霸王举鼎

【动作】

（1）取站裆势或指定裆势。

（2）屈肘，仰掌于腰部。仰掌缓缓上托，掌心朝天，过于肩部，掌根外旋，指端向内旋转，虎口相对，犹托重物，肘部要挺，四指并拢，拇指外分，两目平视，呼吸自然（图2-17）。

（3）旋腕翻掌，指端朝上，掌心相对，拇指外分，蓄力而下，渐渐收回腰部。

【要领】　仰掌上托，过肩旋腕翻掌，指端相对，挺肘上举，回收旋腕翻掌直下，指端朝上，掌侧相对。

9. 平手托塔

【动作】

（1）取大裆或指定裆势。

（2）屈肘，仰掌于胁部。两掌慢慢向前运动推出，边推拇指边运劲向下压，保持掌平，犹如托物在手，推至手与肩平（图2-18）。

（3）拇指运劲向下压，四指着力，屈肘缓缓蓄劲收回于两胁。由仰掌化俯掌下按，两臂后伸，恢复原裆势。

【要领】 仰掌运劲前推，大指外下倾斜，肘直掌平托物。

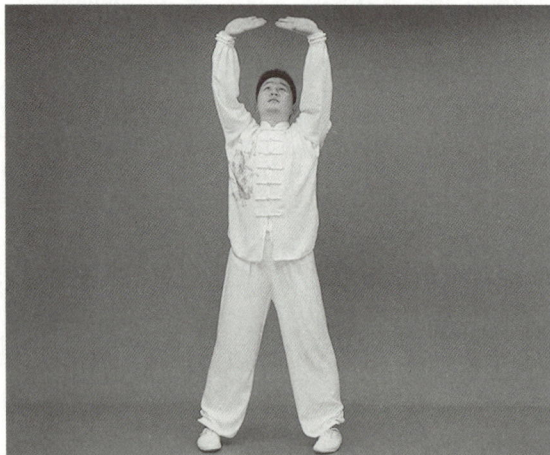

图 2-17　霸王举鼎

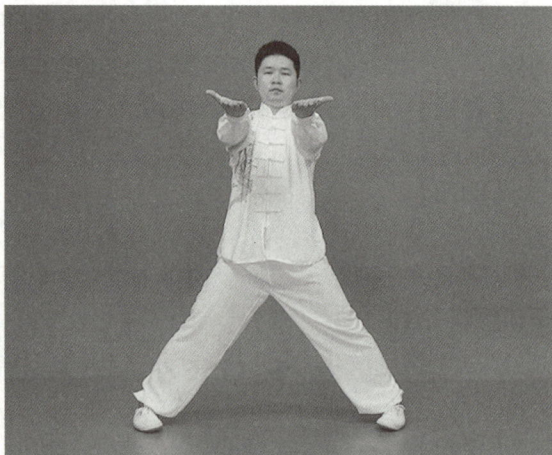

图 2-18　平手托塔

10. 顺水推舟

【动作】

（1）取马裆或指定裆势。

（2）屈肘，掌心相对，指端朝前，直掌于两胁。两直掌缓缓向前推出，边推边掌根外旋，虎口朝下，四指并拢，拇指外分，指尖相对，肘欲伸直，腕欲屈曲，似环拱之形。头勿低，身勿倾，力求掌肘肩平（图2-19）。

（3）五指慢慢向外旋，恢复直掌，四指并拢，拇指运劲后翘，指端着力，屈肘蓄力而收，置于两胁。由直掌化俯掌下按，两臂后伸，恢复原裆势。

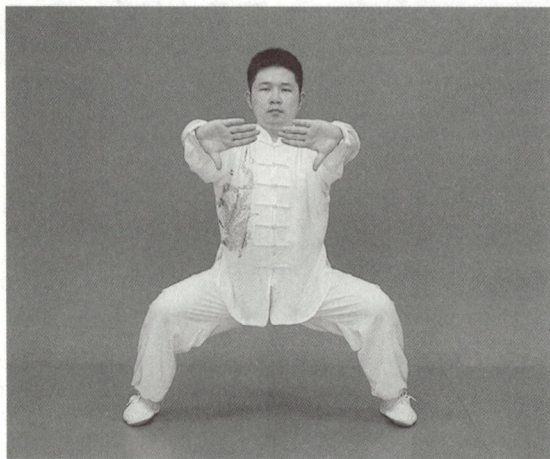

图 2-19　顺水推舟

【要领】　直掌动劲慢推时,旋腕指尖相对,挺肘形似推舟。

11.单凤朝阳

【动作】

(1)取并裆或指定裆势。

(2)屈肘,仰掌于腰部。左仰掌旋腕变俯掌。屈肘由胸之左上方运力外展,再缓缓运向右下方,屈肘运动上抄作半圆形,收回护腰(图2-20)。

(3)右手动作与左手相同,唯方向相反。由仰掌化俯掌下按,两臂后伸,恢复原裆势。

【要领】　旋腕化掌,蓄力外展,缓缓下运,形似半圆。

12.海底捞月

【动作】

(1)取大裆或指定裆势。

(2)屈肘,仰掌于腰部。两手仰掌上提,经胸徐徐高举,后向左右分推,旋腕翻掌,掌心朝下,同时腰向前俯,腿不可屈,脚用霸力,两掌由上而下逐渐相拢,掌心向上拟抱物,蓄劲待发(图2-21)。

(3)两臂运劲,掌心指端着力,慢慢抄起,用抱力缓缓提到胸部或仰掌护腰,上身随势而直,目须平视。由仰掌化俯掌下按,两臂后伸,恢复原裆势。

【要领】　仰掌上提,胸上高举,左右分推,旋腕翻掌,腰俯腿直,掌心向上,似如抱月,两臂运劲,指端着力,慢慢抄起。

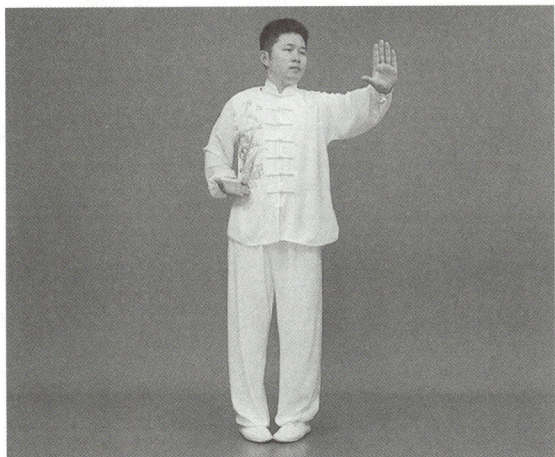

图2-20　单凤朝阳

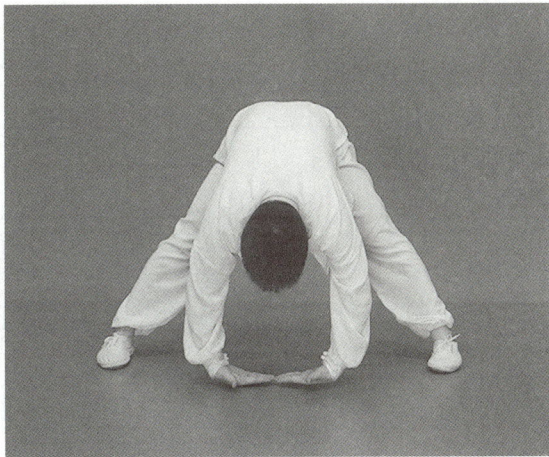

图2-21　海底捞月

13.顶天抱地

【动作】

(1)取大裆或指定裆势。

(2)屈肘,仰掌于腰部。仰掌上托,过于肩部,旋腕翻掌,掌根外旋,指端内旋相对,徐徐上举[图2-22(1)]。待推至最高点后,旋腕翻掌,慢慢向左右外分下抄,同时身向前俯,两掌逐渐合拢,拇指外分,两掌相叠,右掌在上,掌背尽量靠底待发[图2-22(2)]。

(3)两掌如托重物缓缓提到胸部,成仰掌护腰,上身随势伸直,目须平视。两仰掌化俯掌下按,两臂后伸,恢复原裆势。

【要领】　仰掌上托,过肩旋腕翻掌,掌心朝上指端相对,两手翻掌外分下抄,身向前俯,两掌合拢相叠,如抱物上提。

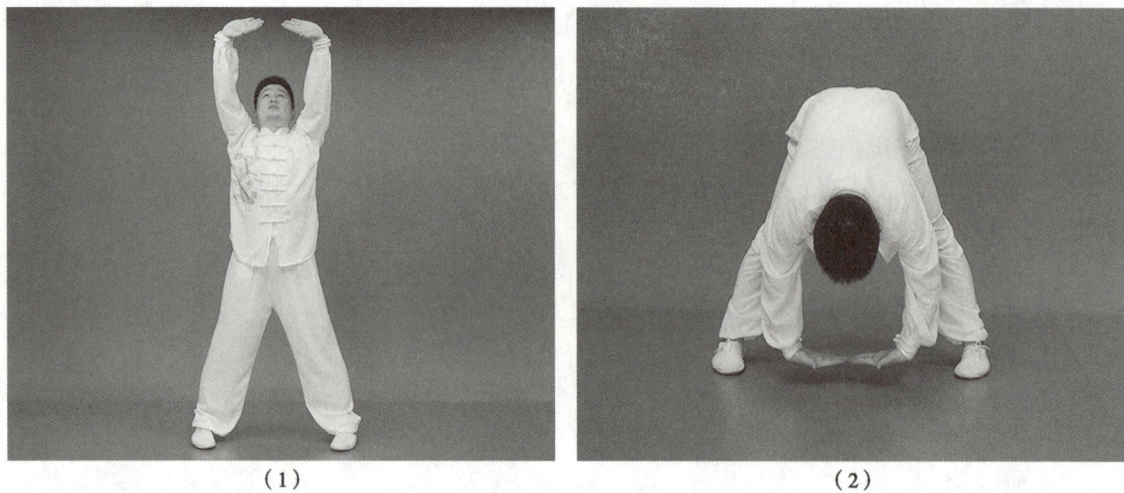

（1）　　　　　　　　　　　　　（2）

图 2-22　顶天抱地

14. 怀中抱月

【动作】

（1）取悬裆或指定裆势。

（2）屈肘，仰掌于腰部。两仰掌由腰部上提，化立掌在上胸交叉，缓缓向左右外分，肘直，指端朝向左右，掌心朝前与肩平。

（3）两指端向下，掌心朝内，慢慢蓄劲，上身略前倾，两手势如抱物，由上而下。再由下而上徐徐抄起，仍直掌回收，交叉于前胸前（图 2-23）。立掌化俯掌下按，两臂后伸，恢复原裆势。

【要领】　仰掌上提，立掌交叉，左右外分，掌心朝前，腕肘肩平，指端向下，掌心朝内，上身略向前倾，呼吸自然。

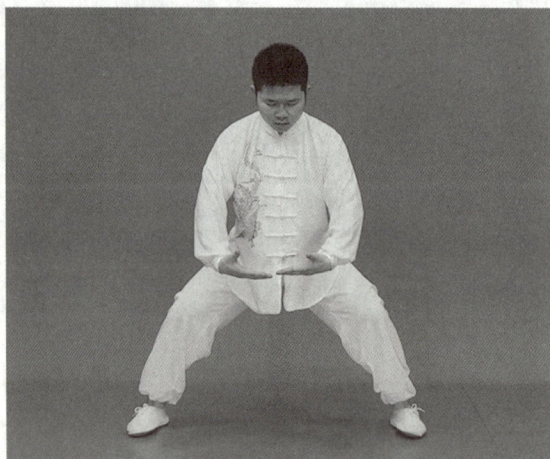

图 2-23　怀中抱月

15. 力劈华山

【动作】

（1）取弓箭裆或指定裆势。

（2）屈肘，在胸部成立掌交叉。两立掌缓缓向左右分推，两肩松开，肘部微曲，四指并拢，拇指后翘，掌心向前，力求成一水平线[图 2-24（1）]。

（3）两臂同时用力下劈，连续三次，头勿转侧摇动，两目平视。待劈完最后一次，仰掌护腰[图 2-24（2）]。由仰掌化俯掌下按，两臂后伸，恢复原裆势。

【要领】　立掌交叉，左右分推，用力下劈，两目平视。

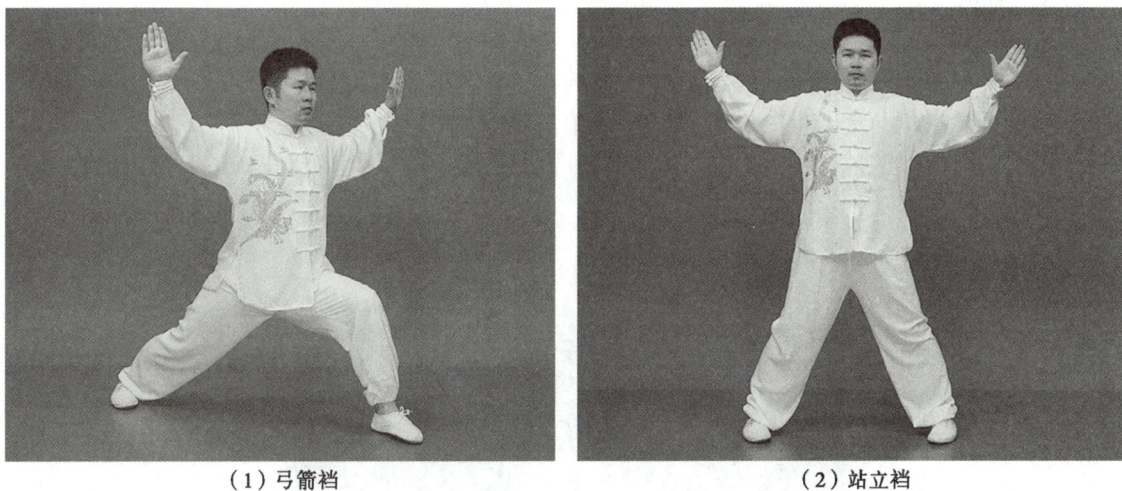

（1）弓箭裆　　　　　　　　　　（2）站立裆

图2-24　力劈华山

16. 三起三落

【动作】

（1）取并裆或指定的裆势。

（2）屈肘，直掌于两胁。两膝屈曲下蹲，同时两手前推，掌心相对，四指并拢，拇指运劲后伸。保持原势要求，头勿随势俯仰摇动，两目平视（图2-25）。

（3）两掌用劲后收，同时慢慢起立，待立直时两掌正好收至两胁。往返三次，用劲均匀。由直掌化俯掌下按，两臂后伸，恢复原裆势。

【要领】　指臂蓄力，前推下蹲，用劲后收，随之立起。

17. 乌龙钻洞

【动作】

（1）取大弓箭裆。

（2）屈肘，直掌于胁。两直掌并行，掌心相对，徐徐前推，掌心向下逐渐化成俯掌，指端向前，上身随势前俯。两足内扣（图2-26）。

（3）两手逐渐屈肘，蓄力而收，边收掌心边慢慢朝上，由俯掌化仰掌护腰。由仰掌化俯掌下按，两臂后伸，恢复原裆势。

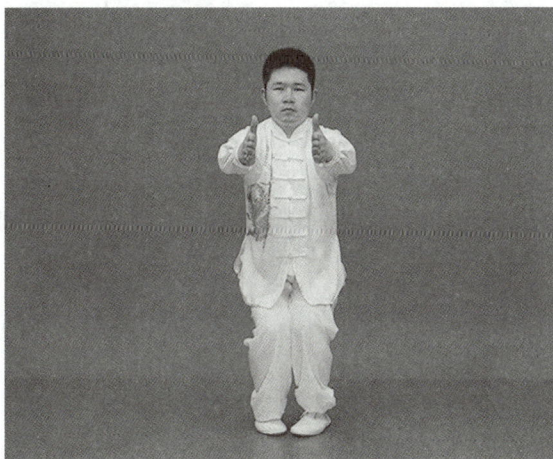

图2-25　三起三落　　　　　　　　图2-26　乌龙钻洞

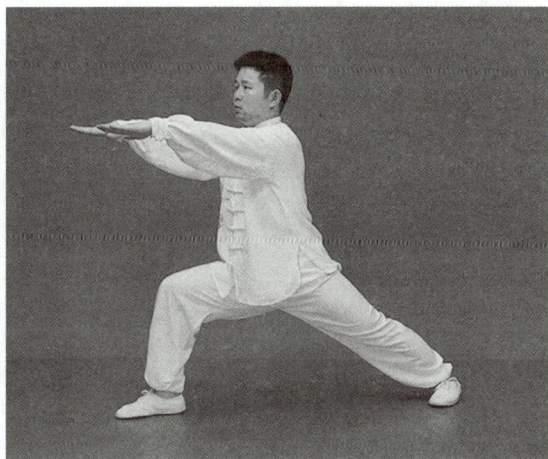

【要领】 直掌渐化俯掌前推,上身随势前俯,渐化仰掌,蓄力而收。

18.饿虎扑食

【动作】

(1)取大弓箭裆,两手仰掌护腰。

(2)两仰掌出掌前推,两腕背伸,腰随势前俯,后腿伸直(图2-27)。

(3)五指内收握拳,旋腕,拳眼朝天,屈肘紧收,成仰掌护腰。由仰掌化俯掌下按,两臂后伸,恢复原裆势。

【要领】 仰掌前推,腰向前俯,劲注拳心。

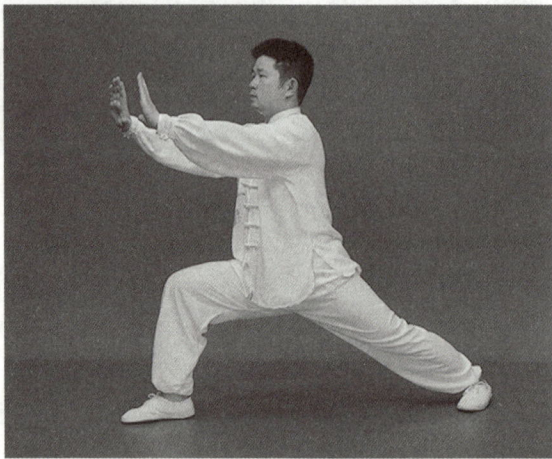

图2-27 饿虎扑食

二、易 筋 经

知识链接

易筋经源流

　　相传天竺和尚达摩为传真经,只身从印度前来,一路扬经颂法,后落迹于少林寺。达摩内功深厚,在少林寺面壁禅坐九年,以致石壁都留下了他的身影。达摩会意后,留下两卷秘经,一是《洗髓经》,二是《易筋经》。《洗髓经》为内修之典,归慧可,未传于世。《易筋经》为外修之书,留于少林,流传至今。

　　"易"是变通、改换、脱换之意;"筋"指筋骨、筋膜;"经"则带有指南、法典之意。《易筋经》就是改变筋骨的方法。按原来的功法要求,须先练一年左右内功,达到内壮后,方可练《易筋经》,进而再练《洗髓经》。在此期间,还要内服外涂佐功药,三年左右才能大功告成。由于整个练功过程长,按原法修炼者不多,近代流传的《易筋经》多只取导引内容,且与原有功法有所不同,派生出多种样式。流传较广的是清代潘霨整理编辑的《易筋经十二势》。

　　易筋经的锻炼要领为松静自然,意守丹田,排除杂念,腹式呼吸,均匀深长,循序渐进,持之以恒。

　　易筋经历史悠久,经过历代流传、演变,流派众多,这里选用的是以姿势多变、拳掌并用的"十二势"易筋经。

（一）韦驮献杵（第一势）

【原文】 立身期正直，环拱平当胸。气定神皆敛，心澄貌亦恭。

【预备】 并步站立，头正身直，目视前方，头如顶物，口微开，舌抵上腭，下颏微收，含胸拔背，直腰蓄腹，收臀提肛，松肩虚腋，两臂自然下垂于身体两侧，中指贴近裤缝，两臂不可挺直，两脚相靠，足尖并拢。心平气定，神情安详。

【动作】 左脚向左横跨一步，与肩等宽，两膝微挺，五趾着地。两臂同时外展至水平位，掌心向下，肘、腕自然伸直。掌心向前，慢慢合掌于胸前，屈肘，两臂与腕徐徐内收，腕、肘、肩相平，十指朝天。两臂内旋，指尖对胸（与天突相平）。两肩徐徐拉开，双手在胸前成抱球状，肘略垂，十指微屈，掌心内凹，指端相对，距4～5寸，身体微前倾，意守丹田。结束时，先深吸一口气，然后徐徐呼出，并慢慢放下两手，恢复预备姿势（图2-28）。

【要领】

1. 练习时应全神贯注，心平气静，各部肌肉松紧适度，做到似动非动，似静非静，似实非实，似虚非虚，即所谓"动中静，静中动，实中虚，虚中实"也。

2. 使体内气血运行自如，练习日久，自觉气向下行，藏气于少腹。

（二）横担降魔杵（第二势）

【原文】 足趾挂地，两手平开。心平气静，目瞪口呆。

【预备】 同韦驮献杵。

【动作】 左脚向左横跨一步，与肩等宽，两手用力下按，掌心朝下，指端向前，肘需挺直，两目平视。两手翻掌上提至胸，拇指桡侧着力，徐徐向前推出，高与肩平。两手同时向左右分开，以拇指桡侧着力为主。两臂伸直，一字分开，肩、肘、腕相平，翻掌，掌心向下（图2-29）。两膝挺直，足跟提起，前脚掌着地，两目圆睁，牙齿紧咬。结束时，先深吸气，然后徐徐呼出，并慢慢放下两手及两足跟，恢复预备姿势，闭目片刻。

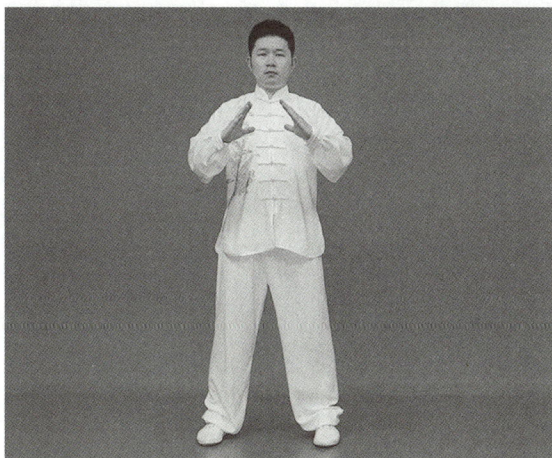

图2-28 韦驮献杵（第一势）　　　　图2-29 横担降魔杵（第二势）

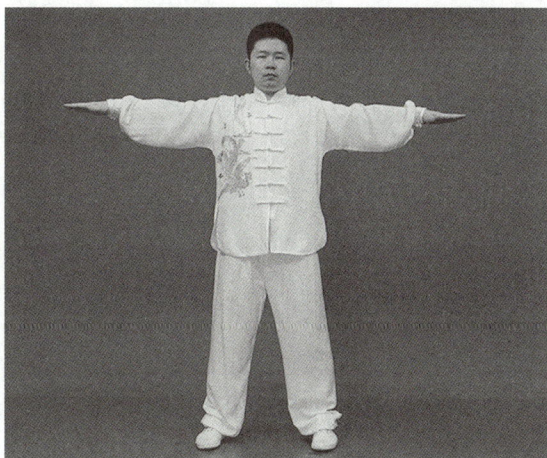

【要领】

1. 两手平开，与肩相平，足跟提起，脚尖着力是关键。这样就会觉得两肩沉重，如负重担。

2. 练习日久，可只用脚趾点地，意念集中于掌心与趾尖，心平气静，其外部征象似目瞪口呆。

（三）掌托天门（第三势）

【原文】 掌托天门目上观，足尖着地立身端；力周髋胁浑如植，咬紧牙关不放宽；舌可生津将腭抵，鼻能调息觉心安；两拳缓缓收回处，用力还将挟重看。

【预备】 同韦驮献杵。

【动作】　左脚向左横跨一步，与肩同宽，平心静气。两手同时上提至胸前，四指并拢，掌心向上，内凹，指端相距1～2寸，不高于肩。两手上举过头，同时翻掌，掌心朝上，指端相距约1寸，四指并拢，拇指外分，微触或对着天门（前囟门）处，两虎口相对成四边形（图2-30）。头略向后仰，两目注视掌指，两膝微挺，足跟提起，前掌着实，咬牙致耳根有振动感。结束动作同韦驮献杵。

【要领】

1．两目上视掌背，不需过分仰头，意从天门观两手背。初学者一时难以做到，需要一个过程。如果不守此意，过分仰头，可致头昏脑涨，站立不稳。

2．初练者可不抬足跟，练习日久，要求将足跟逐步抬高，直至不能再升为止。足跟抬起时要微微向两侧分开，使阴跷收而阳跷开，三阳脉之气血上升，合络督脉，督脉阳气均衡，背后三关自然流畅，姿势也就平稳了。

3．此外，全身要充分放松，使气血随心所指，两臂切忌贯力，否则不能持久，提肛、咬牙、舌抵上腭以通督、任脉。

（四）摘星换斗（第四势）

【原文】　只手擎天掌覆头，更从掌中注双眸；鼻端吸气频调息，用力收回左右眸。

【预备】　同韦驮献杵

【动作】　右足向前跨半步，两足相隔一拳，成前丁后八式。双手同时动作，左手握空拳，靠于腰眼，右手垂于右下肢内侧。左腿弯曲下蹲，右足尖着地，足跟提起离地约2寸，身体不可前倾后仰、左右歪斜。右手五指并拢弯曲如钩状，屈腕沿胸上举，至身体右侧，于额右前方约一拳远。指端向右略偏，头同时略向右侧抬起，双目注视掌心。紧吸慢呼，使气下沉，两腿前虚后实，虚中带实，实中带虚（图2-31）。结束时，紧吸慢呼，同时还原至预备姿势。左右交换，要求相同。

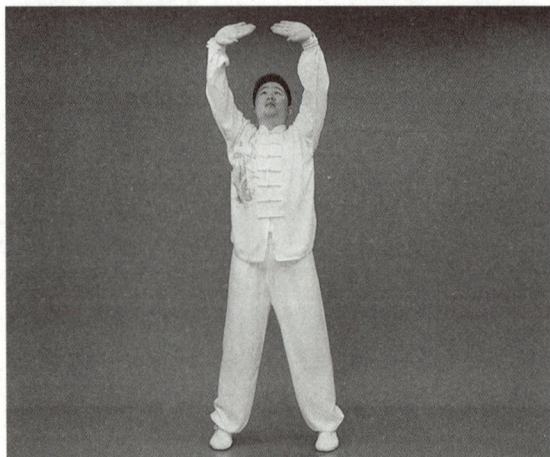

图2-30　掌托天门（第三势）　　　　图2-31　摘星换斗（第四势）

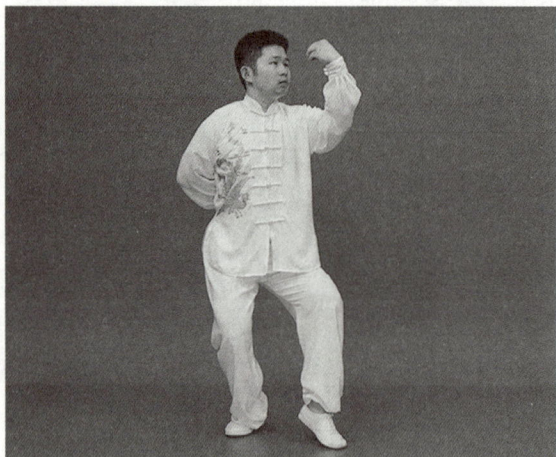

【要领】

1．单手高举，五指须微微捏齐，屈腕如钩状。肘向胸前，指端向外，头微偏，松肩。两目注视掌心是关键。

2．舌抵上腭，呼吸调匀，臀微收。

3．前腿虚中带实，负担体重的30%～40%，后腿实中求虚，负担体重的60%～70%。换步时，前足向后退半步，动作左右相同。

（五）倒拽九牛尾（第五势）

【原文】　两髋后伸前屈，小腹运气空松；用力在于两膀，观拳须注双瞳。

【预备】　同韦驮献杵。

【动作】　左脚向左平跨一步，距离比肩略宽，足尖内扣，屈膝下蹲成马裆势，两手握拳护腰。随势上身略前俯，松肩，缓慢直肘，昂头，目前视。两拳上提至胸前，由拳化掌，成抱球势，随势直腰，肩松肘屈，肘略低于肩，头端平，目前视。旋转达两掌，使掌心各向左右（四指并拢朝天，拇指外分，成八字掌），随势徐徐向左右水平分推，至肘直。松肩，挺肘，腕背伸，肩、肘、腕相平。身体向左转侧，成左弓步，面向左方。两上肢同时动作，左上肢外旋，屈肘成半圆状，手握空拳用力，拳心对面，高不过肩，双目注拳，拳高约与肩平。肘不过膝，膝不过足尖。右上肢内旋向后伸，作螺旋劲，上身正直，塌腰收臀，鼻息调匀（图2-32）。结束时，深呼气，徐徐呼气，同时还原至预备姿势。左右交换，姿势相同。

【要领】

1. 两腿前弓后箭，前肘微屈，似半弧形，高不过眉，肘不过膝，膝不过足，后肘微屈内旋。

2. 两肩松开，蓄劲内收，作螺旋劲，即如绞绳状，双目注视外劳宫，上身微向前俯，重心下沉。

3. 口微开，舌抵上腭，鼻息调匀，少腹藏气含蓄，运气归纳丹田。

（六）出爪亮翅（第六势）

【原文】　挺身兼怒目，推手向当前；用力收回处，功须七次全。

【预备】　同韦驮献杵。

【动作】　两手握拳提至腰侧，拳心向上。两拳缓缓上提至胸变掌，拇指桡侧着力，掌心向上，向前推出，掌侧相距2寸，高与肩平，两手缓缓旋腕翻掌，拇指相接，四指并拢，肩、肘、腕、掌相平。两手十指用力外分，使劲贯于指端，两目平视，头如顶物。十指外分，静止性发力，肘直腕曲，两目视指端，挺胸，足踏实，膝含蓄，气欲沉，握拳7次（图2-33）。用力收回，恢复预备姿势。

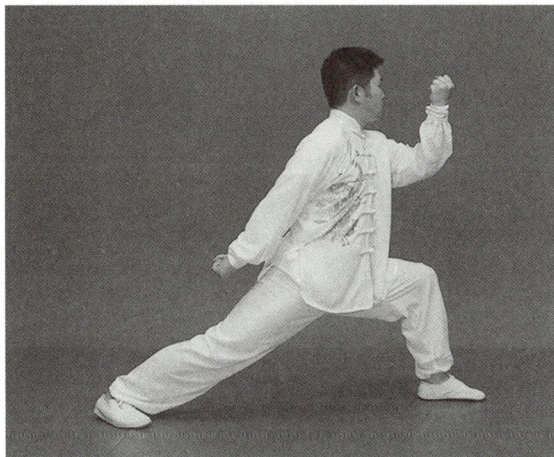

图2-32　倒拽九牛尾（第五势）

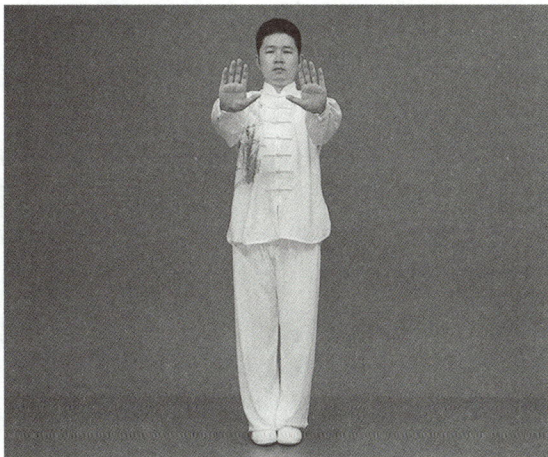

图2-33　出爪亮翅（第六势）

【要领】

1. 握拳护腰，伸掌向前，拇指桡侧着力，开始时轻如推窗，继而推到极点则重如排山倒海，这时要挺胸拔背，两目睁开，集中意念于两掌中，如观明月。

2. 练习日久，会感觉"有月在前，不可追求"，握拳7次，用力收回。收拳时要吸气，推掌时要呼气，犹如海水还潮，落汐归海。

（七）九鬼拔马刀（第七势）

【原文】　侧首弯肱，抱顶及颈；自头收回，弗嫌力猛；左右相轮，身直气静。

【预备】　同韦驮献杵。

【动作】　左手下按，掌心向下，指端向前。右手上举过头，掌心朝天，肘关节伸直，指端向左，继之下按，指端向前，头略向前俯，右手屈时，按住头后枕部。左手旋臂向后背下按，掌心朝前,指端向右。颈部用力上抬,使头后仰,右手掌用力下按,臂项相争用力,两目向前平视,背后五指紧按(图2-34)。然后身体充分向左拧转,眼向左方平视。结束时,深呼吸,随呼气收回,身体转正。左右交换,要求相同。

【要领】

1.上举下按,肘部欲直,上举之掌,指端向对侧,旋腕翻掌,抱颈用力下按,头后抬且用力与之抗争,目须平视对侧,下按之掌,指端向前,掌心朝下。

2.始终气沉丹田,不可升降,自然呼吸,使颈、肩放松,气机平静,意念集中后背。

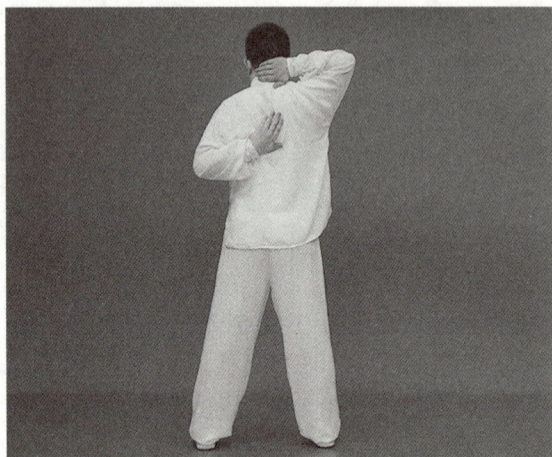 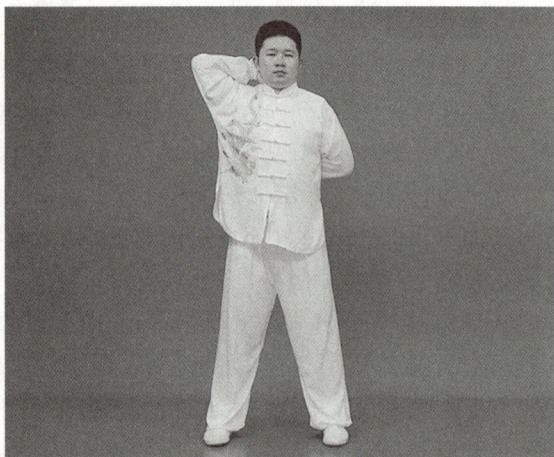

(1)　　　　　　　　　　　　　　　(2)

图2-34　九鬼拔马刀(第七势)

(八)三盘落地(第八势)

【原文】　上腭坚撑舌,张眸意注牙,足开蹲似踞,手按猛如拿;两掌翻齐起,千斤重有加;瞪睛兼闭口,起立足无斜。

【预备】　同韦驮献杵。

【动作】　左足向左横开一步,马步下蹲,两手叉腰。两掌心朝上如托物,沿胸徐徐上托与肩平,高不过眉,两手相距1尺左右。两掌心翻转,掌心朝下,慢慢下压,五指自然分开,虎口朝内,如握物状,悬于膝上或虚掌置于膝盖(图2-35)。上身正直,前胸微收,后背如弓,两肩松开,两肘略向内夹紧,两目直视,收腹提肛。结束时,深呼吸,随呼气恢复预备姿势。

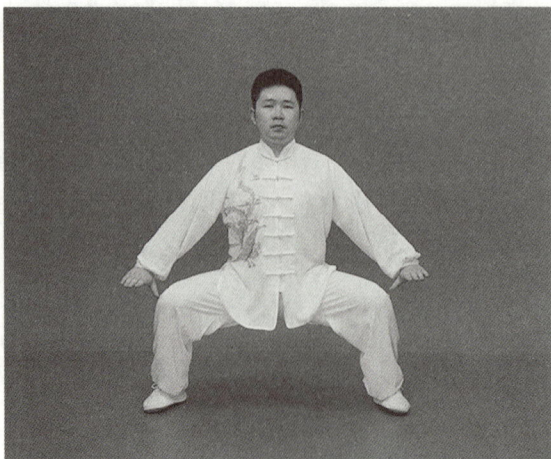

图2-35　三盘落地(第八势)

【要领】

1. 三盘是指两手、两膝、两足之间犹有三盘。练功时协同用力，勿使三盘坠地。

2. 前胸微挺，后背如弓，两肘略内旋，头如顶物，两目直视，舌抵上腭，口微开，鼻息调匀，提肛，重心放在两足，尽量屈膝90°，膝不过足尖，意守丹田。

（九）青龙探爪（第九势）

【原文】　青龙探爪，左从右出，修士效之，掌平气定。力周肩平，围收过膝；两目注平，息调心谧。

【预备】　左脚向左平跨一步，与肩等宽，两手成仰掌护腰，头正身直，头端平，目前视。

【动作】　左上肢仰掌向右前上方伸探，掌高过顶，随势身略向右转侧，面向右前方，松肩直肘，腕勿屈曲，右掌仍仰掌护腰。目视左掌，两足踏实勿移（图2-36）。左手大拇指向掌心屈曲，目视拇指。左臂内旋，掌心向下，俯身探腰，随势推掌至地。膝直，足跟勿离地，昂首，目前视。左掌离地，围绕膝关节划弧收至腰成仰掌护腰。左右交换，要求相同。

【要领】

1. 两手仰掌在腰侧，左从右出掌，目注掌平勿过眉，拇指内屈四指并拢。

2. 肩松肘直掌实，俯身探腰推及地，围收过膝足勿移，左右轮换要求同，意守丹田，神贯拇指。

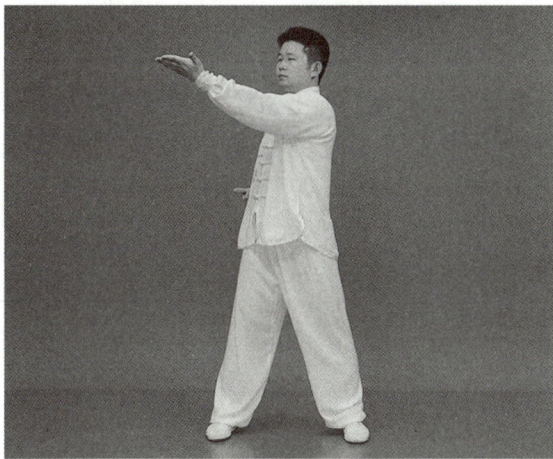
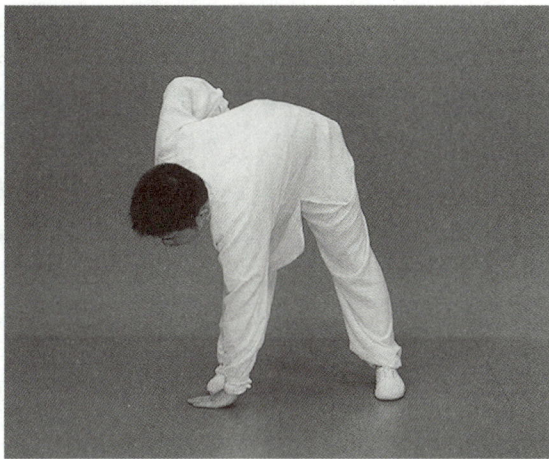

（1）　　　　　　　　　　　　　　　　　　（2）

图2-36　青龙探爪（第九势）

（十）卧虎扑食（第十势）

【原文】　两足分蹲身似倾，屈伸左右腿相更。昂头胸作探前势，偃背腰还似砥平。鼻息调元均出入，指尖着地赖支撑。降龙伏虎神仙事，学得真形也卫生。

【预备】　同韦驮献杵。

【动作】　左足向左跨出一大步，右足稍向左偏斜，成左弓步。两手向前，五指着地，掌心悬空，后足跟略微提起，头向上抬。前足收回，足背放于后足跟之上，胸腹微收。身体向后收回，臀部突起，两肘挺直，头昂起，身体向前运行，身体约离地2寸，此时两肘弯曲，右足尖着地，全身向前。然后臀部突出，成波浪形往返动作，势如卧虎扑食（图2-37）。结束时，随呼吸徐徐起立。左右交换，要求相同。

【要领】

1. 头向上抬，不可过高或过低，两目注视前方，两肘和两膝伸直不能硬挺，切忌用力过猛，应蓄力待发。

2. 吸气时全身向后收缩，臀部突出，胸腹内收；呼气时将身向前推送，力求平衡。往返动作，切勿屏气，量力而行，紧吸慢呼。

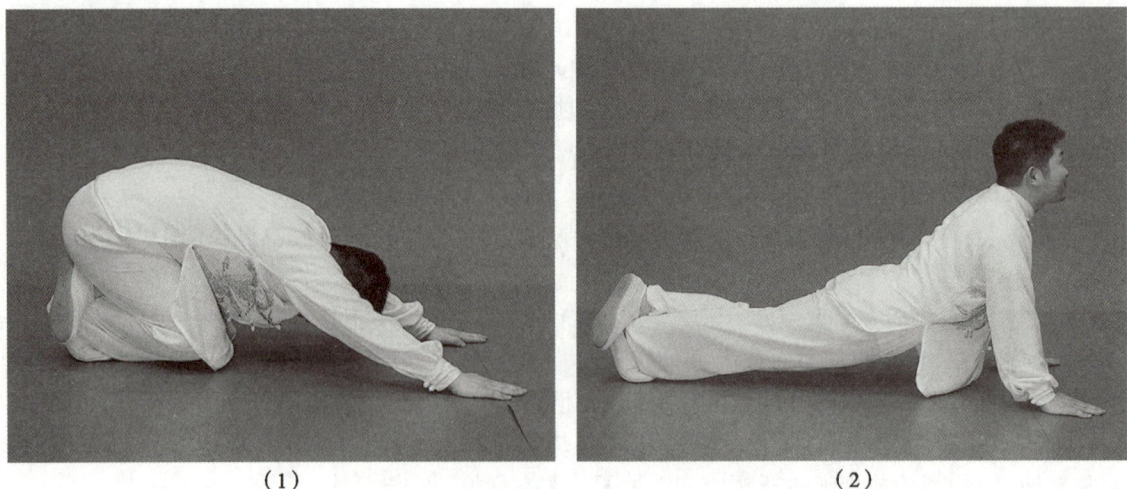

（1）　　　　　　　　　　　　　　　（2）

图 2-37　卧虎扑食（第十势）

（十一）打躬击鼓（第十一势）

【原文】　两手齐持脑，垂腰至膝间。头惟探胯下，口更齿牙关。舌尖还抵腭，力在肘双弯。掩耳聪教塞，调元气自闲。

【预备】　同韦驮献杵。

【动作】　左足向左横开一步，与肩等宽。两手仰掌徐徐向左右而上，成左右平举势，头如顶物，目向前视，松肩直肘，腕勿屈曲，立身正直。屈肘，十指交叉相握，掌心抱持后脑。勿挺腹凸臀。屈膝下蹲成马步。直膝弯腰俯身，两手用力使头尽量靠拢胯下，双手慢慢分开，分别捂住耳郭，两膝不得屈曲，足跟勿离地（图 2-38）。与此同时，四指按于枕骨，示指从中指滑落，弹击天鼓，耳内可闻及咚响声，左右各 24 次。结束时，直腰松手，两手随呼吸恢复预备姿势。

【要领】

1. 两手抱头，十指相握，力与项争。

2. 足勿移动，两膝勿屈，两腿下蹲，上身欲挺，打躬前俯，使头向胯，膝勿过伸，力在肘弯，舌抵上腭，不可屏气。

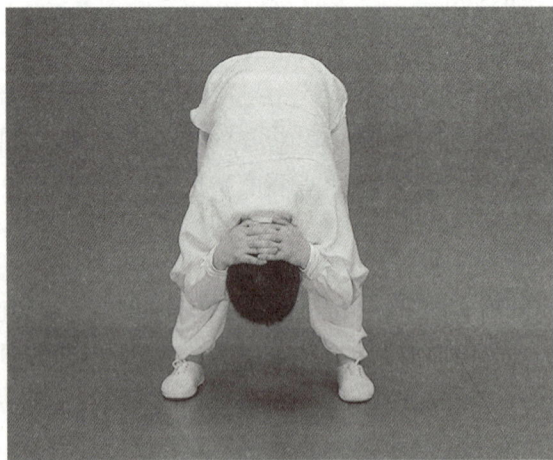

图 2-38　打躬击鼓（第十一势）

（十二）掉尾摇头（第十二势）

【原文】　膝直膀伸，推手至地，瞪目昂头，凝神一志，起而顿足，二十一次，左右伸肱，以七为志。更作坐功，盘膝垂眦，口注于心，息调于鼻，定静乃起，厥功维备。

【预备】　同韦驮献杵。

【动作】　两手仰掌由胸前徐徐上举过顶,双目视掌,随掌上举而渐移,身立正直。十指交叉相握,旋腕反掌上托,掌心朝天,两肘欲直,目向前平视。仰身,腰向后弯,上肢随之而往,目上视。俯身向前,推掌至地,昂首瞪目,膝直,足跟勿离地(图2-39)。结束时,随呼吸徐徐恢复姿势。

【要领】

1．十指交叉相握,上举肘须直,身体后仰,全身尽力绷紧。

2．俯身推掌,掌须直推至地,以膝直、肘直为要,昂首,瞪目。

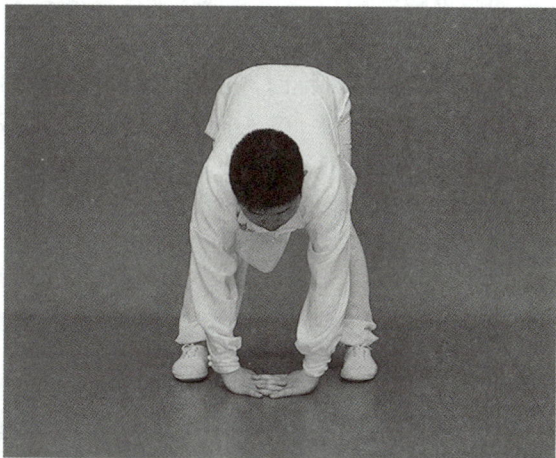

图2-39　掉尾摇头(第十二势)

三、八　段　锦

八段锦是我国古代传统功法之一,由八个动作组成,因其简便易学,又作用明显,深受人们喜爱,将之比喻成"锦"(精美的丝织品),故名八段锦。八段锦是中国古代导引术中的一个重要组成部分,其中每一句歌诀都明确提出了动作要领、作用和目的。功法中伸展、前俯、后仰、摇摆等动作,分别作用于人体的三焦、心、肺、脾、胃、肾、腰等部位和器官,可以防治各种疾病,并有滑利关节、发达肌肉、增长气力、强壮筋骨、帮助消化和调整神经系统的功能。

八段锦预备姿势:两脚并拢,自然站立;沉肩坠肘;头颈正直,虚领上顶,下颌微收,目视前方;用鼻自然呼吸,精神集中。

(一)两手托天理三焦

三焦有主持诸气、总司人体气化的功能。吸气时,两手上托,充分拔长机体,拉长胸腹部,使胸腔和腹腔容积增大;头部后仰,更加扩张了胸部,具有升举气机、梳理三焦的作用。呼气时,两手分开从体侧徐徐落下,有利于气机的下降。一升一降,气机运动平衡。对脊柱和腰背肌肉群也有良好的作用,有助于矫正两肩内收和圆背、驼背等不良姿势。

【动作】

1．同预备姿势,松静站立,呼吸自然。

2．左脚向左平跨一步,与肩同宽;两手交叉置于腹前,掌心向上,目视前方。

3．上体抬起,两手沿身体中线上提,至胸前时,翻掌上托至头上方,两臂伸直,抬头,提足跟;眼视手背。配合吸气(图2-40)。

4．两手向体侧分开下落,两手交叉抱于腹前,身体中正,目视前方。配合呼气。

【要领】　两手上托,掌根用力上顶,腰背充分伸展。足跟上提时,两膝用力伸直内夹,可以加强身体平衡。

（二）左右开弓似射雕

本节动作主要是扩张胸部,作用于上焦。吸气时,双手似开弓式左右尽力拉开,加大胸廓横径,能吸进更多的新鲜空气;呼气时,双手下落然后向胸前合拢,帮助挤压胸廓,吐尽残余的浊气。由于两肺的舒张与收缩,对心脏也起到直接的挤压和按摩作用,加强了心肺功能。在马步过程中,下肢肌肉力量也得到锻炼。

【动作】

1. 同预备姿势,松静站立,呼吸自然。

2. 左脚向左平跨一步,屈膝下蹲,成马步;两臂体前交叉提起至胸前,左臂在外,两掌心均向里,配合呼气。

3. 右手握拳,拳眼向上,屈肘向右平拉;同时,左手示指上翘,拇指伸直外展,两指成八字撑开,左臂伸肘,向左缓缓用力推出,高与肩平,掌心向左。展臂扩胸,两臂成拉弓状,目视左手（图2-41）。

4. 两手变掌,右手向右侧伸展,两手同时下落,再向上交叉于胸前。

右式动作与左式相同,唯方向相反。

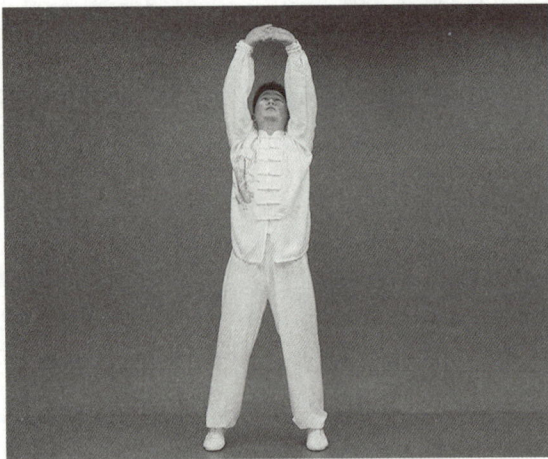

图2-40　两手托天理三焦

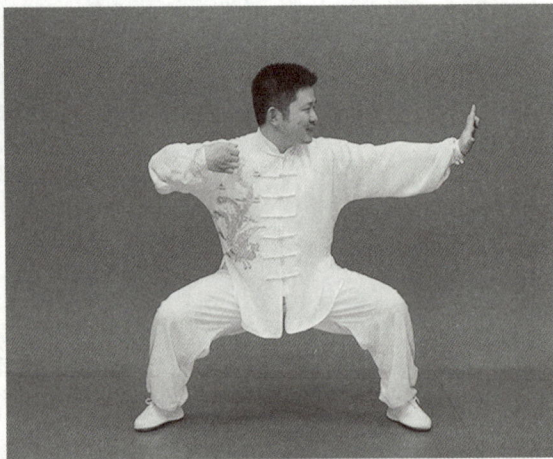

图2-41　左右开弓似射雕

【要领】　两臂放平,用力要均匀,尽量展臂扩胸,头顶仍保持挺直。马步时,挺胸塌腰,上体不能前俯,不能八字脚。

（三）调理脾胃须单举

两手上撑下按对拉拔长,均具有压缩腹腔和舒展腰腹,以及对腹腔脏器进行按摩的功能,特别是对脾胃消化系统,具有增强胃肠蠕动、提高消化吸收的作用。

【动作】

1. 同预备姿势,松静站立,呼吸自然。

2. 左脚向左跨一步,与肩同宽,两手仰掌置于腹前。

3. 左掌上托,经面前上穿,随之臂内旋,上举于头的左上方,右掌同时随臂内旋,下按至右髋旁,指尖向前（图2-42）。

4. 两腿膝关节微屈,同时左臂屈肘外旋,左掌经面前下落于腹前,同时右臂外旋,右掌向上捧于腹前,目视前方。

【要领】　两掌上撑下按,手臂伸直,挺胸直腰,拔长脊柱。

（四）五劳七伤往后瞧

练习本节动作时肩胛内侧收紧,头部尽量向后旋转,眼往后注视,能改善圆肩驼背,活络颈椎,松弛颈肌,改善脑部供血供氧,从而提高大脑功能,发挥大脑对全身五脏六腑的指挥功能。因此,有防治"五劳七伤"之说。

【动作】

1. 同预备姿势,松静站立,呼吸自然。

2. 两腿挺膝,重心升起,同时两臂伸直,指尖向下,目视前方。

3. 两臂外旋,掌心朝外上,头向左后转,动作稍停,目视左斜后方(图2-43)。

4. 两腿膝关节微屈,两掌按于髋旁,指尖向前,目视前方。

5. 右式动作与左式相同,唯方向相反。

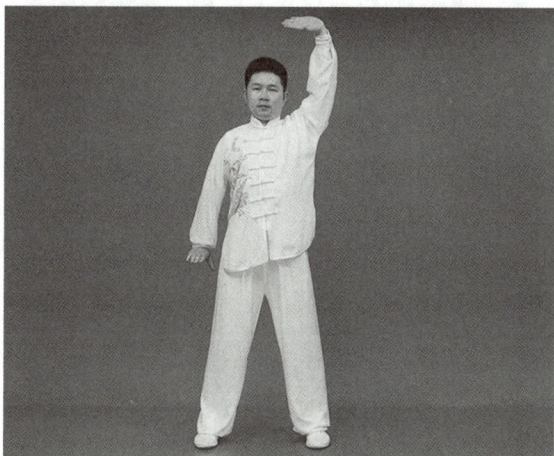

图 2-42　调理脾胃须单举

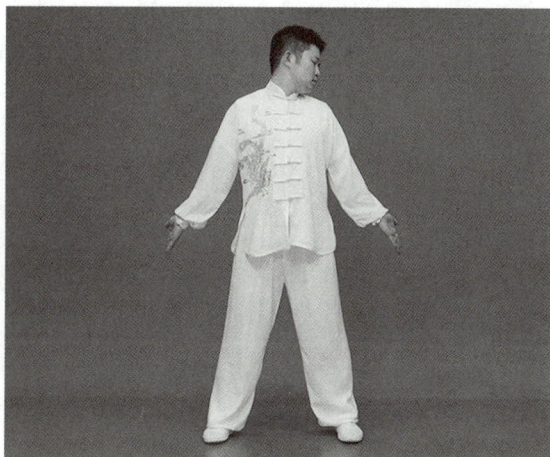

图 2-43　五劳七伤往后瞧

【动作要点】　两臂开合要与呼吸配合一致。转头时,头正颈直,转头不转体,眼尽量向后注视。

(五)摇头摆尾去心火

心火被中医学认为是情志之火,摇头摆臀、拧转腰胯的运动刺激大椎,牵动全身,能降低中枢神经系统的兴奋性,起到清心泻火、宁心安神的功效。同时,下肢弓、马步的变化,对腰膝酸软等下肢疾患有一定疗效。

【动作步骤】

1. 同预备姿势,松静站立,呼吸自然。

2. 右脚向右平跨一大步,屈膝下蹲,成马步;两手经体侧上举,在头前交叉下落按于膝上,虎口向内;眼视正前方。

3. 上体向左前方深俯,重心落向左腿,头尽量向前顶伸,配合吸气(图2-44)。

4. 上体深俯,最大幅度向右摇转,左腿蹬伸,重心移至右腿,臀部向左摆动,拧腰切胯;眼视右下方,配合呼气。

5. 上体再向左摇转,做左式,唯方向相反。最后,两手落于体侧,脚收回,并步站立。

【动作要点】　上体左右摆动,手、眼、身、步、呼吸配合要一致,头和臀相对运动,对拉伸长,要有韧性。双手不离膝,双脚不离地。

(六)双手攀足固肾腰

腰部的前俯后仰,可以充分伸展腰腹肌群;双手攀足,可以牵拉腿部后群肌肉。本动作能提高腰腿柔韧性,防止腰肌劳损和坐骨神经痛等症状。腰部保护着人体重要的内脏器官、神经、血管,压缩、舒展脏器,具有内按摩功效,"腰为肾之府",故"腰强健则肾固秘"。

【动作步骤】

1. 同预备姿势,松静站立,呼吸自然。

2. 两手体前上举至头顶,掌心向前;上体后仰,抬头,配合吸气。

3. 两手随上体前俯至脚尖,手指抵脚尖,两膝伸直,配合呼气(图2-45)。

4. 上体抬起,两手沿脚外侧划弧至足跟,沿腿后上行至腰部,按压肾俞,上体后仰,抬头,配合吸气。

5. 两手自然下落,成站立式,配合呼气。

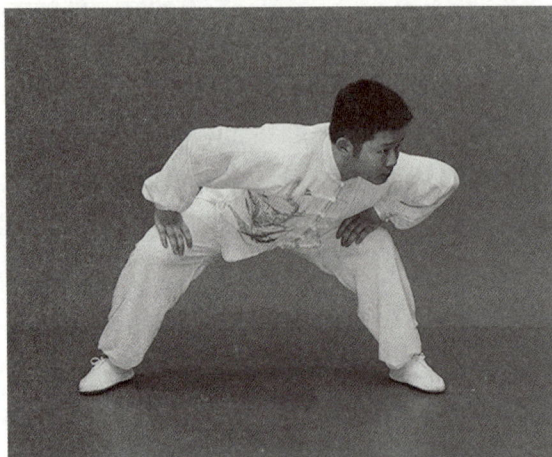

图2-44   摇头摆尾去心火   图2-45   双手攀足固肾腰

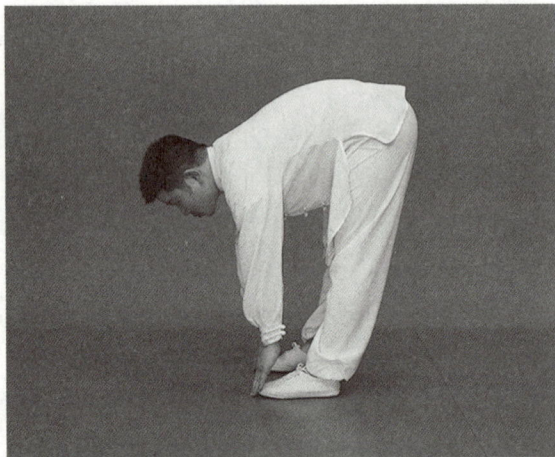

【动作要点】 身体前俯和背伸,主要是腰部活动,故两膝始终伸直,前俯后仰速度缓慢均匀,运动幅度应由小到大。

(七)攒拳怒目增气力

本节动作主要锻炼肝的功能,肝血丰盈则经脉得以涵养,以至筋骨强健;久练攒拳,则气力倍增。怒目体现了肝的疏泄功能,因"肝开窍于目",故怒目可以疏泄肝气,从而调和气血,保证肝的正常生理功能。

【动作步骤】

1. 同预备姿势,松静站立,呼吸自然。

2. 左脚向左平跨一大步,屈膝下蹲,成马步;两手握拳于腰间,拳眼向上。

3. 左拳向前冲出,拳眼向上;两目圆睁,怒视左拳。用鼻快速呼气(图2-46)。

4. 左拳收回,配合吸气。右拳向前冲出,拳眼向上,两目圆睁,怒视右拳,用鼻快速呼气。

5. 右拳收回,配合吸气。上体左转,成左弓步;同时两拳体前交叉配合呼气,再向上举起,配合吸气,再两拳分开,双拳向下劈拳,拳眼向上,配合呼气,眼视右拳。

6. 上体右转180°,成右弓步,再做劈拳,唯左右相反。

7. 上体左转,成马步;两拳于体前交叉,配合吸气。双肘伸直,向两侧崩拳,眼平视,配合呼气。

8. 左脚收回,两手置于体侧,成站立式。

【动作要点】 出拳由慢到快,做好瞬间急旋前臂动作,体现"寸劲"。足趾抓地,挺胸塌腰,并与怒目配合一致;收拳宜缓慢、轻柔,蓄力待发。一张一弛,刚柔相济。

(八)背后七颠百病消

这是全套动作的结束,连续上下抖动使肌肉、内脏、脊柱松动,随着足跟轻微地震动,使上述器官、系统整合复位,起到整理运动的作用。随着动作的落下,气血疏通,意将病气、浊气从身上全部抖落,从而取得"百病皆消"的功效。

【动作步骤】

1. 同预备姿势，松静站立，呼吸自然。

2. 足跟离地，身体上下抖动 7 次，再尽量提足跟，头向上顶，配合吸气（图 2-47）。

3. 足跟轻轻着地，配合呼气。

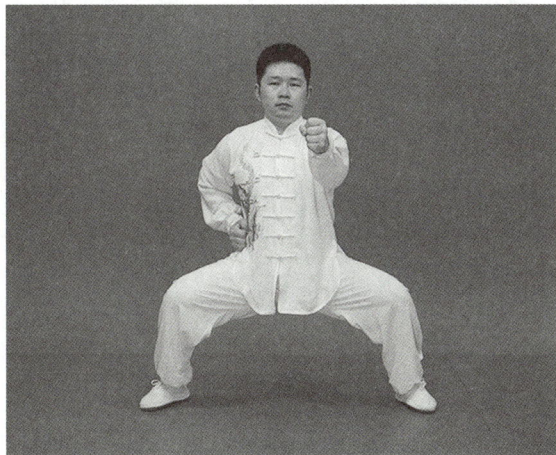

图 2-46　攥拳怒目增气力

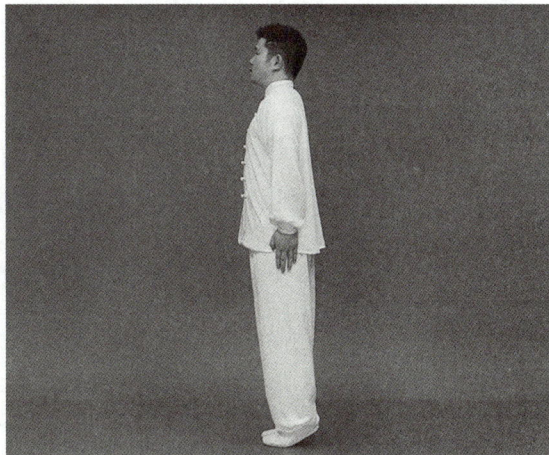

图 2-47　背后七颠百病消

【动作要点】　身体抖动应放松。最后，足跟上提时，百会上顶；脚跟着地时，震动宜轻，意念下引至涌泉，全身放松。

结束动作：两手经体侧，上举于头顶上方，配合吸气；再经体前徐徐下按至腹前，配合呼气。重复多次后，立正还原。

附：简化二十四式太极拳

太极拳是我国广为流传的一种强身健体的锻炼方法。通过练习可以调整内脏功能，增强肌肉的柔韧性与关节的灵活性，使推拿手法动作连贯、协调自然，劲力不僵、不顶、不硬。

太极拳发源于河南省温县陈家沟，历经流传，先后演变出杨氏、吴氏、武氏、孙氏等流派。后国家体委（现国家体育总局）又整理创编而成太极拳二十四势、四十八势、八十八势。

在练习太极拳时，应注意以下五个方面。

1. 心静体松。要用意念引导动作，做到意随身动，意在拳先，使动作的劲力、协调得到充分的体现。同时保持身体自然舒展。

2. 屈腿落胯，进退轻灵。要求练习太极拳时迈步如猫行，轻灵稳定；下肢稳固，才能使上身松正，重心平稳。

3. 动作连贯圆活。练习时整套动作要如行云流水一般，绵绵不绝，动作之间要圆活，衔接过渡自然连贯，保持以腰为轴的周身协调。

4. 虚实变化分明。太极拳的虚实变化主要依靠意念的引导、劲力的轻沉、姿势的开合、呼吸的配合来调整。如一个动作完成时，要注意顶头、沉肩、沉气、松腰，使全身充满一种张力；过渡到下一个动作时，要先意领，再腰转，随之手动，起动轻灵；动作运转中，全身要协调流畅。这样才会静中有动，柔中有刚，匀中有变，充满活力生机。

5. 呼吸自然平稳，深长细匀。练习太极拳时，注意将呼吸与动作自然配合。当动作由虚而实，由蓄而发时，劲力要求沉实，动作要求稳定，此时应自觉加深呼气，做到"气沉丹田"；当动作由实转虚，由发转蓄时，劲力要求含蓄，动作要求轻灵，此时应自觉吸气，做到"收敛入骨""往来贴背"，使全身运转圆活，处于一触即发之势。

现将二十四势太极拳介绍如下。

预备势

【动作】 身体自然直立，双足并拢，足尖朝前，两腿自然伸直，胸腹自然放松；两臂下垂，两手垂于大腿外侧，手指微屈，头颈正直，下颌回收，口闭齿扣，舌抵上腭，精神集中，表情自然；两目平视前方。

（一）起势

【动作】

1. 左足向左分开半步，双足平行，足尖向前，与肩同宽，成开立步。

2. 接上势，两臂慢慢向前平举，与肩同高、同宽，自然伸直，肘关节微屈，肘尖下垂；两手掌心向下，指尖向前。

3. 接上势，两腿慢慢屈膝半蹲，重心落于两腿之间，成马步；两掌轻轻下按至腹前；上身保持正直舒展；两目平视前方。

（二）野马分鬃

左野马分鬃

【动作】

1. 接上势，上身稍向右转；右臂屈抱于右胸前，右手掌心向下；左手掌心翻转向上，左臂屈抱于腹前，两手上下相对，如在右肋前抱球；左足收至右足内侧，足尖点地；目视右手。

2. 接上势，身体左转，左足向左前方迈出一步，足跟轻轻着地，重心仍在右腿。

3. 接上势，上身继续左转；重心前移，左足踏实，左腿屈膝前弓，右腿自然蹬直，右足跟外展，成左弓步；两掌前后分开，左手分至身前，高与眼平，掌心斜向内上方，右手按至右胯旁，掌心向下，指尖向前；两臂稍屈；目视左手。

右野马分鬃

【动作】

1. 接上势，重心稍后移，左足尖翘起外撇；上身稍左转。

2. 接上势，上身再左转；左手翻转在左胸前屈抱；右手翻转前摆，在腹前屈抱，两手上下相对，如在左肋前抱球；重心移至左腿，左足踏实，右足收至左足内侧，足尖点地；目视左手。

3. 接上势，身体右转，右足向右前方迈出一步，足跟轻轻着地。

4. 接上势，上身继续右转；重心前移，右足踏实，右腿屈膝前弓，左腿自然蹬直，左足跟外展，成右弓步；两掌前后分开，右手分至身前，高与眼平，掌心斜向内上方，左手按至左胯旁，掌心向下，指尖向前；两臂稍屈；目视右手。

左野马分鬃

【动作】

1. 接上势，重心稍后移，右足尖翘起外撇；上身稍右转。

2. 接上势，上身再右转；右手翻转在右胸前屈抱；左手翻转前摆，在腹前屈抱，两手上下相对，如在右肋前抱球；重心移至右腿，右足踏实，左足收至右足内侧，足尖点地；目视右手。

3. 接上势，身体左转，左足向左前方迈出一步，足跟轻轻着地。

4. 接上势，上身继续左转；重心前移，左足踏实，左腿屈膝前弓，右腿自然蹬直，右足跟外展，成左弓步；两掌前后分开，左手分至身前，高与眼平，掌心斜向内上方，右手按至右胯旁，掌心向下，指尖向前；两臂稍屈；目视左手。

（三）白鹤亮翅

【动作】

1. 接上势，上身稍左转；右足向前跟步，前足掌轻轻落于左足后，相距约一足长；两手翻转相对，在胸前屈臂"抱球"，左手在上；目视左手。

2. 接上势，重心后移，右足踏实，上身后坐并向右转体；两手交错分开，右手上举，左手下落；目视右手。

3. 接上势，左足稍向前移，足前掌着地，成左虚步；右手分至右额前，掌心向内，左手按至左髋旁；上身转正，目视前方。

（四）搂膝拗步

左搂膝拗步

【动作】

1. 接上势，上身稍左转；右手摆至身前，手心向上；目视右手。

2. 接上势，上身右转；两臂交叉摆动，右手自头前下落，经右胯侧向右后方上举，与头同高，掌心向上，左手自左侧上摆，经头前向右划弧落至右肩前，掌心向下；左足收至右足内侧，足尖点地；头随体转，目视右手。

3. 接上势，上身稍左转；左足向左前方迈出一步，足跟轻轻落地；右臂屈肘，手收至头侧，虎口与耳相对，掌心斜向前，左手落至腹前；目视前方。

4. 接上势，上身再左转；重心前移，左足踏实，左腿屈膝，右腿自然蹬直成左弓步；左手经左膝前上方搂过，停于左腿外侧，掌心向下，指尖向前；右手向前推出，与鼻尖相对，掌心向前，指尖向上，右臂自然伸直，肘微屈垂；目视右手。

右搂膝拗步

【动作】

1. 接上势，重心稍后移，左足尖外撇；上身左转；两臂外旋，开始摆动；目视右手。

2. 接上势，上身再左转；重心前移，左足踏实，右足收至左足内侧，足尖点地；右手经头前划弧，摆至左肩前，掌心向下，左手向左上方划弧上举，摆至与头同高，掌心向上；目视左手。

3. 接上势，上身稍右转；右足向右前方迈出一步，足跟轻轻落地；左臂屈肘，左手收至头侧，虎口与耳相对，掌心斜向前，右手落至腹前；目视前方。

4. 接上势，上身再右转；重心前移，右足踏实，右腿屈膝，左腿自然蹬直成右弓步；右手经右膝前上方搂过，停于右腿外侧，掌心向下，指尖向前；左手向前推出，与鼻尖相对，掌心向前，指尖向上，左臂自然伸直，肘微屈垂；目视左手。

左搂膝拗步

【动作】

1. 接上势，重心稍后移，右足尖外撇；上身右转；两臂外旋，开始摆动；目视左手。

2. 接上势，上身再右转；重心前移，右足踏实，左足收至右足内侧，足尖点地；左手经头前划弧，摆至右肩前，掌心向下，右手向右上方划弧上举，摆至与头同高，掌心向上；目视右手。

3. 接上势，上身稍左转；左足向左前方迈出一步，足跟轻轻落地；右臂屈肘，右手收至头侧，虎口与耳相对，掌心斜向前，左手落至腹前；目视前方。

4. 接上势，上身再左转；重心前移，左足踏实，左腿屈膝，右腿自然蹬直成左弓步；左手经左膝前上方搂过，停于左腿外侧，掌心向下，指尖向前；右手向前推出，与鼻尖相对，掌心向前，指尖向上，右臂自然伸直，肘微屈垂；目视右手。

（五）手挥琵琶

【动作】

1. 接上势，右足向前跟半步，足前掌轻落于左足后，相距约一足长；右臂稍向前伸展，腕关节放松。

2. 接上势，重心后移，右足踏实，左足跟提起，上身略右转；左手向前、向上划弧摆至身前，掌心斜向下，右手屈臂后引，收至胸前，掌心也斜向下。

3.接上势,上身稍向左回转,左足稍前移,足跟着地,成侧身虚步;两臂外旋,屈抱,两手前后交错,侧掌合于身前,左手与鼻相对,掌心向右,右手与左肘相对,掌心向左;目视左手。

（六）倒卷肱

右倒卷肱

【动作】

1.接上势,上身稍右转;两手翻转向上,右手向下经腰侧向右后方划弧上举,与头同高,左手停于身前;头随身转,目先向右看,再转视左手。

2.接上势,上身稍左转;左足提起后退一步,足前掌轻轻落地;右臂屈肘卷收,右手收至肩上,经耳侧前推,掌心斜向前下方,左手开始后收;目视左手。

3.接上势,上身再左转;重心后移,左足踏实,右足以足掌为轴将足扭直,足跟离地,右膝微屈成右虚步;右手推至身前,腕与肩平,掌心向前,左手向后、向下划弧,收至左腰侧;目视右手。

左倒卷肱

【动作】

1.接上势,上身稍左转;右手翻转向上,左手向下经腰侧向左后方划弧上举,与头同高,右手停于身前;头随身转,目先向右看,再转视左手。

2.接上势,上身稍右转;右足提起后退一步,足前掌轻轻落地;左臂屈肘卷收,左手收至肩上,经耳侧前推,掌心斜向前下方,右手开始后收;目视右手。

3.接上势,上身再左转;重心后移,右足踏实,左足以足掌为轴将足扭直,足跟离地,左膝微屈成左虚步;左手推至身前,腕与肩平,掌心向前,右手向后、向下划弧,收至右腰侧;目视左手。

右倒卷肱

【动作】

1.接上势,上身稍右转;左手翻转向上,右手向下经腰侧向右后方划弧上举,与头同高,左手停于身前;头随身转,目先向右看,再转视左手。

2.接上势,上身稍左转;左足提起后退一步,足前掌轻轻落地;右臂屈肘卷收,右手收至肩上,经耳侧前推,掌心斜向前下方,左手开始后收;目视左手。

3.接上势,上身再左转;重心后移,左足踏实,右足以足掌为轴将足扭直,足跟离地,右膝微屈成右虚步;右手推至身前,腕与肩平,掌心向前,左手向后、向下划弧,收至左腰侧;目视右手。

左倒卷肱

【动作】

1.接上势,上身稍左转;右手翻转向上,左手向下经腰侧向左后方划弧上举,与头同高,右手停于身前;头随身转,目先向右看,再转视左手。

2.接上势,上身稍右转;右足提起后退一步,足前掌轻轻落地;左臂屈肘卷收,左手收至肩上,经耳侧前推,掌心斜向前下方,右手开始后收;目视右手。

3.接上势,上身再左转;重心后移,右足踏实,左足以足掌为轴将足扭直,足跟离地,左膝微屈成左虚步;左手推至身前,腕与肩平,掌心向前,右手向后、向下划弧,收至右腰侧;目视左手。

（七）左揽雀尾

【动作】

1.接上势,上身微右转;右手经腰侧向右上方划弧平举,与肩同高,掌心向上;左手在身前放松,掌心向下,两臂平举于身体两侧。头随身转,目视前方。

2.接上势,上身再右转;右手屈臂抱于右胸前,掌心翻转向下,左手划弧下落,屈抱于腹前,掌心翻转向上,两手上下相对为抱球状;左足收至右足内侧,足尖点地;目视右手。

3.接上势,上身左转,左足向左前方迈出一步,足跟轻轻着地。

4.接上势,上身再左转;重心前移,左足踏实,左腿屈膝前弓,右腿自然蹬直,成左弓步;两手前后分开，左臂半屈向身前绷架，腕与肩高。掌心向内，右手向下划弧按于右胯旁，掌心向下，五指向前；目视左前臂。

5. 接上势，上身微向左转；左手向左前方伸出，掌心翻转向下，右前臂外旋，右手经腹前向上、向前伸至左前臂内侧，掌心向上；目视左手。

6. 接上势，上身右转；两手同时向下经腹前向右后方划弧后捋，右手举于身体侧后方，与头同高；左臂平屈于胸前，掌心向内；重心后移，身体后坐，右腿屈膝，左腿自然伸直；目视右手。

7. 接上势，上身左转，正对前方；右臂屈肘，右手收回向前搭于左腕内侧，掌心向前，左前臂仍屈收于胸前，掌心向内，指尖向右；目视左腕。

8. 接上势，重心前移，左腿屈弓，右腿自然蹬直成左弓步；右手推送左前臂向身前挤出，与肩同高，两臂撑圆；目视左腕。

9. 接上势，重心后移，上身后坐，右腿屈膝，左腿自然伸直，左足尖翘起；左手翻转向下，右手经左腕上方向前伸出，掌心向下，两手左右分开与肩同宽，两臂屈肘，两手划弧后引，经胸前收至腹前；目视前方。

10. 接上势，重心前移，左足踏实，左腿屈弓，右腿自然蹬直成左弓步；两手沿弧线推按至身前，腕与肩平，掌心均向前，指尖向上；目视前方。

（八）右揽雀尾
【动作】

1. 接上势，重心后移，上身右转，左足尖内扣；右手经头前划弧右摆，掌心向外，两手平举于身体两侧；头及目随右手移动。

2. 接上势，左腿屈膝，重心左移，右足收至左足内侧，足尖点地；左手屈抱于左胸前；右手屈抱于腹前，两手上下相对，在左肋前"抱球"；目视左手。

3. 接上势，上身右转，右足向右前方迈出一步，足跟轻轻着地。

4. 接上势，上身再右转；重心前移，右足踏实，右腿屈膝前弓，左腿自然蹬直，成右弓步；两手前后分开，右臂半屈向身前绷架，腕与肩高。掌心向内，左手向下划弧按于左胯旁，掌心向下，五指向前；目视右前臂。

5. 接上势，上身微向右转；右手向右前方伸出，掌心翻转向下，左前臂外旋，左手经腹前向上、向前伸至右前臂内侧，掌心向上；目视右手。

6. 接上势，上身左转；两手同时向下经腹前向左后方划弧后捋，左手举于身体侧后方，与头同高；右臂平屈于胸前，掌心向内；重心后移，身体后坐，左腿屈膝，右腿自然伸直；目视左手。

7. 接上势，上身右转，正对前方；左臂屈肘，左手收回向前搭于右腕内侧，掌心向前，右前臂仍屈收于胸前，掌心向内，指尖向左；目视右腕。

8. 接上势，重心前移，右腿屈弓，左腿自然蹬直成右弓步；左手推送右前臂向身前挤出，与肩同高，两臂撑圆；目视右腕。

9. 接上势，重心后移，上身后坐，左腿屈膝，右腿自然伸直，右足尖翘起；右手翻转向下，左手经右腕上方向前伸出，掌心向下，两手左右分开与肩同宽，两臂屈肘，两手划弧后引，经胸前收至腹前；目视前方。

10. 接上势，重心前移，右足踏实，右腿屈弓，左腿自然蹬直成右弓步；两手沿弧线推按至身前，掌心均向前，指尖向上；目视前方。

（九）单鞭
【动作】

1. 接上势，重心左移，上身左转，右足尖内扣；两臂交叉运转，左手经头前划弧至身体左侧；掌心向外，右手经腹前向左划弧至左肋前，掌心翻转向上；视线随左手运转。

2. 接上势，上身右转，重心右移，右腿屈膝，左足收至右足内侧，足尖点地；右手向上、向右划弧,掌心向内,经头前至身体右前方变成勾手,腕与肩平,左手向下、向右划弧,经腹前至右肩前,掌心翻转向内;视线随右手运转,最后看勾手。

3.接上势,上身稍左转,左足向左前方上步,足跟落地;左手经面前向左划弧,掌心向内;目视左手。

4.接上势,上身再左转;重心前移,左足踏实,左腿屈弓,右腿自然蹬直,足跟外展,成稍向左前方的弓步;左手经面前翻掌向前推出,腕与肩平,左肘与左膝、左足尖上下相对;目视左手。

(十)云手

【动作】

1.接上势,重心后移,上身右转,左足尖内扣;左手向下、向右划弧,经腹前至右肩前,掌心向内;右勾手松开变掌,掌心向外;目视右手。

2.接上势,上身左转,重心左移,右足向左足收拢成并步,足前掌先着地,随之全足掌踏实,两腿屈膝半蹲;左手经头前向左划弧运转,掌心渐渐由内转向外,同时右手向下经腹前向左划弧运转,掌心渐渐由外转向内,左掌停于身体左侧,高与肩平,右手停于左肩前;视线随左手运转。

3.接上势,上身右转;重心移向右腿,左足向左横开一步,足前掌先着地,随之全足掌踏实,足尖向前;右手经头前向右划弧运转,掌心逐渐由内转向外,同时左手向下经腹前向右划弧运转,掌心逐渐由外转向内,右掌停于身体右侧,高与肩平,左掌停于右肩前;视线随右手运转。

4.接上势,上身左转,重心左移,右足向左足收拢,足前掌先着地,随之全足掌踏实,两腿屈膝半蹲,双足平行向前,相距约10cm成并步;左手经头前向左划弧运转,掌心渐渐由内转向外,同时右手向下经腹前向左划弧运转,掌心渐渐由外转向内,左掌停于身体左侧,高与肩平,右手停于左肩前;视线随左手运转。

5.接上势,上身右转;重心移向右腿,左足向左横开一步,足前掌先着地,随之全足掌踏实,足尖向前;右手经头前向右划弧运转,掌心逐渐由内转向外,同时左手向下经腹前向右划弧运转,掌心逐渐由外转向内,右掌停于身体右侧,高与肩平,左掌停于右肩前;视线随右手运转。

6.接上势,上身左转,重心左移,右足向左足收拢成并步,足前掌先着地,随之全足掌踏实,两腿屈膝半蹲;左手经头前向左划弧运转,掌心渐渐由内转向外,同时右手向下经腹前向左划弧运转,掌心渐渐由外转向内,左掌停于身体左侧,高与肩平,右手停于左肩前;视线随左手运转。

(十一)单鞭

【动作】

1.接上势,上身右转;重心移向右腿,左足跟提起;右手经头前向右划弧,至右前方掌心翻转变成勾手,左手向下经腹前向右划弧运转至右肩前,掌心转向内,目视勾手。

2.接上势,上身稍左转,左足向左前方上步,足跟落地;左手经面前向左划弧,掌心向内;目视左手。

3.接上势,上身再左转;重心前移,左足踏实,左腿屈弓,右腿自然蹬直,足跟外展,成稍向左前方的弓步;左手经面前翻掌向前推出,腕与肩平,左肘与左膝、左足尖上下相对;目视左手。

(十二)高探马

【动作】

1.接上势,右足向前收拢半步,足前掌着地,距左足约一足长;左臂略向前伸展,腕关节放松,掌心向下。

2.接上势,上身稍右转;重心后移,右足踏实,右腿屈坐,左足跟提起;右勾手松开,两手翻转掌心向上,两臂平举,肘关节微屈;头随上身半面右转,目视前方。

3.接上势,上身左转,右肩稍向前送;左足稍向前移,足前掌着地,成左拗虚步;右臂屈肘,右手卷收经头侧向前推出,高与头平,掌心向前,左臂屈收,左手收至腹前,掌心向上;目视右手。

（十三）右蹬脚

【动作】

1. 接上势，上提稍右转；右手稍向后收，左手经右手背上向右前方穿出，两手交叉，腕关节相交，左掌心斜向上，右掌心斜向下；左足提起收至右小腿内侧；目视左手。

2. 接上势，上身稍左转；左足准备向左前上方上步；两手翻转分开，掌心向前，虎口相对，两臂半屈成弧相对；目视前方。

3. 接上势，左足落步，重心前移，左腿屈弓，右腿自然蹬直；上身稍右转；两手向两侧划弧，掌心相对；目视右手。

4. 接上势，右足收至左足内侧，足尖点地；两手向腹前划弧相交合抱，举至胸前，右手在外，两掌心皆向内；目视右前方。

5. 接上势，左腿支撑，右腿屈膝上提，右足尖自然下垂；两臂内旋，两手翻转分开，虎口相对；目视右前方。

6. 接上势，两手分别向右前和左后方划弧分开，两臂展于两侧，肘关节微屈，腕与肩平，掌心皆向外；右足尖上勾，足跟用力慢慢向前蹬出，右腿膝关节伸直，与右臂上下相对，方向为右前方约30°；目视右手。

（十四）双峰贯耳

【动作】

1. 接上势，右小腿屈膝收回，足尖自然下垂；双手向身前划弧，落于右膝两侧，掌心皆翻转向上；目视前方。

2. 接上势，右足向右前方上步，足跟着地，足尖斜向右前约30°；两手收至腰部两侧，掌心向上。

3. 接上势，重心前移，右足踏实，右腿屈弓，左腿自然蹬直，成右弓步；两手握拳从两侧向上、向前划弧至头前，两臂半屈成弧相对，两拳相对成钳形，相距同头宽。前臂内旋，拳眼斜向下；目视前方。

（十五）转身左蹬脚

【动作】

1. 接上势，重心后移，上身左转，右足尖内扣；两拳松开，左手随转身经头前向左划弧，两手平举于身体两侧，掌心向外；目视左手。

2. 接上势，重心右移，右腿屈膝后坐，左足收至右足内侧，足尖点地；两手向下划弧，于腹前交叉合抱，举至胸前，左手在外，两掌心皆向内；目视前力。

3. 接上势，左腿屈膝高提，足尖自然下垂；两臂内旋，两掌心翻转向外，虎口相对；目视蹬脚方向。

4. 接上势，两手划弧分开，平举于身体两侧，掌心皆向外，肘关节微屈；左足跟用力，足尖上勾，向左前方（约30°）慢慢蹬出，左腿蹬直与左臂上下相对；目视左手。

（十六）左下势独立

【动作】

1. 接上势，左腿屈收，左足下垂收于右小腿侧；上身右转；右臂稍内合，右手变为勾手，左手经头前划弧摆至右肩前，掌心向右；目视勾手。

2. 接上势，右腿屈膝半蹲，左足前掌落地，沿地面向左侧伸出，随即全足踏实，左腿伸直；左手落于右肋侧；目视勾手。

3. 接上势，右腿屈膝全蹲，上身左转成左仆步；左手经腹前沿左腿内侧向左侧穿出，掌心向外，指尖向左；目视左手。

4. 接上势，重心移向左腿，左足尖外撇，左腿屈膝前弓，右足尖内扣，右腿自然蹬直；重心恢复至弓步高度；左手继续前穿并向上挑起，右勾手内旋，背于身后，勾尖向上；目视左手。

5. 接上势，上身左转；重心前移，右腿屈膝前提，足尖向下，左腿微屈独立支撑，成左独立步；左手下落按于左胯旁；右勾手下落变掌，经身侧向身前挑起，掌心向左，指尖向上，高与眼平，右臂半屈成弧，肘关节与右膝相对；目视右手。

（十七）右下势独立

【动作】

1. 接上势，右足落于左脚右前约一足距离，足前掌着地，上身左转，左足以足掌为轴随之扭转；左手变为勾手向上提举于身体左侧，高与肩平，右手经头前划弧左摆至左肩前，掌心向左；目视勾手。

2. 接上势，左腿屈膝半蹲，右足前掌落地，沿地面向右侧伸出，随即全足踏实，右腿伸直；右手落于左肋侧；目视勾手。

3. 接上势，左腿屈膝全蹲，上身右转成右仆步；右手经腹前沿右腿内侧向右侧穿出，掌心向外，指尖向右；目视右手。

4. 接上势，重心移向右腿，右足尖外撇，右腿屈膝前弓，左足尖内扣，左腿自然蹬直；重心恢复至弓步高度；右手继续前穿并向上挑起，左勾手内旋，背于身后，勾尖向上；目视右手。

5. 接上势，上身右转；重心前移，左腿屈膝前提，足尖向下，右腿微屈独立支撑，成右独立步；右手下落按于右胯旁；左勾手下落变掌，经身侧向身前挑起，掌心向右，指尖向上，高与眼平，左臂半屈成弧，肘关节与左膝相对；目视左手。

（十八）左右穿梭

右穿梭

【动作】

1. 接上势，左足向左前方落步，足跟着地，足尖外撇，随之全足踏实；上身左转；左手翻转向下，开始"抱球"；目视左手。

2. 接上势，上身再左转；两手在左肋前上下相抱，如抱球状；右足收至左足内侧，足尖点地；目视左手。

3. 接上势，上身右转；右足向斜前方约30°上步，足跟着地；右手由下向前上方划弧；左手由上向后下方划弧，两手交错；目视右手。

4. 接上势，上身再右转，重心前移；右足踏实，右腿屈膝前弓，成右弓步；右手翻转上举，架于右额角前上方，掌心斜向上，左手前推至身前，高与鼻平；目视左手。

左穿梭

【动作】

1. 接上势，重心稍后移；右足尖外撇，上身右转；右手下落于头前，右手稍向左划弧外展，准备"抱球"；目视右手。

2. 接上势，上身右转；两手在右肋前上向抱，如抱球状；左足收至右足内侧，足尖点地；目视右手。

3. 接上势，上身左转；左足向斜前方约30°上步，足跟着地；左手由下向前上方划弧；右手由上向后下方划弧，两手交错；目视左手。

4. 接上势，上身再左转，重心前移；左足踏实，左腿屈膝前弓，成左弓步；左手翻转上举，架于左额角前上方，掌心斜向上，右手前推至身前，高与鼻平；目视右手。

（十九）海底针

【动作】

1. 接上势，右脚向前收拢半步，足前掌落地，距左足约一足长；两手放松，开始划弧落下；目视右手。

2.接上势，重心后移，右足踏实，右腿屈坐，上身右转，足跟离地；右手下落经右胯侧屈臂提至耳侧，掌心向左，指尖向前下方，左手经身前向下划弧至腹前，掌心向下，指尖斜向右前方；目视前方。

3.接上势，上身左转并稍向前俯身；右手从耳侧向前下方斜插，掌心向左，指尖向前下，左手经左膝前划弧搂过，按至左大腿侧，左足稍前移，足前掌着地成左虚步。

（二十）闪通臂

【动作】

1.接上势，上身右转并恢复正直；右手提至胸前，指尖向前，掌心向左，左手屈臂收举，指尖贴近右腕内侧；左足收至右小腿内侧；目视前方。

2.接上势，上身再右转；左足向前迈出一步，足跟着地；两手开始翻掌分开，两臂内旋，左手前推，右手上举；目视前方。

3.接上势，重心前移，左足踏实，左腿屈弓，右腿自然蹬直成左弓步；左手推至身前，与鼻尖对齐，右手撑于头侧上方，掌心斜向上，两手前后分展；目视左手。

（二十一）转身搬拦捶

【动作】

1.接上势，重心后移，右腿屈坐，左足尖内扣，身体右转；两手向右摆动，右手摆至身体右侧，左手摆向左额前上方，掌心均向外；目视右手。

2.接上势，上身再右转；重心左移，左腿屈坐，右腿自然伸直，右足以足前掌为轴，足跟随之内转；右手逐渐握拳下落经腹前向左划弧，停于左肋前，拳心向下，左手撑举于左额前上方；目视前方。

3.接上势，右足提收至左足内侧，再向前垫步迈出，足跟先着地，足尖外撇；右拳经胸前搬压，拳心向上，高与胸平，肘关节微屈，左手经右前臂外侧下落，按于左胯旁；目视右拳。

4.接上势，上身右转；重心前移，左足跟提起；右臂内旋，右拳向右划弧收至身侧，拳心翻转向下，右臂半屈，左臂外旋，左手经左侧向身前划弧，掌心斜向下；目视前方。

5.接上势，左足向前上步，足跟着地；左掌拦至身前，高与肩平，掌心向右，指尖斜向上，右拳翻转收至右腰间，拳心向内；目视左掌。

6.接上势，上身左转；重心前移，左腿屈弓，左足踏实，右腿自然蹬直，成左弓步；右拳向前打出至胸前，肘关节微屈，左手微收，掌指附于右前臂内侧，掌心向右；目视右拳。

（二十二）如封似闭

【动作】

1.接上势，左手翻转向上，同时经右前臂下面向前穿出，右拳随之变掌，并同时翻转向上，两手平举于身前；目视前方。

2.接上势，重心后移，右腿屈坐，左足尖翘起；两臂屈收，两手后引，收至胸前，然后两臂内旋，两掌翻转向下；目视前方。

3.接上势，重心前移，左腿屈弓，左足踏实，右腿自然蹬直成左弓步；两手先向下落再向上、向前推出，与肩同宽，腕高与肩平，掌心向前，五指向上；目视前方。

（二十三）十字手

【动作】

1.接上势，上身右转；重心后移，右腿屈坐，左足尖内扣；右手向右摆至头前；目视右手。

2.接上势，上身再右转，右足尖外撇，右腿屈弓，左腿自然伸直成右侧弓步；右手再向右划弧，摆至身体右侧，两臂平举于身侧，掌心皆向前；目视右手。

3.接上势，上身左移；重心左移，左腿屈弓，右腿自然伸直，足尖内扣；两手下落划弧；转头，目视前方。

4. 接上势，上身转回至起势方向；右足提起向左收回半步，足前掌落地，随之全足踏实。两腿慢慢直立，重心放于两腿之间，双足平行向前，与肩同宽，成开立步；两手向下划弧在腹前交叉，抱举至胸前，右手在外，掌心皆向内，两臂撑圆，两腕交叉成斜十字。高与肩平；目视前方。

（二十四）收势

【动作】

1. 接上势，两臂内旋，两手翻转向下并左右分开，与肩同宽；目视前方。

2. 接上势，两臂缓缓下垂，两手下落于大腿外侧；目视前方。

3. 接上势，左足轻轻提起与右足并拢，足前掌先着地，随之全足踏实，双足尖向前，还原成预备姿势；目视前方。

思政元素

终身学习

"学如逆水行舟，不进则退。"终身学习是医学职业生涯不可或缺的一部分。医学知识的更新日新月异，新的研究成果和技术不断涌现，要求医生必须不断学习，以跟上时代的步伐。终身学习不仅关乎医生个人的专业成长，更关乎患者的生命安全和健康福祉。医生通过终身学习，能够不断提升自己的临床技能和诊断能力，为患者提供更加精准、有效的治疗。同时，他们还能够更好地理解患者的需求，提供更加人性化的医疗服务。终身学习对于医生而言，既是职业发展的必然选择，也是对患者和社会的责任担当。每一位医生都要秉持着对医学的热爱和对患者的关爱，持续学习，不断进步，获得成就感，在人类健康事业实现自身价值与社会价值。

（余雪琴）

❓ 复习思考题

1. 简述练功的原则和要求。
2. 简述现代练功方法中臂力锻炼的方法。
3. 简述少林内功的基本裆势。
4. 简述易筋经十二势的内容。

ER-2-3

扫一扫，测一测

第三章　推拿基本手法

ER-3-1
课件

ER-3-2
知识导览

学习要点

掌握推拿各种手法的概念、操作要领及注意事项，推拿基本手法的操作；熟悉各大类手法的内容及临床应用、各种手法的练习方法。

根据手法的运动形态，可将推拿手法分类为摆动类、摩擦类、挤压类、振颤类、叩击类、运动关节类等六类手法。本章就此六类推拿基本手法予以详细介绍。

第一节　摆动类手法

我们把具有摆动动作特征的推拿手法归类为摆动类手法。主要包括一指禅推法、滚法和揉法三种。

知识链接

一指禅推法源流

一指禅推拿师承于清同治年间（1862—1874年）河南的李鉴臣先生。他以此法行医于扬州、江都一带。传术丁凤山（1842—1915年），丁氏广收门徒。知名者有丁树山、王松山等十余人。一指禅流派以一指禅为主，此外还运用按、摩、推、拿、搓、抄、滚、捻、缠、揉等法，擅长治疗内科、妇科杂病。

滚法流派的创始人为丁树山之子丁季峰，丁凤山为其伯祖父，他于20世纪40年代创立以手背为接触面的手法，为区别原来的滚法故取名为滚法。后来将此法与运动关节类手法相结合，对软组织损伤、运动系统疾病、神经系统疾病有独特疗效，成为我国最有影响的手法之一。

除上述两大流派外，还有内功推拿流派、脏腑推拿流派、腹诊推拿流派等。

一、一指禅推法

【定义】

用拇指指端、螺纹面着力于一定的部位或穴位上，沉肩垂肘，腕关节悬屈，通过前臂和腕关节的协调摆动，使产生的轻重交替的功力持续不断地作用于受术部位上的一种手法，称为一指禅推法。

【操作要领】

1. 准备姿势　术者取坐位或者站立位，沉肩、垂肘、腕关节悬屈，手握空拳，拇指伸直盖住拳眼或扶在旁侧，操作过程中保持肩、肘、腕放松。

2. 动作要领　以肘关节为支点，前臂主动运动，带动腕关节有节律地左右摆动，即前臂外旋时腕关节向外摆动，用力重、时间长；前臂内旋时腕关节向内摆动，用力轻、时间短（图3-1）。

四指半握拳操作者，拇指置于示指中节指骨桡侧面，但拇指与示指不要捏紧，要时靠时离，用示指扶持拇指完成动作；四指平伸操作者，拇指做一指禅推法动作，其余手指悬空或扶在旁侧作摩动。

3. 操作要求

（1）在操作时压力自然，无须主动用力向下按压，以免所产生的作用力僵硬、重滞。外摆和内收时用力轻重和时长比保持3∶1。

（2）摆动速度均匀，频率一般控制在120～160次/分钟。

（3）腕关节放松，左右摆动的幅度尽可能大，不能前后摆动。

（4）移动过程中要在吸定的基础上，注意摆动速度要快，移动速度要慢，即"紧推慢移"。

（5）内外摆动时动作变换要自然、流畅、协调，不能跳动。

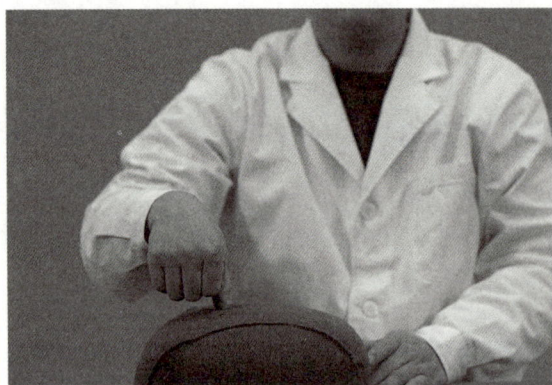 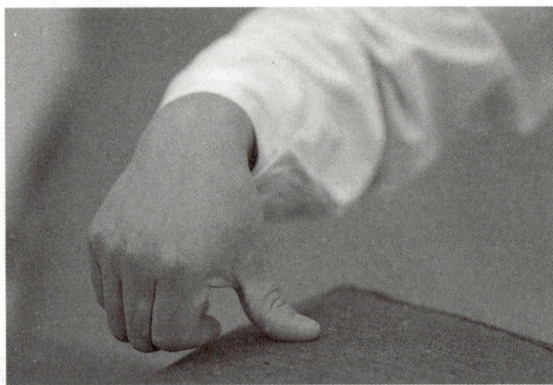
（1）　（2）

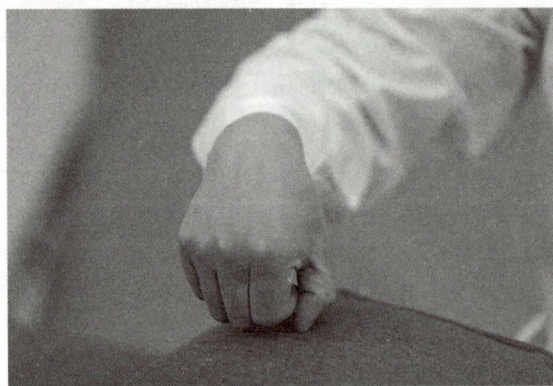
（3）

图3-1　一指禅推法
（1）起始位，（2）外摆位，（3）内摆位

【注意事项】

1. 操作时努力做到蓄力于掌，发力于指，刚柔相济，形神俱备，以求气力并存之效。

2. 拇指指间关节可屈伸可不屈伸，屈伸者刺激柔和，不屈伸者着力较稳、刺激较强，可根据术者的拇指特点和治疗需要灵活选用。

3. 在整个施术过程中，始终注意不要耸肩、夹腋，拇指与屈曲的示指桡侧面不要捏紧，其余四指不可用力握拳；在摆动的过程中前臂始终要放平；拇指的着力点要始终"吸定"在治疗部位，不得在皮肤表面拖擦或滑移。

【**演化手法**】

根据施术部位的不同，一指禅推法演化出系列手法，临床应用时可灵活选用。

1．一指禅偏峰推法　以拇指偏峰部着力，拇指自然伸直并内收，余指掌指部伸直悬于拇指上方，腕关节略微伸平，运动过程同一指禅推法（图3-2）。

2．一指禅屈指推法　拇指屈曲，指端顶于示指桡侧缘或螺纹面压在示指的指背上，余指握拳，以拇指指间关节桡侧或背侧着力于施术部位或穴位上，运动过程同一指禅推法（图3-3）。

3．一指禅缠推法　用拇指指端或螺纹面为着力点，拇指指间关节微微屈伸，快速小幅度摆动的一指禅推法，亦称缠法。操作频率为200～250次/分钟。

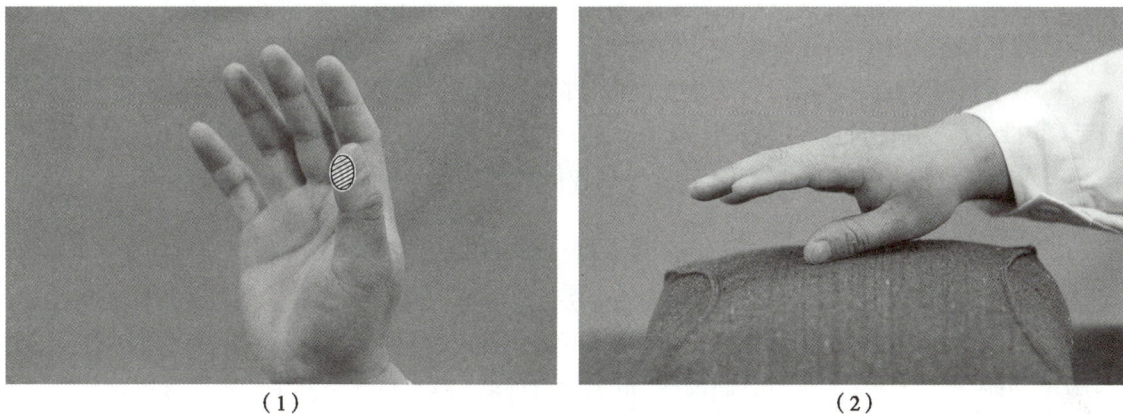

（1）　　　　　　　　　　　　　　　　（2）

图3-2　一指禅偏峰推法

（1）施术部位，（2）沙袋操作

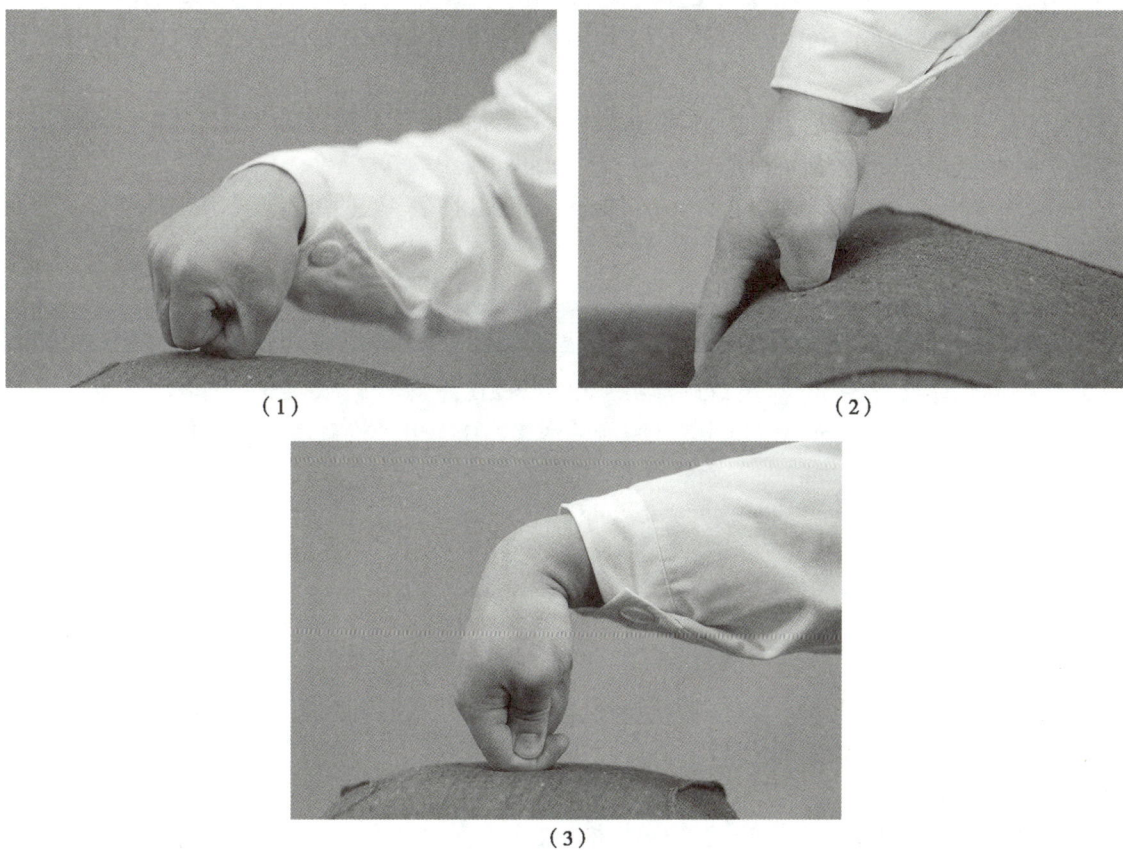

（1）　　　　　　　　　　　　　　　　（2）

（3）

图3-3　一指禅屈指推法

（1）屈拇指（握拳），（2）屈拇指（不握拳），（3）屈示指

【临床应用】

一指禅推法的特点是接触面积小、深透性好、刺激柔和、应用广泛。临床主要用于全身各经络、穴位及各种线状与点状部位。根据治疗部位和治疗病证的不同，可发挥其平衡阴阳、调和营卫、疏通经络、舒筋活血、通调脏腑、消积导滞等广泛的作用，广泛应用于内、外、妇、儿、骨伤、五官等各科常见病证的治疗。

【技能训练】

本法应按以下阶段逐步训练。

（一）沙袋练习

1. 双手拇指着力面分别支撑在沙袋左右旁中线中点，进行双手同步定点练习。

2. 双手拇指着力面分别支撑在沙袋中线前后两点，进行双手前后交叉定点练习。

3. 双手从沙袋的下端沿左右旁中线慢慢推向上端，再从上端，慢慢推向下端，如此往返边推边走，紧推慢移，进行同步走线练习；双手一前一后沿中线做前后交叉走线练习。

可先练习一指禅指峰推法，然后练习一指禅偏峰推法及一指禅屈指推法。

（二）人体练习

1. 单手定点练习　可选肩井、心俞、肾俞、足三里、承山等穴练习一指禅指峰推法；选劳宫、百会、太阳、膻中、中脘等穴练习一指禅偏峰推法；选太阳、百会、头维等穴练习一指禅屈指推法。

2. 沿人体经络线，做单手走线练习　可选择在人体经络线的某段上做单手走线练习，如：

（1）沿风府—大椎线、大杼—膈俞线、肝俞—肾俞线，做一指禅指峰推法走线练习。

（2）沿印堂—神庭线、天突—鸠尾线，做一指禅偏峰推法走线练习。

（3）沿风府—大椎线，做一指禅屈指推法走线练习。

3. 双手同步定点练习（蝴蝶双飞势）　本法操作，状如蝴蝶振翅，故名蝴蝶双飞势。

（1）受术者仰卧，术者正坐，位于其头端，用双手拇指偏峰按在受术者左右攒竹穴上，做人体双手同步定点练习。

（2）受术者正坐，头略向前倾，术者站或坐于其身后，用双手拇指偏峰按在其左右风池穴上做双手同步一指禅偏峰推法定点练习。

沙袋的制作方法：先缝制一个28cm×18cm的布袋，内装4/5的细沙或小米等后缝合。外面再做一个耐磨的布质外套，将袋口缝合即可。

课堂练习

任务1：患者，女，30岁，胃脘部疼痛3天。请叙述并演示中脘、梁丘一指禅推法操作。

任务2：患者，男，50岁，颈肩及上肢部麻木疼痛1个月。请叙述并演示手阳明经一指禅推法操作。

二、㨰　法

【定义】

以第五掌指关节背侧着力于体表一定部位，通过前臂的旋转和腕关节的屈伸运动，使手背近尺侧在受术部位上做持续不断地滚动的一种手法，称为㨰法。

【操作要领】

1. 准备姿势　术者取丁字步式，肩部放松，双足踏稳，上身保持正直并略向前倾。起始时注意沉肩、垂肘、腕部自然伸直、虎口向上，拇指自然伸直、内扣，余四指自然屈曲，使手握空拳，手背弓成半弧形的滚动面。操作过程中保持肩肘腕指放松。

2.动作要领　操作时,以肘关节为支点,前臂主动向前外侧旋转摆动,腕关节在放松状态下产生自然的屈伸运动,做"外旋屈腕—复位—内旋伸腕"的反复运动,使手背近尺侧对受术部位产生有节律的滚动性压力刺激(图3-4)。

3.操作要求

(1)施术时上肢肘关节要高于腕关节,手的掌指与指间关节一直保持自然屈曲的姿势。

(2)操作时压力自然,外㨰和回摆时用力轻重和时长比保持3∶1。㨰动速度均匀,频率一般控制在120～160次/分钟。

(3)移动要在第五掌指关节背侧吸定受术部位的基础上进行,注意㨰动速度要快,移动速度要慢,即"紧㨰慢移"。

(4)腕关节放松,左右摆动的幅度尽可能大,不能前后摆动。

(5)㨰动腕关节屈伸动作变换要自然、流畅、协调,不能跳动。

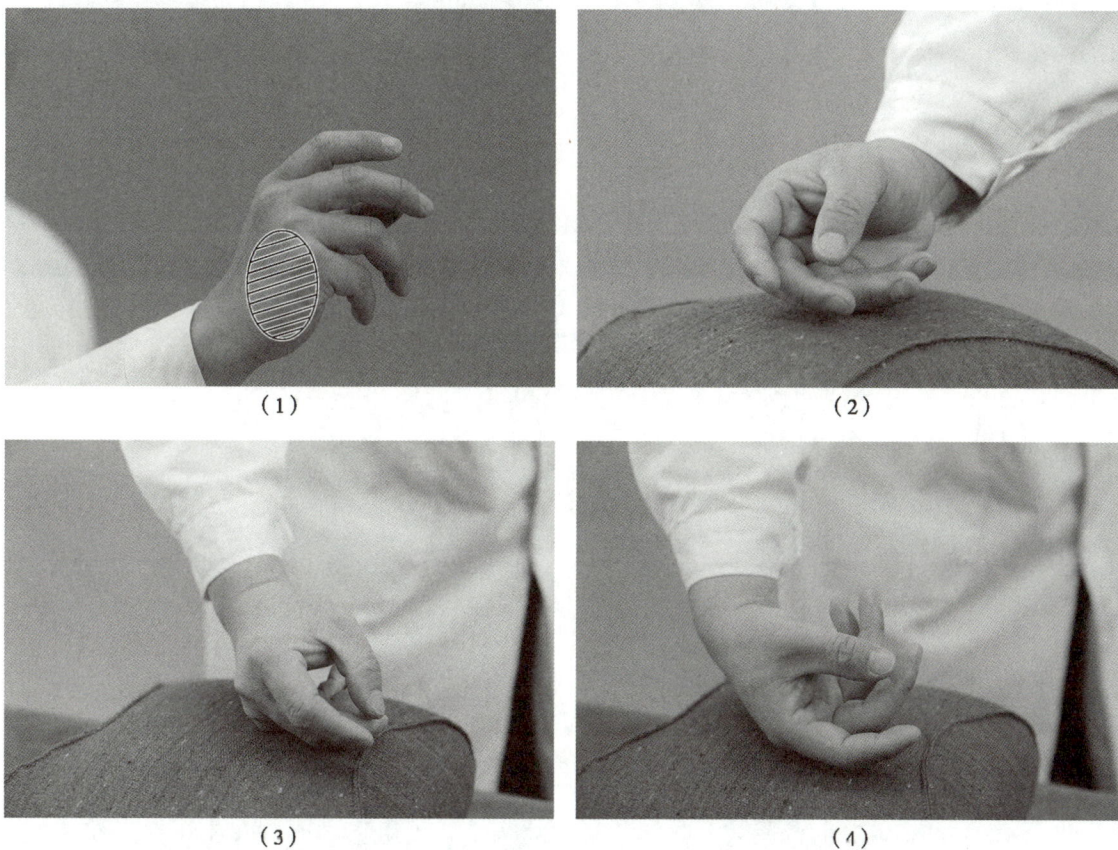

图3-4　㨰法
(1)施术部位,(2)起始位,(3)内摆位,(4)外摆位

【注意事项】

1.施术部位不能在治疗面上来回拖擦和滑移,也不要抬起离开受术部位,以免造成上、下起落的敲击动作。

2.尽量避免掌指关节骨突部与所施部位的骨突处猛烈撞击而出现"折刀"现象,伤及腕关节。

3.力度与节律注意不能忽快忽慢、时轻时重,或用重力向前硬顶。

4.腕关节的屈伸交替要过渡自然,腕关节屈曲既要运动到位,但又不可过度屈曲腕关节,以免引起跳动。

【演化手法】

根据施术部位的不同,㨰法演化出掌指关节㨰法、小鱼际㨰法、前臂㨰法、指间关节㨰法等术式,临床应用时可灵活选用。

1.**掌指关节㨰法** 以第 3、4、5 掌指关节背侧作为施术部位进行操作。以第五掌指关节背侧骨突为吸定点,以腕关节伸屈运动为主,配合微微的前臂旋转的复合运动。压力和刺激强度更大,多用于腰、臀及下肢肌肉特别丰厚坚实的部位(图 3-5)。

2.**小鱼际㨰法** 以手掌尺侧面小鱼际为着力起始部,进行滚动操作,此法手背部接触治疗部位面积较大,刺激强度较小(图 3-6)。

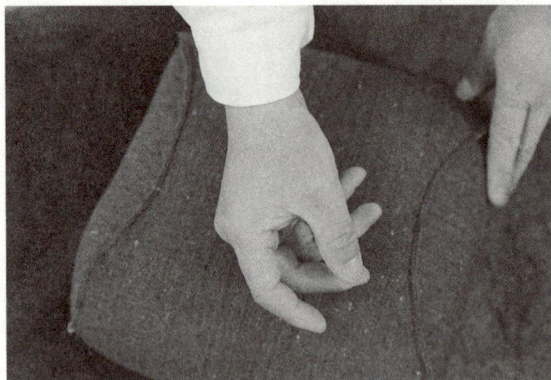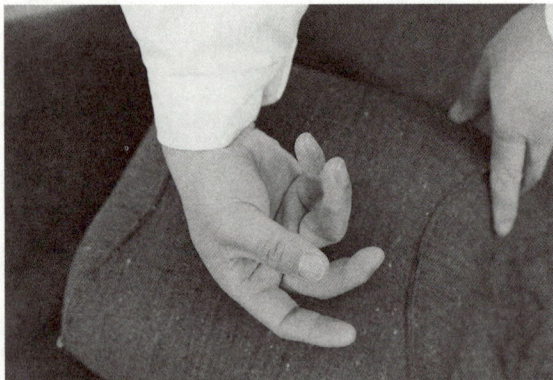

(1)   (2)

图 3-5   掌指关节㨰法
(1)内摆位,(2)外摆位

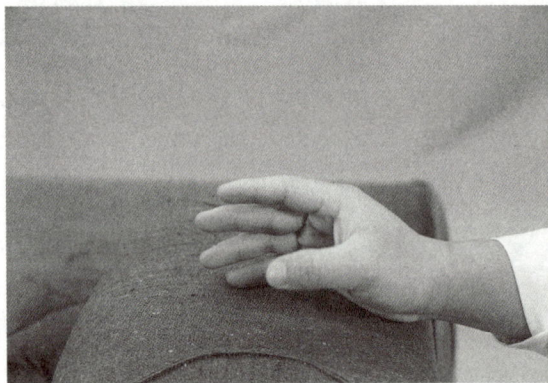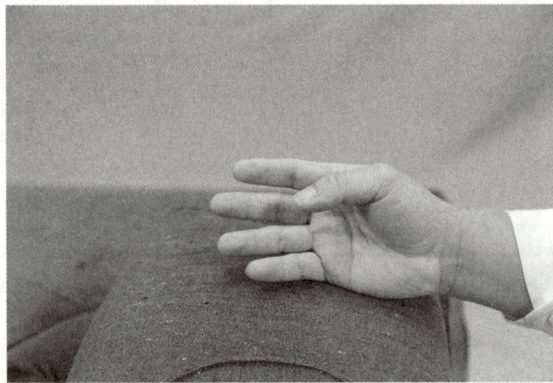

(1)   (2)

图 3-6   小鱼际㨰法
(1)内摆位,(2)外摆位

3.**指间关节㨰法** 手握空拳,以示、中、环、小指四指的近侧指间关节背侧的突起部着力,前臂作连续的周期性的内外旋转,并带动着力点在治疗部位上往复摆动的手法,亦称为滚法(图 3-7),又称为立㨰法、拳㨰法。

4.**前臂㨰法** 用前臂尺侧着力于治疗部位,做来回往返的滚动。其接触面积大,刺激柔和舒适,多用于肌肉较丰厚的部位,如背、腰、臀及四肢部位(图 3-8)。

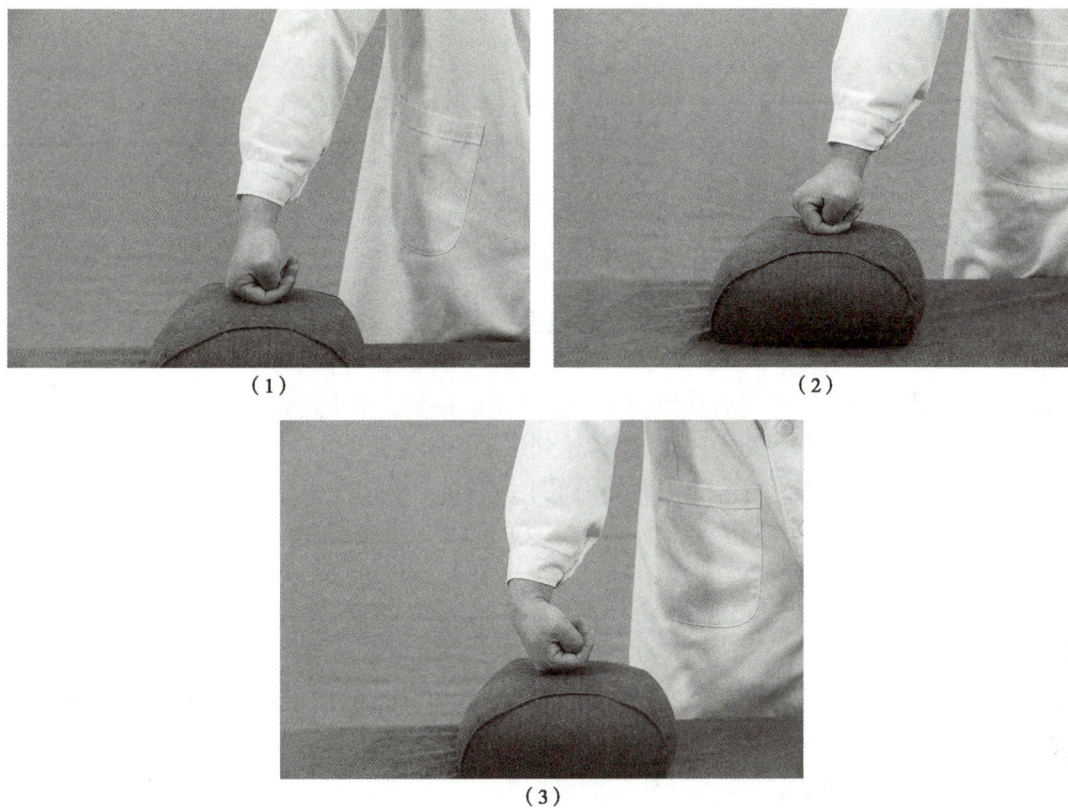

图 3-7　指间关节㨰法
(1)起始位,(2)内摆位,(3)外摆位

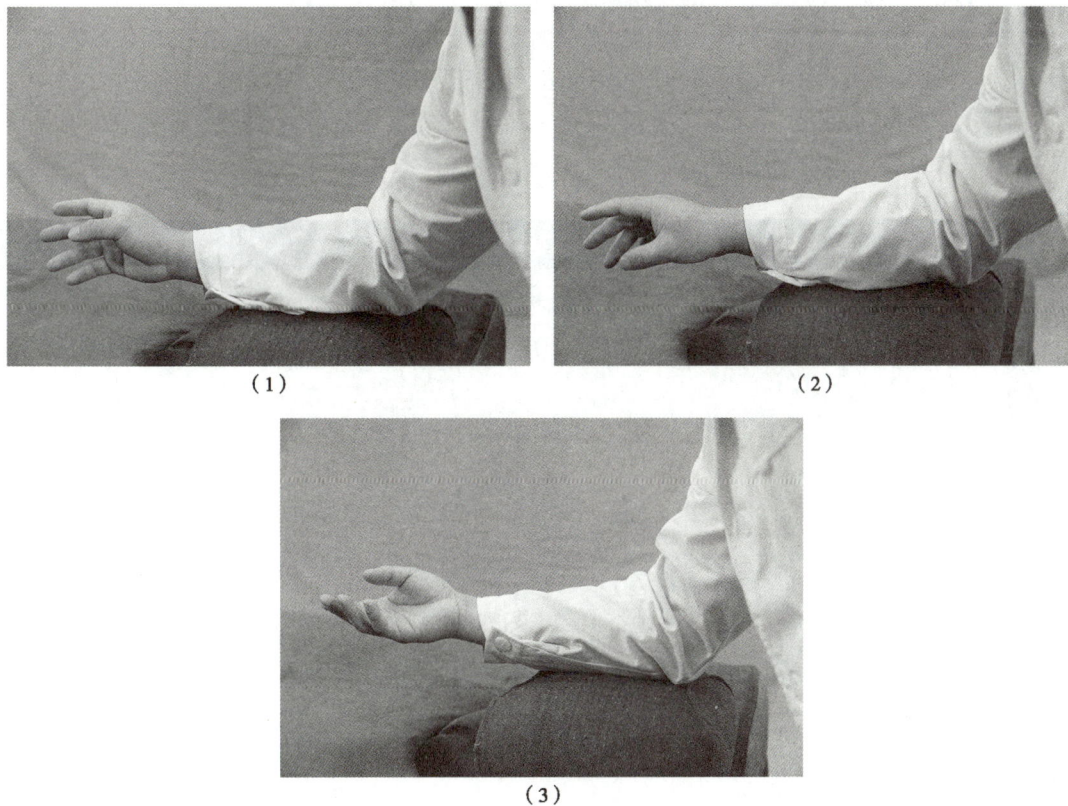

图 3-8　前臂㨰法
(1)起始位,(2)内摆位,(3)外摆位

ER-3-3-02

㨰法操作视频

【临床应用】

擦法刺激平和、舒适安全、易被接受、应用面广。临床主要用于颈项、肩背、四肢等部位,广泛应用于伤科、内科、妇科多种疾病的治疗。根据所施部位及治疗病证的不同,可发挥其舒筋通络、活血化瘀、解痉止痛、祛风散寒等作用。用于保健按摩中,可发挥其松肌除酸、解除疲劳等作用。

【技能训练】

（一）沙袋练习

术者站位,取丁字步,左手操作时,左脚在前;右手操作时,右脚在前。上身略前倾,并稍侧身。

1.单手定点练习　双手先后在沙袋中轴线中点做各擦法单手定点练习。初练时,3分钟换手一次,渐渐增加至每6分钟交换一次,最后达到每手持续操作15分钟。

2.双手同步定点练习　双手施术面分别置于沙袋左右旁中线中点上,也可双手一前一后分别置放在沙袋中轴线的上中段和下中段,做各擦法的同步定点练习。

3.单手走线练习　沿沙袋中轴线,自下而上,再由上而下,反复往返做各擦法单手走线练习。

4.双手走线练习　双手分别沿沙袋左右旁中线,反复往返做各擦法双手走线练习。

（二）人体练习

1.可选自身大腿前下段,或受术者肩井、脾俞、胃俞、肾俞、大肠俞、环跳、殷门、承山、伏兔、足三里等穴处进行人体单手定点练习。

2.人体单手走线练习

（1）沿受术者大腿外侧中线,自大转子经风市至膝端股外侧做人体单手往返走线擦法练习。

（2）受术者坐位,术者站于其左侧后方,沿其左侧巨骨、肩井、曲垣、大杼、风门直至膈俞线做右手单向擦法练习;在其右侧的上述路线上进行左手单向擦法练习。

（3）受术者俯卧,术者位于其左侧,沿其左侧肝俞至大肠俞线做反复往返右手擦法单手走线练习;或自上向下时用右手,返回时换用左手,进行左右手交替走线练习。

3.术者正坐位,双腿分开与肩等宽,双手放在自己大腿下段进行双手同步定点擦法练习。

4.双手在自身大腿内侧或前侧做人体双手同步走线擦法练习。

课堂练习

任务1:患者,女,50岁,肩关节疼痛1个月。请叙述并演示肩髃、臂臑擦法操作。

任务2:患者,男,45岁,臀部及下肢后侧麻木疼痛半年。请叙述并演示足太阳膀胱经擦法操作。

三、揉　　法

【定义】

以手指螺纹面、手掌大鱼际、掌根或全掌等部位吸定于体表一定部位上,带动吸定部位皮下组织作轻柔缓和的环旋转动的一种手法,称为揉法。

【操作要领】

1.准备姿势　术者取站立位,沉肩、垂肘、腕关节放松,五指自然分开或并拢,操作过程中保持肩、肘、腕放松。

2.动作要领　以肘关节为支点,前臂主动运动,带动腕掌部或者手指做顺时针或者逆时针方向的环旋揉动。

3．操作要求

（1）揉动时，施术部位要吸定在操作部位上，带动受术部位皮肤一起回旋运动。

（2）幅度要由小而大，用力应先轻渐重。

（3）频率一般为 100～160 次／分钟。

（4）操作时，可定点揉动，亦可边揉边移动。移动过程中要在吸定的基础上进行，注意揉动速度要快，移动速度要慢，即"紧揉慢移"。

【手法分类】

根据所用部位不同，可将其分为指揉法、掌揉法、拳揉法、前臂揉法、肘揉法和足揉法等。

1．指揉法　用指面或指端部位施术，根据使用手指的不同，可分为拇指揉法（图 3-9）、中指揉法（图 3-10）、示中指揉法和示中环三指揉法（图 3-11）。

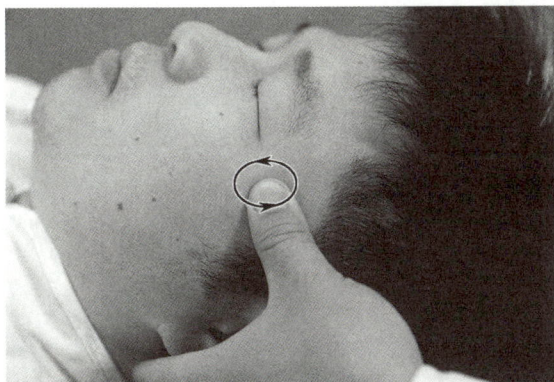

图 3-9　拇指揉法

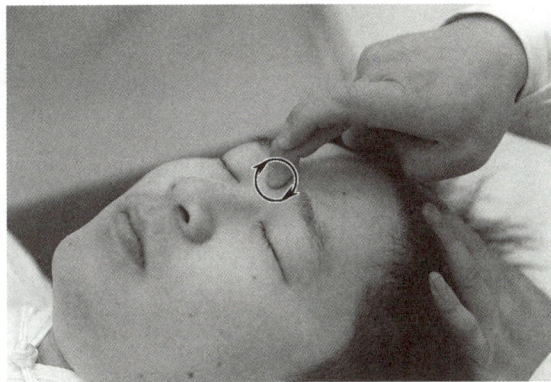

图 3-10　中指揉法

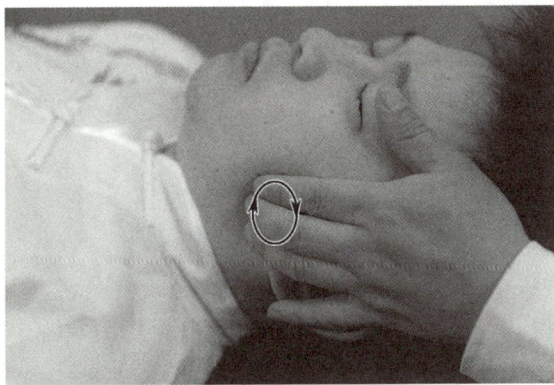

图 3-11　示中环三指揉法

2．掌揉法　根据手掌部位的不同，可分为全掌揉法（图 3-12）、掌根揉法（图 3-13）、大鱼际揉法（图 3-14）和小鱼际揉法。

3．拳揉法　根据拳部位的不同可分为指间关节揉法、掌指关节揉法和拳尺面揉法。

4．前臂揉法　屈肘，以前臂尺侧近肘关节 1/3 段为施术部位（图 3-15）。

5．肘揉法　屈肘，以尺骨鹰嘴突出部位为施术部位（图 3-16）。

6．足揉法　以足的不同部位施术，分为足趾揉法、足掌揉法和足跟揉法，应用时可根据不同部位特点和治疗需要灵活选用。

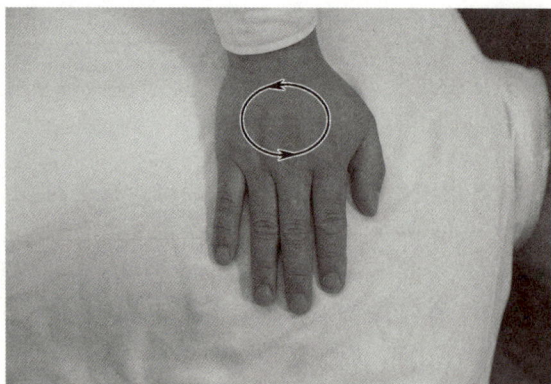
（1）

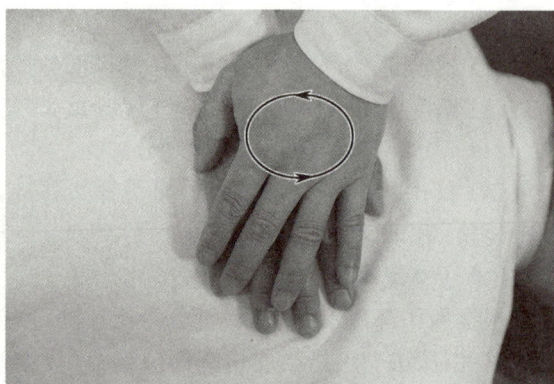
（2）

图 3-12 全掌揉法
（1）单掌,（2）叠掌

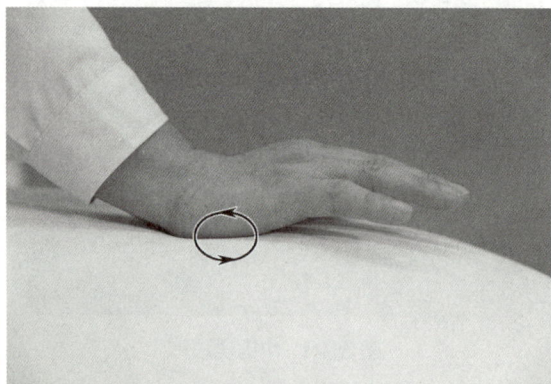

图 3-13 掌根揉法

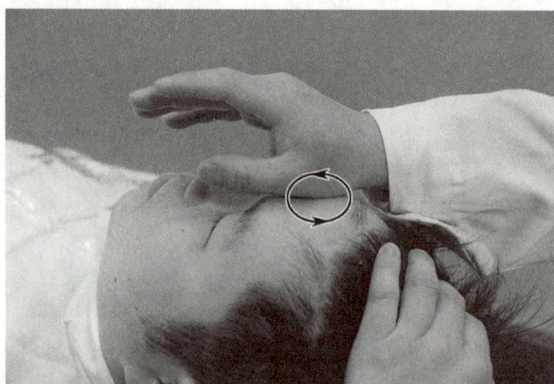

图 3-14 大鱼际揉法

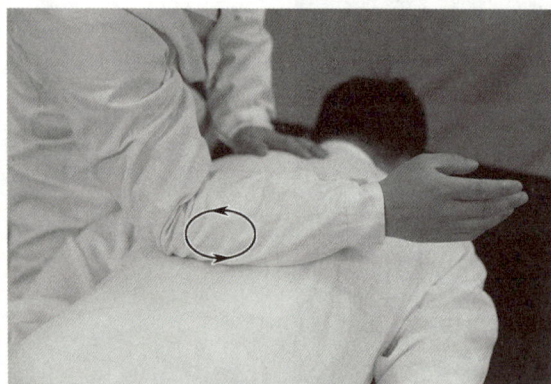

图 3-15 前臂揉法

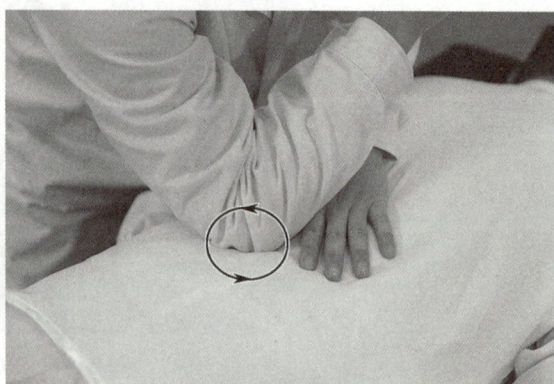

图 3-16 肘揉法

【注意事项】

1. 揉法操作贵在动作柔和,不可突然发力,或者起始即重揉。

2. 术手不能在皮肤表面摩擦或滑动。

3. 掌揉、拳揉、肘揉单手操作力度不够时,可用另一手叠置其背以助力,并利用上半身重量以增加按揉之力。

4. 拇指揉操作时亦可采取拿法术式,即单手或双手拿于某部位,以拇指指面进行按揉,其余四指在对侧起支撑或助动作用。

5. 在临床中,揉法常与按法、掐法等重刺激手法合用,形成按揉法、掐揉法等复合动作,常采取"两揉一按(掐)""三揉一按(掐)"的方式进行操作。

【临床应用】

揉法是推拿临床常用手法之一,也是自我按摩常用手法之一,适用于全身各部。其中,指揉法用于全身各部经穴以及需要做点状刺激的部位;大鱼际揉法适用于头面、胸腹部及四肢急性损伤所致的肿痛处;掌根揉法、肘揉法、前臂揉法多用于腰背、臀及四肢肌肉丰厚处。

在治疗操作时,揉法可起到宽胸理气、健脾和胃、活血散瘀、消肿止痛、温经通络、祛风散寒、安神镇静等功效,常用于治疗头痛、眩晕、失眠、面瘫、胸闷胁痛、脘腹胀痛、便秘、泄泻,以及腰背、四肢软组织损伤等病证。

【技能训练】

（一）沙袋练习

1. 在沙袋中轴线中点,做揉法单手定点练习。两手交换操作,初练时,3分钟一换,以后渐增至7～10分钟一换。

2. 沿沙袋中轴线,自下而上,再由上而下,反复往返进行揉法单手走线练习,每3～5分钟双手交换一次。

（二）人体练习

注意体会术手带动受术部位皮肤产生皮下组织内摩擦的内在感觉。

1. 人体单手定点练习

（1）术者取正坐位,用一手掌贴放在沙袋上,另一手在其外劳宫、合谷上练习中指揉、拇指揉等法。

（2）术者取正坐位,选自身的伏兔练习掌根揉、拳揉与肘揉法等。

（3）受术者取正坐位,术者站于其侧前方,取印堂、太阳、风池等穴定点练习中指揉、拇指揉等手法。

（4）受术者取仰卧位,术者坐于其旁侧,在中脘、气海等穴练习定点掌揉法。

（5）受术者取侧卧位,屈膝屈髋,术者站于其身后,于环跳练习定点肘揉法、拳揉法等。

（6）受术者取俯卧位,术者站于其侧后方,取其胸背部练习定点前臂揉法。

2. 人体单手走线练习

（1）受术者取正坐位,术者站于其侧前方,沿额中线即印堂—神庭线,上下往返,做拇指揉法走线练习。双手交替。

（2）受术者取仰卧位,术者站或坐于其一侧,双手交替沿髀关—梁丘线,上下往返,做拳揉、大鱼际揉法走线练习。

课堂练习

任务1：患者,女,10岁,视物模糊不清2天。请叙述并演示睛明、四白、风池指揉法操作。

任务2：患者,男,45岁,肩背部疼痛不适1个月。请叙述并演示肩胛及肩胛间区揉法操作。

第二节　摩擦类手法

凡是施术部位在受术部位上进行摩擦运动的手法归类为摩擦类手法,主要包括摩法、擦法、推法、抹法、搓法等手法。

一、摩　　法

【定义】

用指或掌在体表做环形或直线往返抚摩的一种手法,称为摩法。

【操作要领】

1. 准备姿势　术者取站位或坐位,沉肩,垂肘,前臂旋前,掌心向下。

2. 动作要领　手指自然伸直,以前臂和腕的协调运动,带动手掌或者手指在受术部位作顺时针方向或逆时针方向的环旋摩动。

3. 操作要求

(1)摩法操作以前臂作往返或回旋摆动为主,腕关节要放松。

(2)摩动的速度要均匀,适当。《厘正按摩要术》曰:"摩法,不宜急,不宜缓,不宜轻,不宜重,以中和之义施之。"

(3)手法轻柔,压力均匀。指摩法宜稍轻快,每分钟摩动约120次;掌摩宜稍重缓,每分钟摩动80~100次。

【手法分类】

可将其分为指摩法和掌摩法,掌摩又可分为全掌摩法、掌根摩法、大鱼际摩法和小鱼际摩法。

1. 指摩法　腕关节略微掌屈,施术手指并拢自然伸直,以肘关节为支点,前臂带动腕部和手指作回旋或往返抚摩。其中,以示中环小四指掌面施术,称为四指摩法;以示中环三指掌面施术,称为三指摩法(图3-17)。

2. 掌摩法　腕关节略微背伸,以肩关节为支点,上臂带动前臂和腕掌部作回旋或往返抚摩。其中,用全掌或大鱼际或小鱼际或掌根施术,分别称为全掌摩法(图3-18)、大鱼际摩法、小鱼际摩法和掌根摩法。

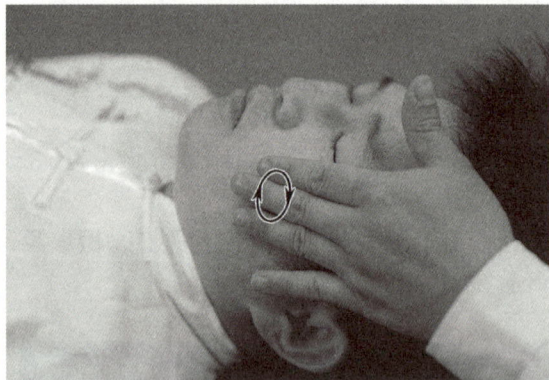

图3-17　三指摩法

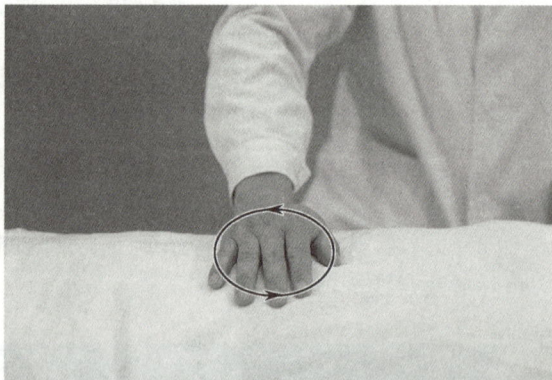

图3-18　全掌摩法

【注意事项】

(1)操作时,压力不宜太大,不需要带动皮下组织。

(2)关于摩法的补泻,从经脉的循序路线来看,一般顺摩为补,逆摩为泻;就环摩而言,一般认为顺摩为泻、逆摩为补,急摩为泻、缓摩为补。

【临床应用】

摩法是自我保健按摩和面部美容的常用手法之一。主要适用于胸胁、脘腹部及头面部,在治疗操作中可起到疏肝理气、温中和胃、健脾助运、消积导滞及调节肠胃功能、镇静安神等作用。常用于治疗中焦虚寒、下元虚冷、脘腹胀满、肠鸣腹痛、便秘、泄泻、胸闷气滞、胁肋胀痛、胸胁进

ER-3-3-04

摩法操作视频

伤、面瘫、面肌痉挛等病证。

【技能训练】

（一）沙袋练习

术者正坐位，将沙袋平放桌上。

1. 沿中圈圆周线做指摩法与鱼际摩法定位练习。

2. 沿中圈圆周线做掌摩法定位练习。双手交替操作。

3. 由沙袋的一端向另一端做缓慢螺旋形线抚摩移动练习。双手交替操作。

（二）人体练习

根据人体各部位形态特征，进行分部人体练习。

1. 受术者仰卧位。术者在其额部、面颊部做定位或移动单手或双手指摩法练习。

2. 受术者仰卧位。术者坐于其一侧，在中府、膻中、期门、大包等穴做指摩法、鱼际摩法定位练习；在胸及胁肋部做掌摩法定位或移动练习。

3. 受术者仰卧位，术者坐于其右侧，用右手操作，进行腹部练习。

（1）术者用掌摩法，以脐为中心，做顺时针或逆时针方向摩腹。

（2）术者以指摩法或掌摩法或鱼际摩法，以中脘为中心做环形摩动。

（3）术者以指摩法或掌摩法或鱼际摩法，摩神阙、气海、关元等穴。

（4）受术者俯卧位，术者以掌摩法摩腰骶部。

（5）在上述操作中，涂以推拿介质，进行膏摩法练习。

课堂练习

任务1：患者，男，57岁，便秘1年，加重2周。请叙述并演示腹部摩法操作。

任务2：患者，女，35岁，面瘫8个月。请叙述并演示面部摩法操作。

二、擦 法

【定义】

用指或掌贴附于体表一定部位，做快速的直线往返运动，使之摩擦生热的一种手法，称为擦法。

【操作要领】

1. 准备姿势 术者多取站势，马步或弓箭步，沉肩、垂肘，肘关节屈曲。

2. 动作要领 腕关节伸直，前臂与手掌相平。以肘或肩关节为支点，前臂或上臂做主动运动，使手的施术部分在体表做均匀的上下或左右直线往返摩擦移动。

3. 操作要求

（1）施术面应紧贴受术部位，压力要适中，须直线往返运行，往返的距离多数情况下应尽力拉长，而且动作要连续不断，有如拉锯状。

（2）肩关节宜放松，肘关节宜自然下垂并内收。

（3）直接接触皮肤施术时，常配合使用介质（如液体石蜡、冬青膏、红花油等）以保护皮肤，增强手法效应。

（4）摩擦生热效果好，以局部发红、热透为度。

（5）操作中注意保持自然呼吸。

【手法分类】

可将其分为掌擦法和指擦法，掌擦法又可分为全掌擦法、大鱼际擦法和小鱼际擦法。

1. 掌擦法   腕掌与五指伸直，以肩关节为支点，前臂主动用力带动手掌在相应部位进行直线往返摩擦运动。其中，前臂取旋前位，掌面朝下，以全掌掌面施术进行擦动，称为全掌擦法（图3-19）；拇指伸直与第1掌骨内收和示指并拢，以隆起的大鱼际肌肌腹进行擦动，称为大鱼际擦法（图3-20）；前臂取中立位，腕、掌与手指用力伸直，五指并拢，以小鱼际进行擦动，称为小鱼际擦法（图3-21）。

2. 指擦法   以肘关节为支点，前臂做主动屈伸，以手指指面紧贴受术部位作直线往返摩擦运动。其中，以拇指指面进行擦动，称为拇指擦法；示中指或者示中环指手指并拢，以指面进行擦动，分别称为示中指擦法（图3-22）或者示中环三指擦法（图3-23）。

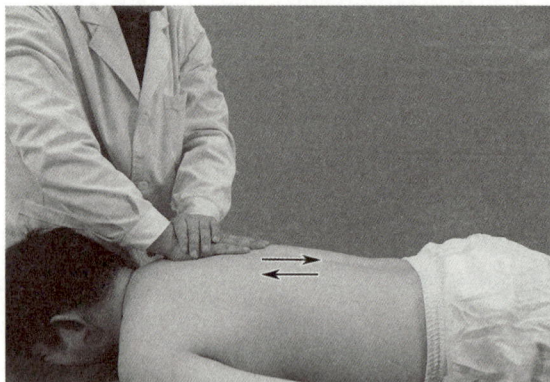

图 3-19　全掌擦法

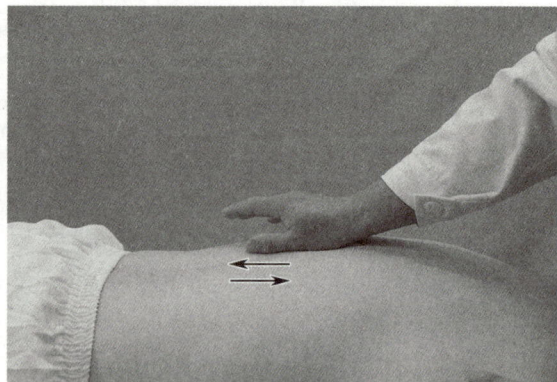

图 3-20　大鱼际擦法

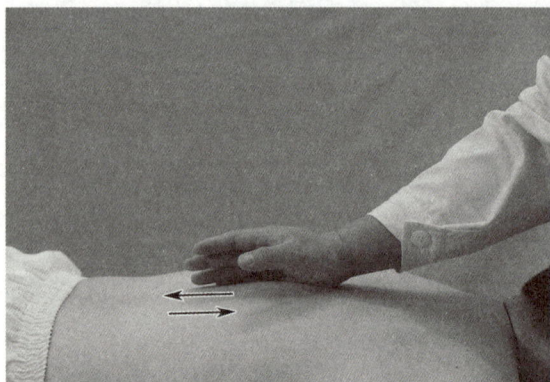

图 3-21　小鱼际擦法

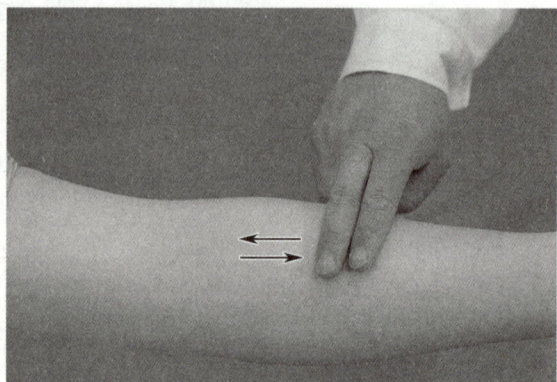

图 3-22　示中指擦法

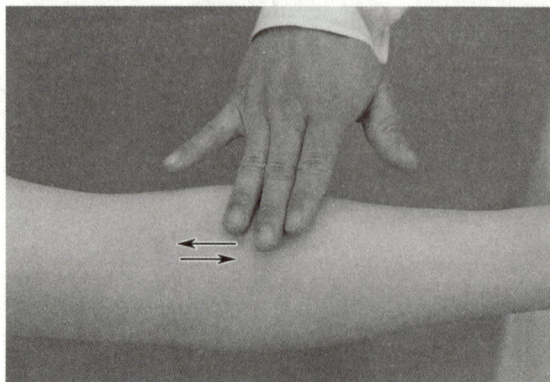

图 3-23　示中环三指擦法

【注意事项】

1. 指擦法时应以肘关节为支点，前臂为动力源，擦动的往返距离宜短，属擦法中的特例。掌擦法、大鱼际擦法及小鱼际擦法均以肩关节为支点，上臂为动力源，擦动的往返距离宜长。

2. 擦动时运行的线路不可歪斜。若忽左忽右，则不易生热。

3. 压力不可过大，也不可过小。擦法操作时如压力过大，则手法重滞，且易擦破皮肤；如压力过小，则不易生热。

4. 尽量避免隔衣操作，防止擦破皮肤。操作结束后不可再于所擦之处使用其他手法。

5. 操作中注意动作不能停顿，不可屏气。

ER-3-3-05

擦法操作视频

【临床应用】

本法具有明显的温热效应与推荡消散作用，适用于全身各部位。其中，掌擦法适宜在面积较大的胸腹腰背部操作，可产生缓和的热效应；小鱼际擦法适用于腰骶、八髎、夹脊、骶棘肌部，可产生较为集中的高热效应；大鱼际擦法主要用在四肢部；指擦法接触面较小，适用于头面、颈项、肋间部。

在治疗操作中，擦法可起到宽胸理气、温经止痛、祛风散寒、消肿散结、行气活血、蠲痹胜湿等作用。常用于治疗咳嗽、气喘、胸闷、胸胁疼痛、脘腹胀满、消化不良、饮食积滞、感受风寒、风湿痹痛、阳痿、遗精、痛经、遗尿等病证。

【技能训练】

（一）沙袋练习

术者取正坐或站立位，沙袋置于桌上。

1. 沿沙袋中线做直线往返指擦法练习。双手交替操作。

2. 沿沙袋中轴线做直线往返大鱼际擦法练习。双手交替练习。

3. 沿沙袋中轴线做直线往返小鱼际擦法练习。双手交替练习。

4. 在沙袋上做直线往返掌擦法练习，双手交替操作。

注意：在沙袋上练习时不可过于用力，避免擦伤皮肤。

（二）人体练习

根据部位特征，进行分部位人体练习。

1. 鼻、耳部　受术者仰卧位，术者以双手中指指掌面，置于鼻部两侧，进行上下方向指擦法练习，以鼻部发红、发热为度；术者双手示中指指掌面分别置于耳前，双手环指置于耳后，指擦耳前耳后，以耳部透热为度。

2. 上肢　受术者站位或正坐位，术者用大鱼际擦法擦其手掌、腕部、前臂、上臂和肩部，以透热为度。

3. 肩背、腰骶部　受术者俯卧位或正坐位，术者用掌擦法横擦背部、腰部、骶部；术者用小鱼际擦法或掌擦法在背部督脉和脊柱两侧进行纵向擦法练习；术者用小鱼际擦法横擦腰骶八髎，或在八髎处做八字形分擦，均以透热为度。

4. 下肢　受术者仰卧位或俯卧位，术者用大鱼际擦法或掌擦法擦下肢的前面、外侧、后面及足部，以透热为度。

5. 胸部、腹部　受术者坐位，术者用掌擦法横擦上胸部，由锁骨下缘移至剑突处，若受术者为女性，仅做由天突至膻中的指擦法；术者用掌擦法自上而下横擦腹部，均以透热为度。

6. 胁肋　受术者坐位，术者坐或站于其后侧，用双手分别在两侧胁肋处，沿肋间隙自后上向前下做斜向掌擦法，以透热为度。

任务1：患者，男，65岁，腰骶酸软疼痛2年，加重1周。请叙述并演示腰部擦法操作。

任务2：患者，女，23岁，外感风寒3天。请叙述并演示背部擦法操作。

三、推　　法

【定义】

以指、掌、拳或肘部贴附于体表一定部位或穴位上，做单方向的直线推动的一种手法，称为推法。

【操作要领】

1．准备姿势　术者多采用站位，取马步或弓箭步，沉肩，垂肘，肘关节屈曲，腕关节伸直；头面部操作也可取坐位。

2．动作要领　以肩关节或者肘关节为支点，上臂或前臂主动发力，使手指、手掌、前臂或肘尖做单方向直线推动。

3．操作要求

（1）肩及上肢放松，施术部位紧贴体表，压力宜均匀、平稳、适中，推进移动宜缓慢。

（2）为单方向直线操作，路线不可歪斜。

（3）术者操作时应保持呼吸自然。

【手法分类】

1．根据施术部位不同，可将其分为指推法、掌推法、拳推法和肘推。

（1）指推法：以指端或者螺纹面或者手指并拢后指面放置于受术部位或穴位上，进行短距离单向直线推动。其中，以拇指指端着力，余四指置于对侧或相应的位置以固定，腕关节略屈并向尺侧偏斜，拇指及腕部主动施力进行单向推动，称为拇指推法；以示中指或者示中环三指并拢的指面着力，腕关节略屈，肘关节为支点，前臂部主动施力，通过腕关节及掌部使示中指或示中环三指进行单向推动，称为二指或三指推法；另根据屈不同手指的第1指间关节背侧突起部进行推动，分别称为拇指指间关节推法、示指指间关节推法、中指指间关节推法、示中指指间关节推法和示指中节骨推法。

（2）掌推法：以肩关节为支点，上臂部主动施力，手指自然放松，通过肘、前臂、腕，使手掌部做单方向直线推进。其中，腕部平伸，以全掌着力进行单向推动，称为全掌推法；前臂稍内旋，以大鱼际部位着力进行单向推动，称为大鱼际推法；前臂中立位，以小鱼际部位着力进行单向推动，称为小鱼际推法；腕关节稍背屈，以掌根部位着力进行单向推动，称为掌根推法。

（3）拳推法：手握实拳，以示指、中指、环指及小指四指的第1指间关节背侧突起部着力，腕关节挺紧伸直，肘关节略屈，以肩关节为支点，前臂主动施力，向前呈单方向直线推进（图3-24）。

（4）肘推法：屈肘，以肘关节尺骨鹰嘴突起部着力，另一侧手臂抬起，以掌部扶握屈肘侧拳顶以固定助力。以肩关节为支点，腰部发力，上臂部主动施力，做较缓慢的单方向直线推进（图3-25）。

2．根据手法动作形态可分为平推法、旋推法、直推法、分推法、合推法。

（1）平推法：以拇指螺纹面、示中指或者示中环三指指面着力，余四指置于其前外方以助力，腕关节略屈曲。拇指及腕部主动施力，向其示指方向呈短距离、单向直线推进（图3-26）。在推进的过程中，拇指螺纹面的着力部分应逐渐偏向桡侧，且随着拇指的推进腕关节应逐渐伸直。根据使用手指不同，可分为拇指平推法、示中二指平推法或者示中环三指平推法。

（2）旋推法：以拇指螺纹面轻附于部位或穴位上，前臂主动用力，带动腕、掌、手指部，做顺时针方向的环旋移动（图3-27）。常用于小儿推拿。

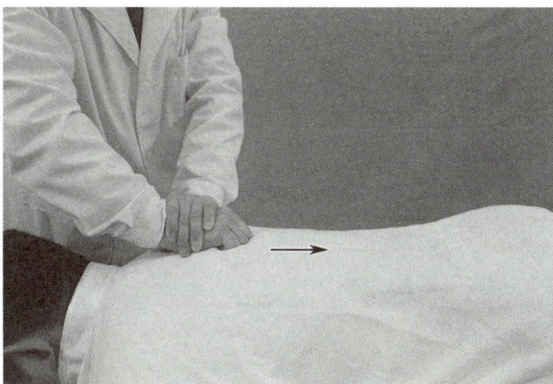

图 3-24　拳推法

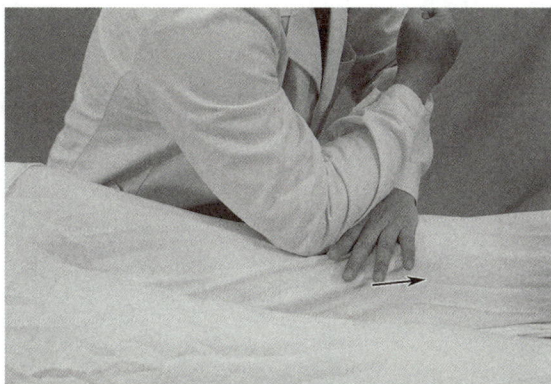

图 3-25　肘推法

（3）直推法：以手指或手掌着力，沿经络循行或肌肉纤维平行方向，保持一定压力进行单方向推动。其中，以拇指螺纹面或者偏峰部施术，称为拇指直推法（图 3-28）；以全掌施术，称为全掌直推法（图 3-29）。

（4）分推法：以手指或手掌放置于一定部位的中心，沿经络循行或肌肉纤维平行方向，由中心向两侧进行单方向推动。其中，以拇指螺纹面或者偏峰部施术，称为拇指分推法（图 3-30）；以全掌施术，称为全掌分推法（图 3-31）。

（5）合推法：以手指或手掌放置于一定部位的两侧，沿经络循行或肌肉纤维平行方向，由两侧向中心进行单方向推动。其中，以拇指螺纹面或者偏峰部施术，称为拇指合推法；以全掌施术，称为全掌合推法（图 3-32）。

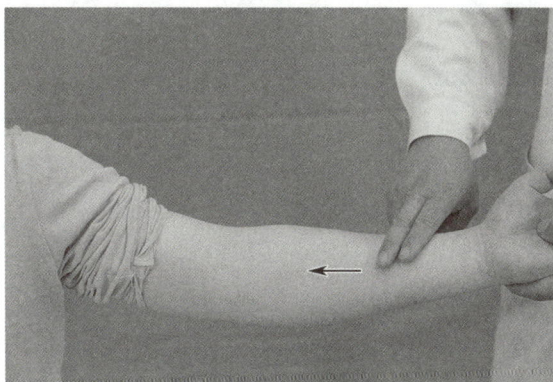

图 3-26　平推法

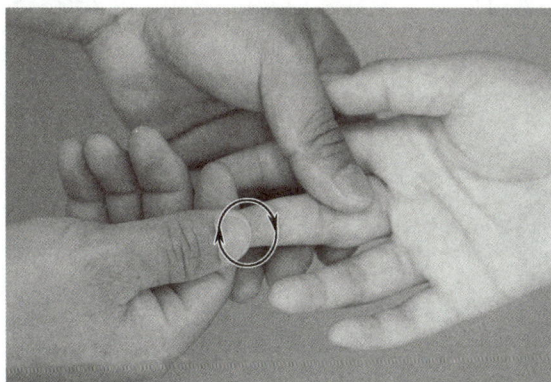

图 3-27　旋推法

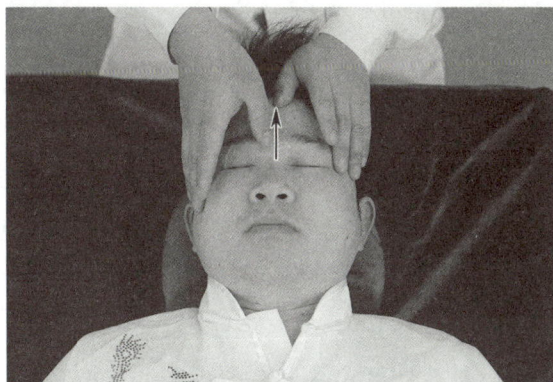

图 3-28　拇指直推法

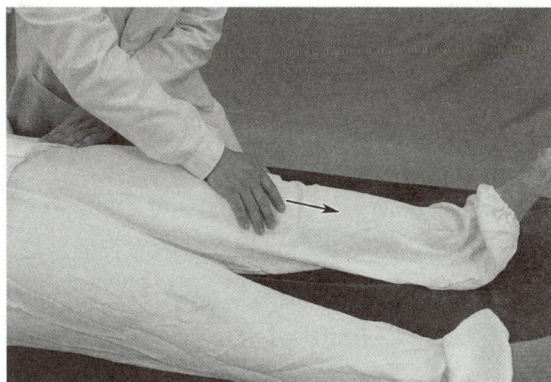

图 3-29　全掌直推法

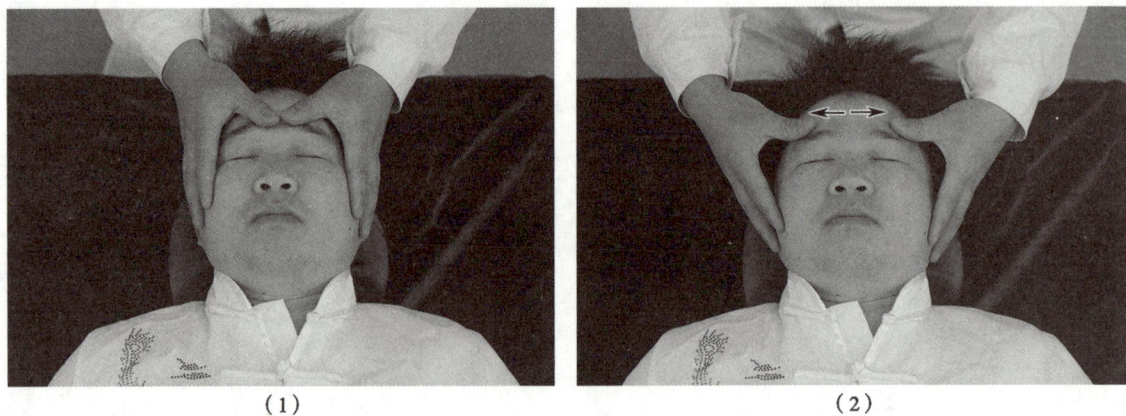

（1）　　　　　　　　　　　　　　　（2）

图 3-30　拇指分推法

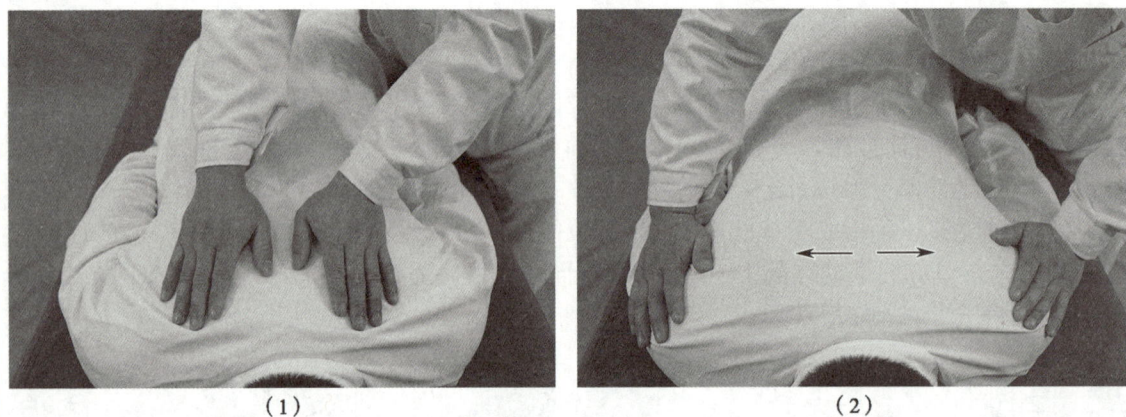

（1）　　　　　　　　　　　　　　　（2）

图 3-31　全掌分推法

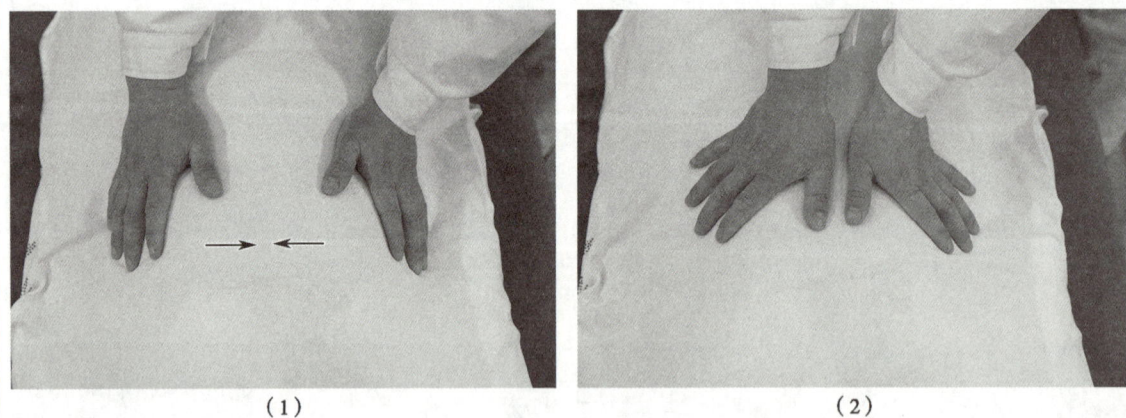

（1）　　　　　　　　　　　　　　　（2）

图 3-32　全掌合推法

【注意事项】

1. 平推法、直推法宜顺着经脉循行或者肌纤维方向推动,注意避开骨性突起。

2. 指平推推动距离宜短,掌平推、拳平推和肘平推推动距离宜长。

3. 操作时过程中,不宜屏气。

4. 可配合使用冬青膏、红花油、滑石粉等推拿介质,使皮肤有一定的润滑度,利于手法操作,防止破皮。

ER-3-3-06

推法操作视频

【临床应用】

本法具有推经走气的作用,适用全身各部位。其中,拇指推法,接触面较小,刺激缓和,适用于头面、颈项和四肢部位;拇指间关节推法,刺激深透,适用于颈项、四肢和脊柱两侧、肩、背及腰部;三指推法,刺激缓和,适用于胸、腹部位;掌推法,接触面积较大,刺激缓和,适用于胸、腹、背、腰和四肢部位;拳推法,刺激较强,适用脊柱两侧、背、腰、四肢部位;肘推法,是推法中刺激量最强的手法,适用于脊柱两侧、背、腰、臀及下肢肌肉丰厚部位。掌推脊柱两侧的足太阳膀胱经,可起到调和气血的作用;推五经、推桥弓,可起到清脑明目、平肝潜阳的作用,用于头痛、头晕、高血压、失眠等病证的治疗;掌推胸、腹、胁肋,可起到宽胸理气、消胀除满、通便导滞的作用,用于胸闷、胁胀、腹胀、便秘、食积等病证的治疗;屈指推华佗夹脊穴,掌推脊柱、肩背、腰、四肢部,拳推或肘推肩背、腰臀、四肢部,可起到疏通经络、温经散寒、理筋活血的作用,常用于风湿痹痛、肩背肌肉酸痛、腰腿痛、感觉麻木迟钝等病证的治疗;对软组织损伤、局部肿痛、肌紧张痉挛等病证,可在局部用指或掌推法,以舒筋通络、活血化瘀、解痉止痛。

【技能训练】

(一)沙袋练习

术者端坐或站立位,沙袋置于桌面上。

1. 分别在沙袋上练习拇指推、示中指推、示中环三指推、八字推等手法。双手交替练习。

2. 术者以全掌着力,在沙袋上做单方向直线掌推法练习,或做双手叠掌加力掌推法练习。双手交替练习。

注意:在沙袋上练习时下压力量不可太大,避免擦伤皮肤。

(二)人体练习

根据部位特征,进行分部位人体练习。

1. **额部** 拇指推印堂—神庭线;拇指分推额部。

2. **桥弓** 受术者坐位或仰卧位,头略偏向一侧,术者用拇指推法由上至下推该侧桥弓穴,两侧交替,各推5~10次。

3. **推华佗夹脊穴** 受术者俯卧位,术者以屈示中指推法或八字推法,分置于脊柱两侧的华佗夹脊线,做由上至下的推法。双手交替练习。

4. **胸部** 受术者仰卧位,术者用示中环三指推法推天突—膻中线。双手交替练习。

5. **胸腹、胁肋部** 受术者仰卧位,术者在其胸腹胁肋部做由上至下的全掌推练习;或由任脉向两侧做分推法练习。

6. **脊柱、背腰、四肢部** 受术者俯卧位,术者在其背部,由大椎至长强,做由上至下的掌推法或刨推法,或由督脉向两侧做分推法练习;由上至下推背、腰部两侧的足太阳膀胱经;由远端至近端,或由近端至远端,掌推或刨推四肢部。

7. **肩背、腰臀、四肢部** 受术者俯卧位。术者以拳推或肘推法由上至下推脊柱两侧;受术者取仰卧位或俯卧位,术者用拳推或肘推法推四肢肌肉的丰厚部位,由远端至近端,或由近端至远端推。双手交替练习。

课堂练习

任务1:患者,男,77岁,头痛2个月,加重5天。请叙述并演示头面部推法操作。

任务2:患者,女,56岁,背腰疼痛半年,加重3天。请叙述并演示背部推法操作。

四、抹　　法

【定义】

以拇指螺纹面或掌面着力,贴附于体表一定部位,做上下或左右、直线或弧形曲线的单向或往返抹动的一种手法,称为抹法。

【操作要领】

1. 准备姿势　术者取站位或坐位,沉肩,垂肘,根据操作部位,前臂一定程度旋前。

2. 动作要领　用指或掌在受术部位表面做各种方向线路的单向抹动、或推抹、或拉抹的操作。

3. 操作要求

(1) 频率为100～120次/分钟,压力不宜太大,"推之轻谓之抹",操作轻灵自然。

(2) 双手抹时,如果在同一条路线上并向同一个方向操作的,双手要沿直线一起一落交替进行;如果自同一起点向左右两侧分抹时,则双手要同步操作。

【手法分类】

根据使用部位的不同,可分为指抹法和掌抹法两种。

1. 指抹法　以拇指螺纹面着力,其余四指在一旁固定助力,称为拇指抹法(图3-33);用示中环三指指面着力,称为三指抹。

2. 掌抹法　以全掌或大鱼际部位着力,分别称为全掌抹法和大鱼际抹法。

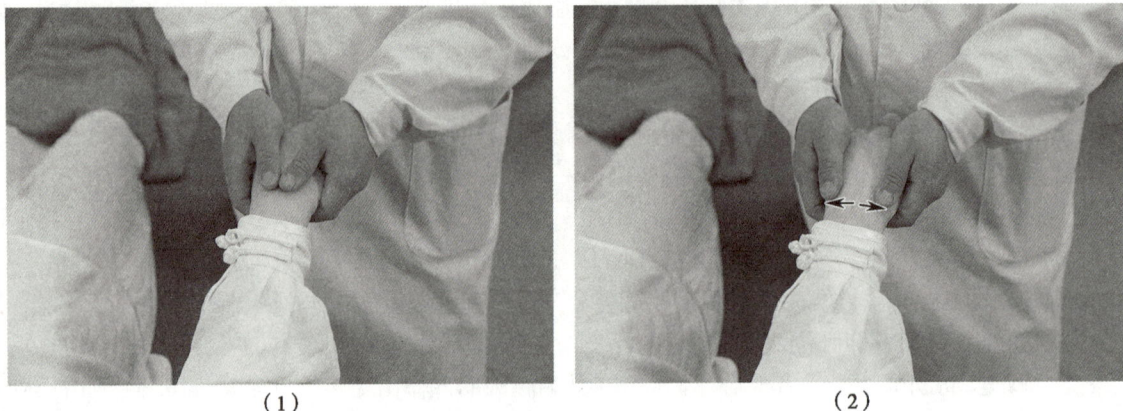

（1）　　　　　　　　　　　　　　（2）

图 3-33　拇指抹法

【注意事项】

1. 操作时拇指螺纹面或手掌面紧贴体表。

2. 用力适中,不可太重,以免动作滞涩,又不可太轻而使动作漂浮,做到"重而不滞,轻而不浮"。

3. 为防止擦破皮肤,施术时可配合润滑性介质。

【临床应用】

抹法特点轻柔舒适。主要用于头面、颈项、胸腹和四肢等部位。抹头面、颈项部,可起到开窍镇静、醒脑明目、疏风通络、安神止痛的作用,用于治疗感冒、头痛、失眠、面瘫、近视、颈椎病、落枕等病证;抹胸腹部,可起到宽胸理气、和胃降逆的作用,用于治疗胸闷、咳喘、脘腹胀满、呃逆等病证;抹四肢部,可起到舒筋通络、行气活血的作用,用于治疗肢体肿痛、麻木等病证;面部美容及腹部减肥时,常使用拉抹操作。

【技能训练】

（一）沙袋练习

术者正坐或站立位,沙袋置于桌面上。

1. 术者以单手或双手拇指螺纹面着力,在沙袋上沿前后或左右方向,做直线或弧形线往返指抹法练习。单手交替或双手同步练习。

2. 术者以单手或双手掌面着力,在沙袋上做前后或左右方向直线或弧形线往返掌抹法练习。单手交替或双手同步练习。

（二）人体练习

主要结合人体各部位进行练习。

1. 头面部　受术者坐位或仰卧位,沿印堂—神庭线做抹法练习;再由额正中线分别向两侧抹至太阳,反复数次;然后再分抹眉弓(攒竹—鱼腰—丝竹空线)、由内向外分抹眶上缘、分抹双睛(受术者闭眼,从上眼睑抹过)、分抹鼻旁(自睛明经鼻旁至迎香)、分抹双颊(沿承泣—颧髎—下关—耳前线)、分抹人中(沿人中—地仓—颊车线)、分抹承浆(沿承浆—大迎—颊车线)。

2. 后项部　受术者坐位,术者与其对面而立,双手大鱼际或掌根着力,分别由两侧风池抹至肩井穴。

3. 胸腹部　受术者仰卧位,术者用双手拇指螺纹面或手掌面着力,沿胸腹自上而下进行双手交替抹法;或由胸腹正中线,自上而下,同时向两侧做分抹法;或在腹部一侧做双手交替拉抹。

4. 手部　受术者坐位或仰卧位,术者用双手握其手掌两侧,以双手拇指螺纹面或用大鱼际分别在其手背或手掌部做上下或左右方向的往返抹法。

课堂练习

任务1:患者,男,43 岁,失眠 2 年,加重 1 周。请叙述并演示头面部抹法操作。

任务2:患者,女,69 岁,左上肢麻木、感觉减退 1 年。请叙述并演示上肢部抹法操作。

五、搓　　法

【定义】

用双手掌面对称地夹住肢体的一定部位,做相反方向的快速来回搓动的一种手法,称为搓法。

【操作要领】

1. 准备姿势　术者取马步,双腿下蹲,上身略向前倾,沉肩,垂肘,双手掌心相对并前伸。

2. 动作要领

(1) 搓肩及上肢部:受术者取正坐位或仰卧位,肢体放松。术者以双手掌根部或掌面对称用力夹持住肩关节前后及上肢被搓部位,由上向下做方向相反的来回搓揉,边搓边向下移动直至腕部止(图 3-34)。

(2) 搓下肢部:搓大腿时,受术者取仰卧位,术者以外侧手置于大腿根部外侧髋关处,内侧手掌面紧贴大腿内侧与外侧手相对应的位置,两手相对用力做快速地来回搓揉(图 3-35);搓小腿时取仰卧屈膝位,两手相对握住小腿部由上向下做方向相反的来回搓揉,边搓边向下移动直至踝部止(图 3-36)。

(3) 搓胁肋部:受术者取坐位或站位,术者位于其后方,两手向前伸出,以全掌或指面相对夹持住腋下胁肋两侧,同时做相反方向的前后搓揉,并向下移动至腰部(图 3-37)。

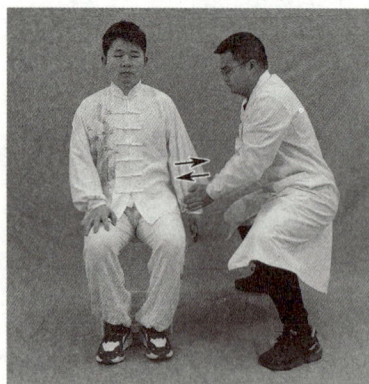
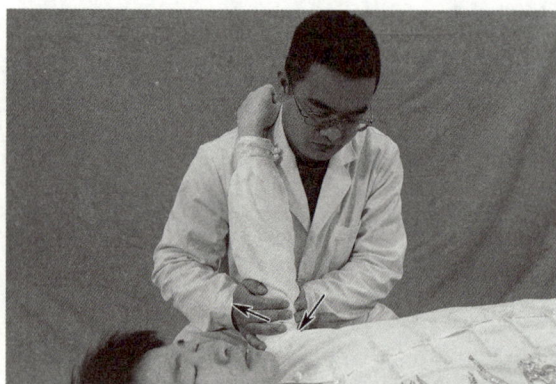

(1)　　　　　　　　　　　　　　　(2)

图 3-34　搓上肢

(1)端坐位,(2)仰卧位

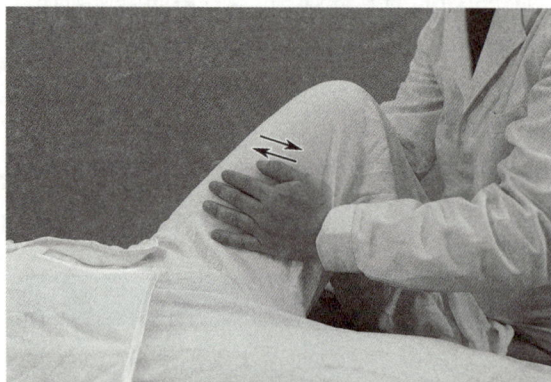
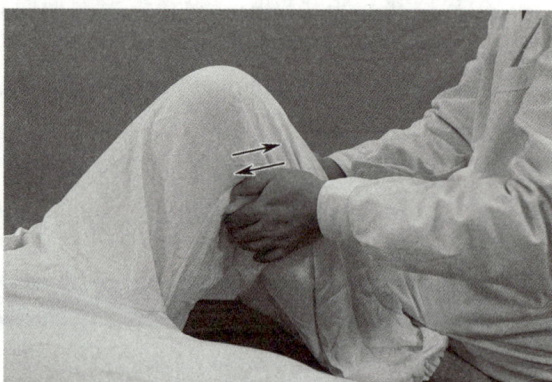

图 3-35　搓大腿　　　　　　　　　　图 3-36　搓小腿

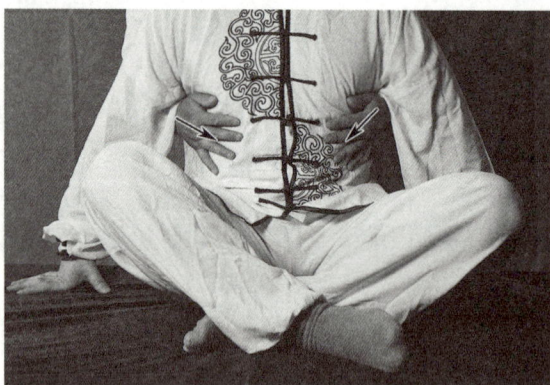

图 3-37　搓胁肋

3. 操作要求

（1）搓动时双手来回搓动的频率要快,幅度与力度要均匀,上下移动的速度则宜稍慢,要求做到"紧搓慢移"。

（2）夹持力量适中,搓动时要充分带动皮下组织。

（3）术者操作过程中须保持动作连贯、呼吸自然。

【注意事项】

1. 两手掌面对称用力,夹持肢体不可过紧,以能搓动肢体为度,否则容易造成手法呆滞。

2. 移动时一般从肢体的近端往远端移动。

【临床应用】

本法是推拿常用的辅助手法之一，主要用于上肢、下肢、胁肋及腰部，具有调和气血、理顺组织、舒筋通络与放松肌肉的作用。配合其他手法常用于治疗肢体酸痛、关节活动不利及胸胁迸伤等病证。临床常与抖法联合使用，作为治疗的结束手法。

【技能训练】

（一）沙袋练习

平时可将沙袋竖立，在沙袋上进行搓法练习。

（二）人体练习

在人体四肢、胸胁部进行各搓法练习。

课堂练习

任务1：患者，男，51岁，肩痛3个月，加重4天。请叙述并演示肩及上肢部搓法操作。

任务2：患者，女，68岁，腰及下肢疼痛2年，加重1周。请叙述并演示下肢部搓法操作。

第三节　挤压类手法

我们把用指、掌或肢体其他部位在所施部位上做按压或相对挤压的一类手法归类为挤压类手法。挤压类手法包括按压与捏拿两类手法，按压类手法主要包括按法、点法、拨法等；捏拿类手法主要包括捏法、拿法、揪法、捻法、挤法等。

知识链接

挤压类手法源流

1. 点穴推拿流派，主要是以手指按压点掐人体经络穴位以防治疾病的一种推拿方法。近代点穴推拿名派有郑怀贤经穴按摩手法、按脊疗法、胸穴指压法与指压麻醉法。

2. 按动推拿流派创始于北京按摩医院，是以北京按摩医院张震为代表通过长期临床实践而形成的以动静结合为特点的推拿流派。

3. 捏脊疗法最早见于晋代医学家葛洪在其所著的《肘后备急方》中，后发展形成了不同流派，以北京地区冯氏捏脊术最有名，其小儿捏脊流派是影响较大的小儿推拿流派之一。

一、按　　法

【定义】

用指或掌、肘部按压体表一定部位或穴位，逐渐用力，按而留之的一种手法，称按法。

【操作要领】

1. 准备姿势　术者取坐位或站位，肩、肘、手放松，指腹或掌或肘着力。

2. 动作要领　垂直向下用力，当按压力达到所需的力度并得气后，稍停片刻，然后松劲撤力，再做重复按压。

3. 操作要求

（1）按压的用力方向多为垂直向下或与受力面相垂直。

（2）要掌握好施力轻重，稳而持续，气力透达，有得气（酸、胀、痛）感，并以受术者能忍受为度。开始时用力须由轻而重，稳而持续，使刺激达到肌肉组织深部，结束时再由重而轻。

（3）要有缓慢的节奏性。

【手法分类】

根据使用部位的不同，可分为指按法、掌按法、肘按法（肘压法）等。

1. 指按法　用手指指端或者螺纹面施术。其中，用拇指螺纹面着力，余四指张开，固定于一侧以支撑助力，拇指主动施力，垂直下压，称为拇指按法（图 3-38）；以中指指端或螺纹面着力，将示指搭于中指指背支撑助力进行施术，称为中指按法（图 3-39）。

2. 掌按法　用单手或双手掌面（或双手重叠），全掌或掌根着力，以肩关节为支点，借助身体上半部的重量，通过上臂、前臂传至手掌，垂直向下按压（图 3-40）。

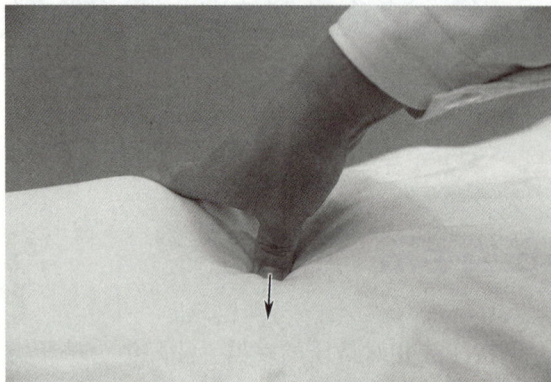

图 3-38　拇指按法

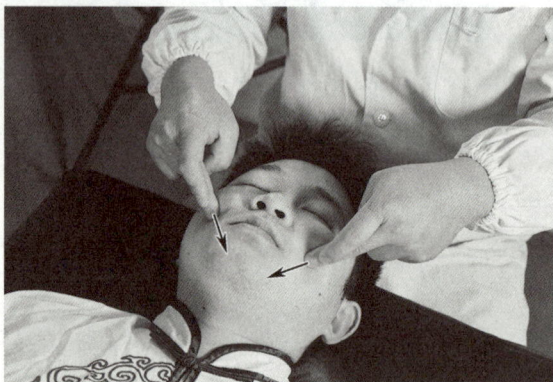

图 3-39　中指按法

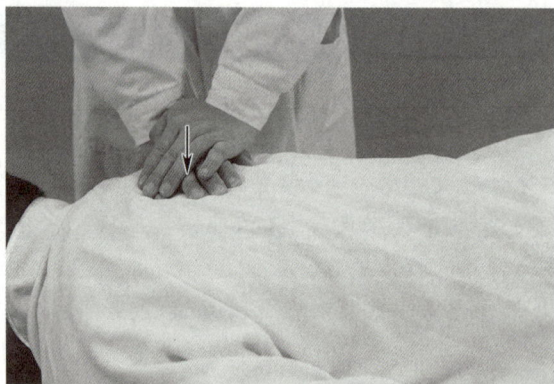

图 3-40　掌按法

3. 肘按法　即肘压法，肘关节屈曲，用尺骨鹰嘴凸起部着力，手握拳，另一手可以按压拳背以助力，以肩关节为支点，利用身体上半部的重量，对所施部位进行垂直持续按压（图 3-41）。

【注意事项】

1. 操作时，根据需要，可对所施部位进行颤压；可进行节奏性"按压—松压—按压"的操作（按压至所需力度后，要稍停片刻）；或进行持续施压操作（亦称压法）。不可突发突止，暴起暴落。

2. 指按法接触面积较小，刺激较强，常在按后施以揉法，有"按一揉三"之说，即重按一下，轻揉三下。掌按法应以肩关节为支点，身体上半部的重量容易通过上、前臂传到手掌部，使操作者不易疲劳，用力又沉稳着实。肘按法（肘压法）因刺激较强，可间歇性施用，在结束操作时，要逐渐减力，不可突然终止压力。

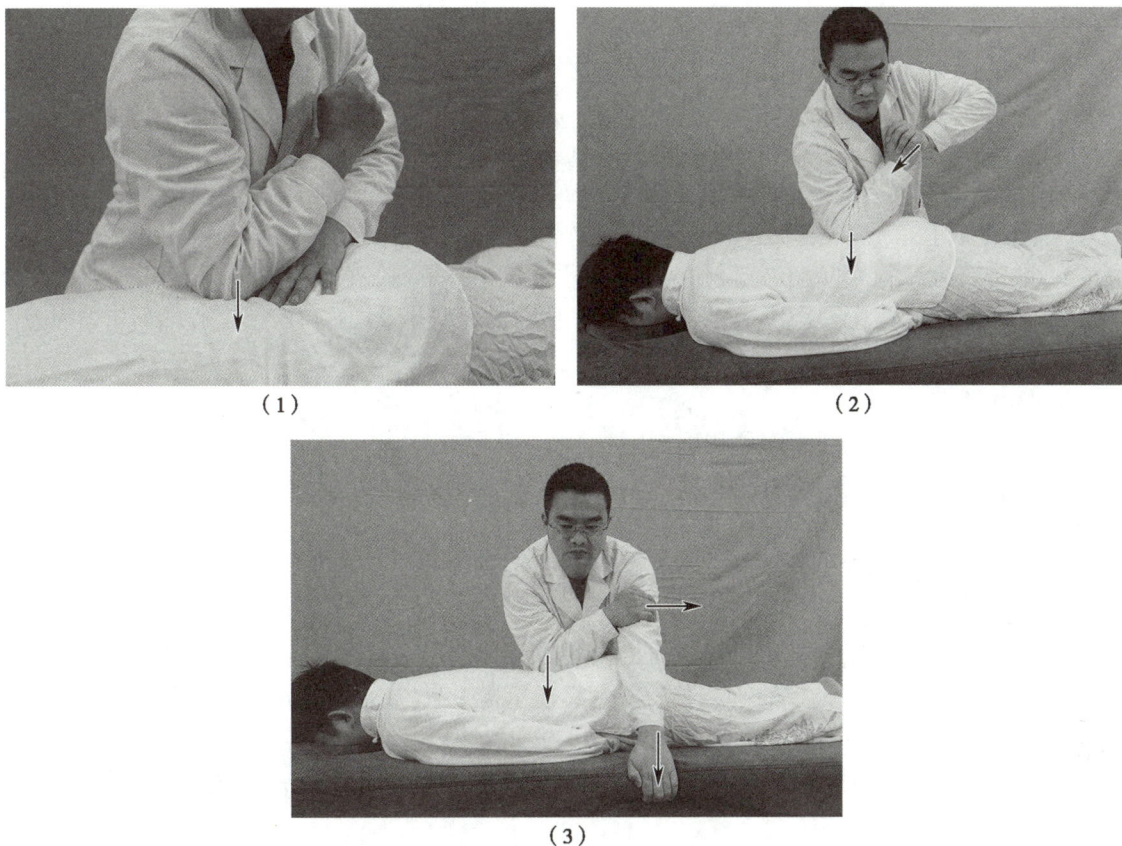

（1）　　　　　　　　　　　　　　　　（2）

（3）

图3-41　肘按法

3. 对骨质情况（如骨质疏松）要诊断明确，按时手下有度，不可突施暴力，以免造成骨折。椎体前滑脱者禁用此法。

【临床应用】

是挤压类手法的代表手法。按法常用于胸腹、背腰、下肢后侧及穴位，具有开通闭塞、解痉止痛、舒筋活血、蠲痹通络、理筋整骨及矫正脊柱畸形的作用。其中，指按法施术面积小，压强大，治疗范围较广，适用于全身各部的经穴及痛点，软组织损伤、各种退行性病变及内、妇、五官科等疾病可用此法辨证取穴进行治疗，临床上一般以拇指按法为常用。掌按法适用于较为平坦的部位，如腰背、脊柱、臀、腹、下肢后侧等。掌按法配合其他手法常用于治疗急慢性腰背肌纤维炎、脊柱生理曲度变直或后弓畸形、腹痛等病证。本法与揉法复合成按揉法，有显著的临床实用价值。

【技能训练】

人体练习

按法主要采用人体练习。

1. 在百会、颊车、肩井、曲池、合谷、肾俞、环跳、殷门、足三里等穴练习指按法。

2. 在中脘、神阙、关元等穴练习掌按法。

3. 在脊柱、腰骶练习叠掌按法。

4. 指压冲门，掌压、肘压腰、臀、大腿后侧。

课堂练习

任务1：患者，男，20岁，颈项酸痛4天。请叙述并演示颈项部拇指按法。

任务2：患者，女，48岁，腰背疼痛2天。请叙述并演示腰背部掌按法。

ER-3-3-09

按法操作视频

二、点　法

【定义】

用指端或屈曲的指间关节部着力于施术部位,持续地进行点压的一种手法,称为点法。

【操作要领】

1. 准备姿势　术者取坐位或站位,肩、肘、手放松,指端或关节突着力。

2. 动作要领　垂直向下用力,当按压力达到所需的力度并得气后,稍停片刻,然后松劲撤力,再做重复按压。

3. 操作要求

(1)点压的方向宜与受术部位相垂直。

(2)用力由轻到重,刺激由浅入深,再由深而浅,反复操作,使压力充分向下传递至组织深部,稳而持续,气力透达,有"得气"感(酸、麻、胀、痛等)。

(3)刺激量要控制在患者能耐受的范围内。

【手法分类】

1. 根据使用部位的不同,可以分为拇指端点法、屈拇指点法、屈示指点法、足点法。

(1)拇指端点法:手握空拳,拇指伸直并紧靠于示指中节,或余四指置一旁以固定助力,以拇指端着力,前臂与拇指主动发力进行点压(图3-42)。

(2)屈拇指点法:拇指屈曲,以拇指间关节背侧着力,前臂与拇指主动施力进行点压(图3-43)。

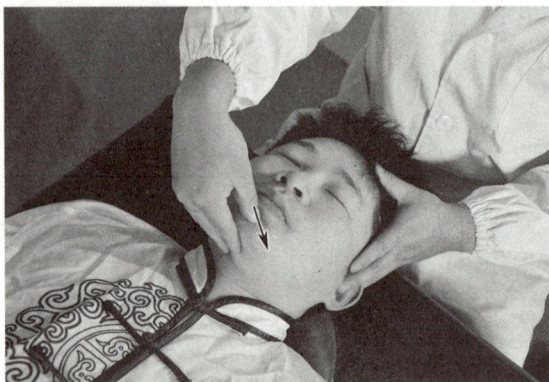

图3-42　拇指端点法

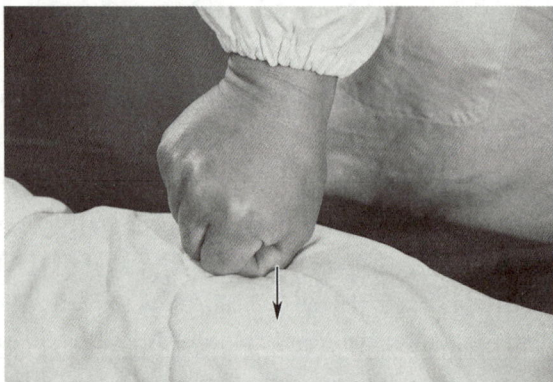

图3-43　屈拇指点法

(3)屈示指点法:示指屈曲,其他手指相握,以示指第1指间关节背侧突起部着力,拇指末节紧压示指指甲部以助力,前臂与示指主动施力进行点压(图3-44)。

(4)足点法:用足蹬趾端着力进行点压。

2. 根据动作形态的不同,可分为掐点法、勾点法。

(1)掐点法:拇指屈,用指甲端点压。

(2)勾点法:用中指指端勾住所施部位(廉泉、天突、风池等穴),进行勾点操作(图3-45)。

【注意事项】

1. 点按过程中注意吸定,避免点压时施术部位在受术部位上滑动拖擦而造成损伤。

2. 不可突施暴力,既不能突然发力,也不可突然收力。

3. 对年老体弱、久病虚衰者用力不可过重,心功能较弱患者慎用或忌用。

4. 可点后予揉,形成点揉复合手法,以缓解刺激、避免气血积聚、防止软组织损伤。

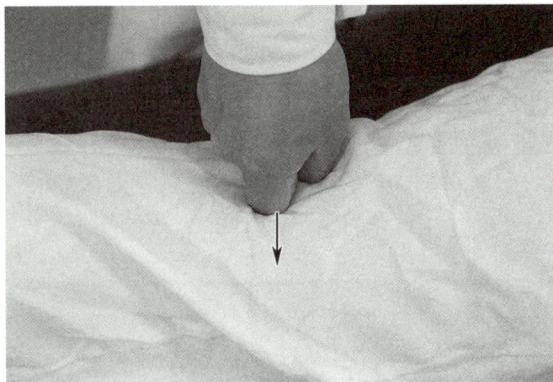

图 3-44　屈示指点法

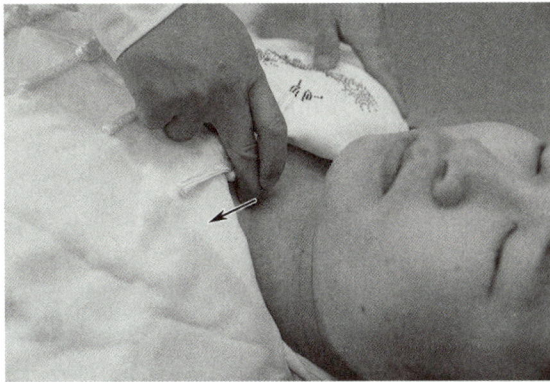

图 3-45　勾点天突穴

ER-3-3-10

点法操作视频

【临床应用】

点法具有着力点小、刺激强的特点,主要用于穴位及痛点,具有明显的"以痛止痛"的功效,在治疗操作中可起到开通闭塞、通经止痛、调整脏腑功能等作用,临床主要用以治疗脘腹挛痛、风湿顽痹、陈伤疼痛、肢痿瘫痪等病证。

【技能训练】

（一）基本功法

由于点法要有一定的指力,所以要经常进行指力练习。

1. 可采用五指撑等现代指力练习方法。

2. 在传统练功方法中重点练习五指或三指的卧虎扑食势。

（二）人体练习

1. 用拇指点或屈指点太阳、阳白、曲鬓、下关、颊车等穴;拇指点风池、风府、肩井、肩中俞、肩外俞、风门、肺俞等穴;肘点大肠俞、环中、居髎、环跳等穴。

2. 受术者仰卧位,用中指勾点廉泉、天突、风池、委中、承山等穴。

课堂练习

任务1:患者,女,24岁,发热1天。请叙述并演示拇指点曲池穴。

任务2:患者,男,22岁,牙痛4小时。请叙述并演示拇指点合谷穴。

三、拨　　法

【定义】

用指端、掌根等部位施术,对受术部位的筋腱等条索状组织进行横向拨动的一种手法,称为拨法。

【操作要领】

1. 准备姿势　术者取坐位或站位,肩、肘、手放松,指端或掌根着力。

2. 动作要领　缓慢用力,向下按压,垂直拨动,自行放松。

3. 操作要求

（1）应带动皮下组织一起来回拨揉运动,使肌纤维、肌腱或韧带横行移动。

（2）用力要轻重得当。

【手法分类】

根据使用部位的不同,可分为指拨法和掌根拨法。

1. 指拨法　拇指伸直或微屈，以拇指指端着力，余四指置一旁以助力，拇指适当用力点压至一定深度，待有酸胀感时，再做与肌纤维、肌腱、韧带或经络、经筋成垂直方向的单向或来回拨动，可双拇指重叠操作，称为拇指拨法（图3-46）。以并拢的示中二指或者并拢的示中环三指端面着力，以拇指置一旁以助力，进行拨法操作，称为二指拨法或者三指拨法。

2. 掌根拨法　腕关节微背屈，以手掌掌根部着力，适当用力点压至一定深度，待有酸胀感时，再做与肌纤维、肌腱、韧带或经络、经筋成垂直方向的单向或来回拨动，称为掌根拨法（图3-47）。

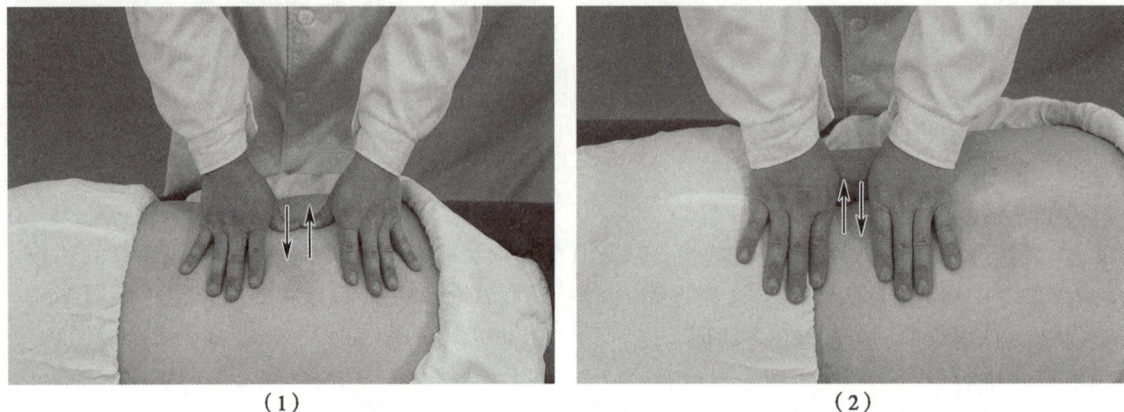

（1）　　　　　　　　　　　（2）

图 3-46　拇指拨法

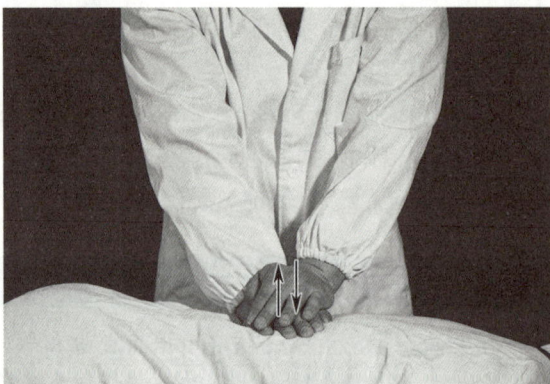

图 3-47　掌根拨法

【注意事项】

1. 拨动时手指面不能在皮肤表面摩擦移动，不能用爪甲着力操作，以免损伤皮肤。如果对肌纤维、肌腱或韧带施以弹动性拨动，则着力部与皮表有摩擦滑动，但要避免皮肤损伤。

2. 力度太轻则力浮，只能拨动皮肤，起不到对筋腱的刺激作用；过重则力死，使动作滞涩而产生不适感。

3. 急性软组织损伤者禁用。

【临床应用】

本法用于颈、肩、腰、臀、四肢等部位的肌肉、肌腱、韧带、病理性条索状组织。在治疗操作时，可视受术条索状组织的长度，分别选择一指、二指或三指拨法，可定点施拨，也可沿条索状组织的长轴方向边拨边向前移动。本法在治疗时可起到剥离粘连、消散结聚、解痉止痛、调理筋膜等作用。临床上配合其他手法，弹拨肩部周围肌群可以治疗肩周炎、冈上肌肌腱炎、肩峰下滑囊炎、肱二头肌长头肌腱炎等病；指拨颈项部肌群，配合提拿法、推法、颈椎扳法等能治疗颈椎病、落枕、颈部伤筋等病；弹拨腰背肌群和上下肢肌群，配合㨰法、按法等可治疗中风偏瘫、腰背肌筋膜炎、肥大性脊椎炎等病；弹拨腰骶、臀及下肢肌群，配合肘点法、斜扳法、拔伸法等可治疗腰椎间盘突出症、第三腰椎横突综合征、梨状肌综合征、风寒湿痹等病证。

应用时可在患处找到某一体位时最痛的一点，拇指端按住此点不放，嘱其转动肢体至痛转轻的新体位时，再施以拨法，此即"以痛为腧，不痛用力"的点拨治疗法，有很好的止痛效果。

【技能训练】

人体练习

1．可选择肱二头肌长头肌腱、背腰部骶棘肌、第三腰椎横突、股二头肌腹等部位，分别练习单手单指、二指或三指拨法与双手拇指叠指拨法。

2．点拨肩内陵、肩贞等穴。

3．点拨颈项、肩背、腰臀等部位的痛点及软组织增生物。

课堂练习

任务1：患者，女，48岁，颈项疼痛2年，加重2天。请叙述并演示颈项部斜方肌拨法。

任务2：患者，男，44岁，腰肌劳损3年，加重酸痛1天。请叙述并演示腰背部竖脊肌拨法。

四、捏　法

【定义】

用拇指和其他手指相对用力夹住施术部位的皮肤进行对称性挤压的一种手法，称为捏法。

【操作要领】

1．准备姿势　术者取坐位或站立位，肩、肘、手放松，拇指与其他手指指腹着力。

2．动作要领　捏住皮肉，相对用力，有节奏地进行"捏—松—捏"的操作。

3．操作要求

（1）操作时用指面施术，不可用指端操作。

（2）施力时拇指与其余手指双方力量要对称，用力要均匀而柔和，动作要连贯而有节奏性。

（3）拇指与其余手指间要具有持久的对合力，须长期习练并结合练功。

【手法分类】

1．根据使用手指多少的不同，可将其分为二指捏、三指捏、五指捏等。

（1）二指捏法：是用拇指与示指桡侧着力，又称为拇示指捏法。

（2）三指捏法：用拇指与示、中指指面着力，又称为拇示中指捏法。

（3）五指捏法：用拇指和其余四指指面着力（图3-48）。

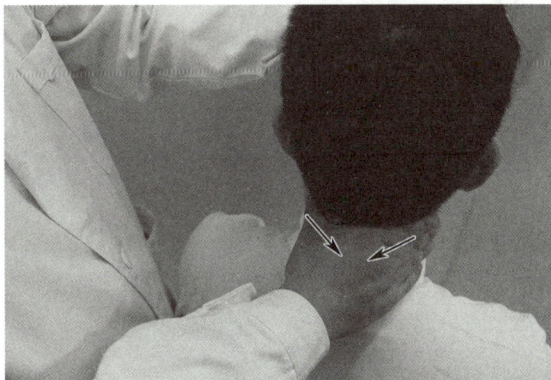

图3-48　五指捏法

2. 捏脊法　以双手捏拿受术者背部脊中线的推拿方法，又称捏脊法。受术者取俯卧位，术者站于其体侧，用两手拇指指腹与示中环三指腹或者屈示指桡侧缘相对用力，捏起皮肤，从长强穴开始，边捏边提起皮肤向上推移，至大椎穴止，一般捏3～5遍，捏至最后一遍时，每捏三次增加一个较重的提拉动作，谓之"捏三提一"法。分为拇指前位及拇指后位。

（1）拇指前位：用示指桡侧面抵住腰骶部皮肉，拇指在前，捏起皮肉，交替向前移动，捏至大椎穴（图3-49）。

（2）拇指后位：用拇指面抵住腰骶部皮肉，示中指在前，将皮肉捏起，或两手捏提捻转，并交替向前移动，捏至大椎穴（图3-50）。

捏脊法操作时注意：捏提肌肤多寡及用力要适度，捏之过多，则动作呆滞，不易向前推动，过少则滑脱；用力过大则疼痛，过小则刺激量不足。捏脊法包含了捏、捻、提、推等复合动作，动作宜灵活协调。若掌握得法，操作娴熟，在提拉时，常发出"嗒嗒"声。

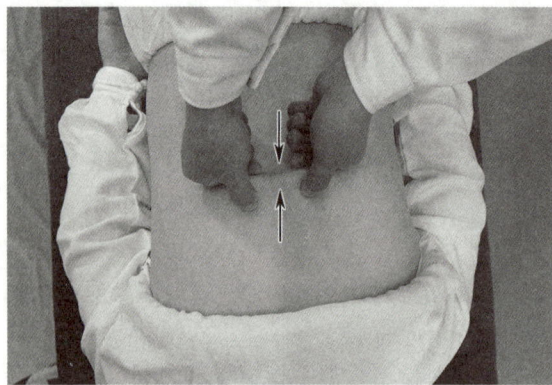

图3-49　捏脊法（拇指前位）	图3-50　捏脊法（拇指后位）

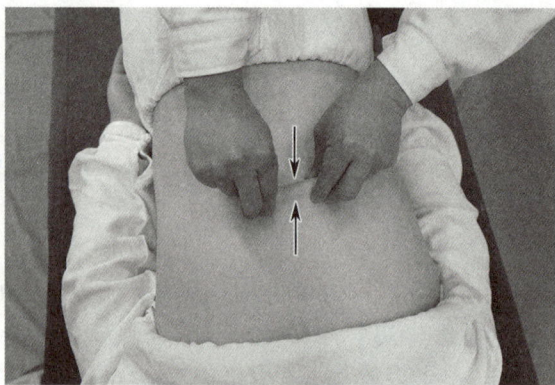

ER-3-3-12

捏脊法操作视频

【注意事项】

1. 用指面着力，避免用指端着力抠掐。

2. 夹持的力量要松紧适宜，每次提捏的皮肤要适中，两指相对而不要拧转，以皮肤发红为度。

3. 捏法用力要对称、均匀、柔和，动作要连贯而有节奏性。

4. 可在所施部位涂以润滑剂，以防损伤皮肤或造成难忍之皮肤锐痛。

【临床应用】

本法适用于四肢、肩背、颈项等部位，在治疗操作时可起到舒筋通络、行气活血、解肌发表、解除疲劳等作用。临床常配合拿法、揉法等治疗颈椎病、肩周炎、四肢酸疼等病证。二指捏法在面部操作时可用于治疗面瘫、面肌痉挛及面部肌肉萎缩、麻痹等病证，也可用于美容保健；五指捏法适用于肩、背、腰、腹等面积较大的部位，可以治疗肌肉劳损、风湿痹痛、腹胀痞满、饮食积滞、月经不调等，也可用于腹部减肥。

【技能训练】

人体练习

术者可在自己或受术者身上练习。

1. 在颈项部练习三指捏法。

2. 在脊背部练习捏脊法。

3. 在四肢部练习五指拿捏法。

任务1：患者，男，5岁，食积腹胀1天。请叙述并演示拇指前位捏脊法。

任务2：患者，女，30岁，失眠半年，加重3天。请叙述并演示拇指后位捏脊法。

五、拿　法

【定义】

用拇指和其余手指相对用力，有节律性地提捏或揉捏肌肤的一种手法，称为拿法。

【操作要领】

1. 准备姿势　术者取坐位或站位，肩、肘、手放松，拇指及其他手指指面相对用力。

2. 动作要领　捏住受术部位的筋肉，相对用力，逐渐收紧，缓缓提揉。

3. 操作要求

（1）施术时使用指面，且注意指面要吸定受术部位的皮肤。

（2）各动作环节要协调，腕部要放松，动作柔和灵活并富于节律。

（3）提拿的劲力要深透，但加力要缓慢柔和而均匀，用力要由轻到重，再由重到轻。

【手法分类】

1. 根据所使用手指的情况，可将其分为三指拿法和五指拿法。

（1）三指拿法：用拇指与示中指进行拿法操作（图3-51）。

（2）五指拿法：用拇指与余四指进行拿法操作（图3-52）。

2. 根据其与其他手法组合应用，可将其分为拿捏、提拿、拿揉、抓拿等法。

（1）拿捏：对受术部位筋肉进行对称性捏挤的操作。

（2）提拿：在捏住受术部位筋肉的基础上进行提捏的操作。

（3）拿揉：对受术部位进行边拿边揉的操作。

（4）抓拿：拿法在头部的操作，即实施抓、按动作。

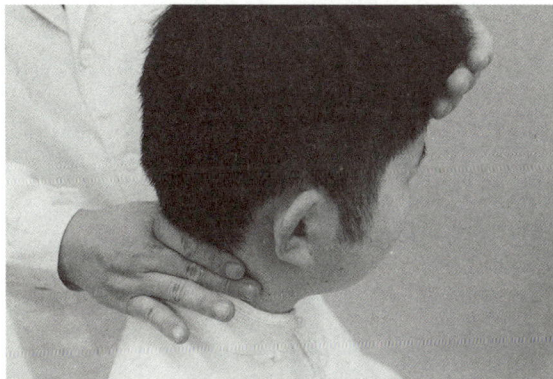

图3-51　三指拿法　　　　　　　　　　图3-52　五指拿法

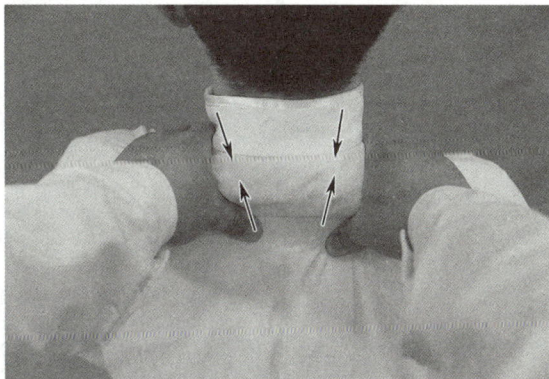

【注意事项】

1. 本法的作用部位主要是人体深层的肌腱、韧带、肌束等各种条索状组织，提拿时不能仅夹持表皮，更不能用指甲抠掐受术部位，避免在上提时指面与受术部位产生摩擦而引起疼痛等不适感，拿后常继以揉摩，以缓和刺激。

2. 根据需要，在颈项、肩、背部可行强刺激重拿，以开窍发汗；可行轻重交替性、节奏性、连续性、舒适柔和的拿揉操作，以舒筋活络。可根据需要，边拿边循序移动。

【临床应用】

本法主要用于颈项、肩背、四肢及腹部，在治疗操作中可起到疏经通络、祛风散寒、行气活血、解痉止痛、软坚散结、开窍发汗等作用。临床上常与其他手法配合治疗颈椎病、落枕、软组织损伤、肩周炎、外感头痛、腹痛、半身不遂、骨化性肌炎、高血压、运动性疲劳等病证。

【技能训练】

人体练习

术者可在自己或受术者身上练习。

1．**拿肩井**　即拿该穴处之斜方肌肌束。

2．**拿肩背部**　即拿位于肩胛骨间区之骶棘肌肌束或提拿脊背部皮肉。

3．**拿腋前筋**　即拿腋前壁之胸大肌、胸小肌。

4．**拿上臂**　即拿肱二头肌或肱三头肌肌束。

5．**拿小腿**　即拿腓肠肌肌束或跟腱等。

以上操作，可做单手练习亦可做双手拿法练习；可做拿法定点练习，也可沿所拿筋索纵轴，边拿边由一端缓缓向另一端移动，即做拿法的走线练习。

课堂练习

任务1：患者，女，26岁，落枕颈痛1天。请叙述并演示颈项部拿法。

任务2：患者，女，30岁，肩部酸痛1周。请叙述并演示三角肌拿法。

六、捻　法

【定义】

用拇、示指夹住治疗部位进行捏揉捻动的一种手法，称为捻法。

【操作要领】

1．**准备姿势**　术者取坐位或站位，肩、肘、手放松，用拇指螺纹面与示指的中、末节螺纹面或示指桡侧缘着力。

2．**动作要领**　相对捏住指或趾，拇指、示指主动运动，稍用力做对称性快速捏揉搓捻动作（图3-53）。

3．**操作要求**

（1）相对捏住受术部位，捻动时动作要灵活连贯，柔和有力。

（2）搓捻幅度由大而小，可边捻边移，捻动的速度宜快，移动要慢。

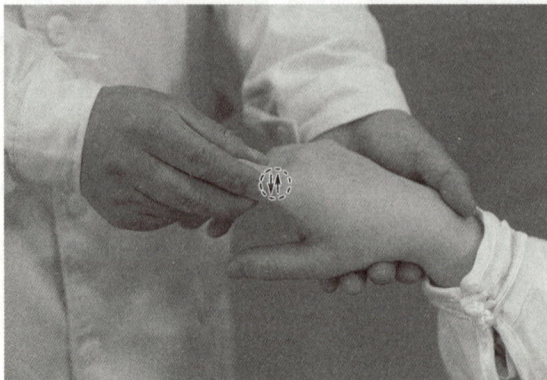

图3-53　捻法

ER-3-3-14

捻法操作视频

【注意事项】

注意用力不要僵硬、呆滞。

【临床应用】

本法用于手指、足趾。具有理筋通络、滑利关节、消肿止痛、活血祛风等功效。常用于指、趾间关节疼痛、肿胀、屈伸不利等病证，也可作为辅助手法治疗颈椎病、瘫痪、类风湿关节炎、屈指肌腱腱鞘炎等病证。本法常与搓法、抖法等手法配合，作为治疗的结束手法。

【技能训练】

本法可先着重练习施术手指的徒手相对搓捻动作，然后再在手指、足趾练习捻法，可同时配合拔伸、摇转、捋勒之法。

课堂练习

任务1：患者，女，66岁，手指麻木不仁1天。请叙述并演示手指捻法。

任务2：患者，男，58岁，手指间关节疼痛5天。请叙述并演示手指捻法。

七、揪　法

【定义】

用屈曲的示指与中指或用拇指与屈曲的示指夹住所施部位的皮肤，进行扯、揪，或扯而拧之的一种手法，称为揪法，亦可称为扯法、拧法，是一种广泛流传于民间的手法。

【操作要领】

1.准备姿势　术者取坐位或站位，肩、肘、手放松，用屈曲的示指尺侧面和屈曲的中指桡侧面，或用拇指指面和屈曲的示指中节桡侧面着力。

2.动作要领　用力夹住受术部位的皮肤，缓缓将皮肤向外扯拉，再从夹持的两指间滑出，一揪一放，反复连续操作，可闻及"哒哒"声响，发红为度（图3-54）。

3.操作要求

（1）操作时，施术的手指可蘸清水或润滑剂，随蘸随扯。

（2）以皮肤出现红紫色斑痕为度，前人称之为"痧痕透露"。

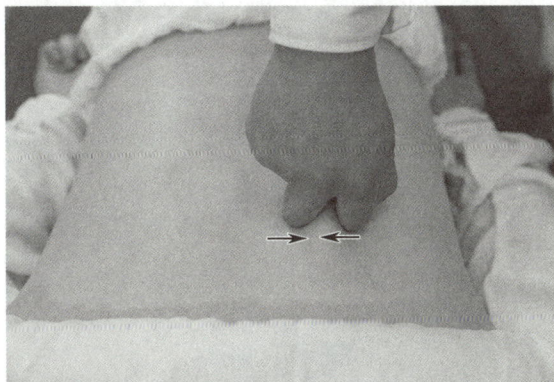

图3-54　揪法

【注意事项】

1.夹扯的力度不可过大，也不可过小，不要损伤皮肤。

2.一般连续操作10余次后，所施处仍未出现红斑者，则非本法适应证。

【临床应用】

本法多用于前额、颈项及背部,具有祛风散寒、疏通经络、引邪外出等功效。常和其他手法配合治疗头痛、咽喉肿痛、痧证、肩背酸痛、颈项强痛等病证。

【技能训练】

术者可先在自己身上适应部位上练习单手或双手扯、揪、拧动作。用力不宜太重,体会微痛而舒适的特殊感觉,待动作熟练后再在他人身上练习。

1. 在前额部练习揪扯法。

2. 在颈项、胸腹、华佗夹脊等部位练习扯法、拧法。

课堂练习

任务1:患者,女,46岁,颈项强痛1天。请叙述并演示颈项部揪法。

任务2:患者,女,54岁,肩背酸痛6小时。请叙述并演示肩背部揪法。

八、挤　法

【定义】

用双手掌根或指端对称性向中心捏挤所施部位皮肤的一种手法,称为挤法。是民间较为流行的手法。

【操作要领】

1. 准备姿势　术者取坐位或站位,肩、肘、手放松,双手掌根或一手拇指与示指或两手拇示指的指面着力。

2. 动作要领　用力捏住受术部位的皮肤或筋结,进行对称性向中心挤捏操作(图3-55)。

3. 操作要求

(1)缓缓挤捏,双手指用力要均匀对称。

(2)以受术皮肤发红或透出紫色斑痕为度,但不可损伤皮肤。对筋结或者腱鞘囊肿,应以肿块缩小或被挤破为度。

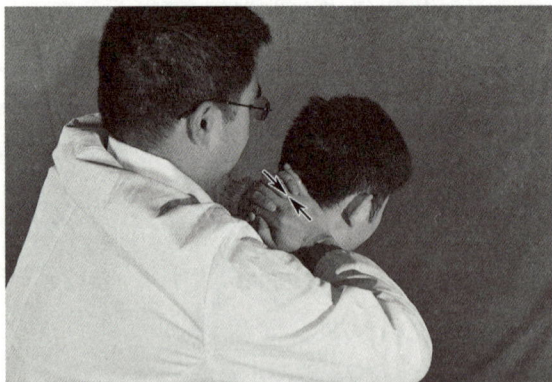

图3-55　挤法

【注意事项】

1. 不要用力过猛,也不要用指尖抠掐。

2. 对于时间较久的筋结,不可强行挤破。

【临床应用】

本法适用于全身各部,常用于前额、颈项、脊背及四肢关节部,具有通经活络、活血止痛、消散筋结等功效。常和其他手法配合用于头痛、关节酸痛、肢体麻木、腱鞘囊肿、风寒感冒等病证的治疗。

【技能训练】

术者可先在自己身上适应部位练习单手挤法或双手挤法动作。

练习时，挤力由轻渐重，一挤一放，反复挤压，至出现瘀斑。用力不宜太重，体会微痛而舒适的特殊感觉，待动作熟练后再在他人身上练习。

课堂练习

任务1：患者，男，39岁，颈项酸痛2天。请叙述并演示大椎穴挤法。

任务2：患者，女，48岁，腱鞘囊肿1个月。请叙述并演示手腕部挤法。

第四节　振颤类手法

我们把能使受术部位振颤或抖动的手法归结为振颤类手法。其主要包括振法、颤法和抖法三种。

知识链接

振颤类手法文献辑录

《西洋按摩术》（丁福保）："颤振法：其术颇难。将手掌或手指头贴于施术部，行颤振运动；或以手把握一部而颤动之。犹之叩打法，唯术者之手，不与皮肤相离耳。行此法之际，术者之前膊，于腕关节曲为直角，上膊与肘关节曲为直角，伸直手指，自肘关节以次震及于前膊全部，而患者之皮肤，亦因之受震动也。手掌颤振法，用于胸腹内脏；指头颤振法，用于神经系；把握颤振法，用于腹部内脏。"

《最新按摩术讲义》："振颤法：此法轻轻屈曲肘关节，而以指头或手掌，贴于被术者之体表，迅速屈伸肘关节，而使起正规则之微细震动。其震动以前膊手关节及手指为介，而使传达于施术部，且以应用于头部、胸部、腹部等者也。此振颤法，欲完全行之，亦须有多年之练习。""振颤法之生理的作用：振颤法者，其主要在作用于神经及筋肉，而使盛其机能。即对于神经，弱振颤法，增其亢奋性；强振颤法，则制止之。又对于筋肉，则有增其收缩力之效。"

一、振　　法

【定义】

以掌或指在人体某一部位或穴位上做连续不断振动的一种手法，称为振法。

【操作要领】

1.准备姿势　术者取站立或坐位，沉肩，垂肘，放松上臂和前臂，五指自然伸直，以指或掌着力施术。

2.动作要领　术者注意力集中于掌或指，前臂腕屈肌群与腕伸肌群交替紧张收缩以发力，产生快速而强烈的振动，使受术部位或穴位产生振动、温热或舒松感。

3.操作要求

（1）前臂和手部必须静止性施力，即将前臂与手部肌肉绷紧，掌指部自然用力。

（2）术者注意力要高度集中于掌或指，呼吸调匀，气沉丹田，并用意念将气从丹田提起，沿施术手的内侧运引至掌中劳宫穴或中指端，做到以意引气、以气生力、以力发振。古有"意气相随""以意领气"之说。

（3）一般认为振法属内功流派手法，施术者要习练内功，以增强手法的气力。

（4）要有较高的振颤频率，振动频率为8～11次/秒。

【手法分类】

根据使用部位的不同，可分为指振法和掌振法。

1.指振法　以拇指或中指指面着力（图3-56）。

2.掌振法　以掌面着力（图3-57）。

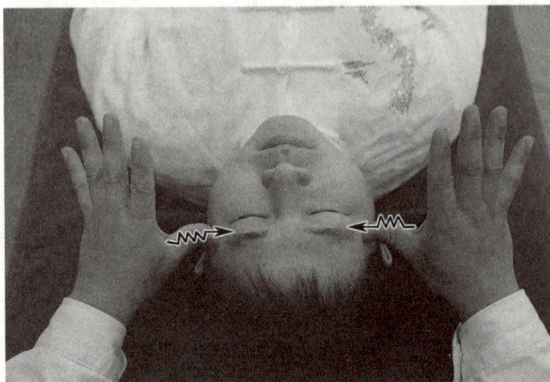

图3-56　指振法

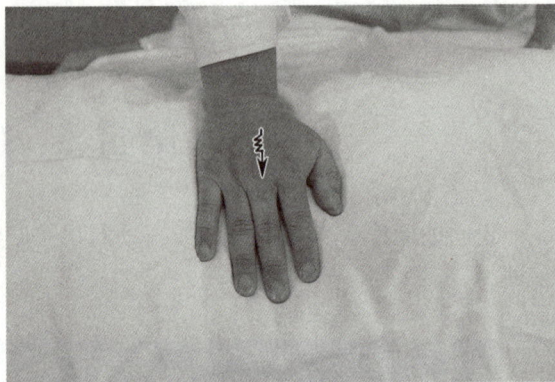

图3-57　掌振法

【注意事项】

1.用中指操作时注意将示指置于中指背后以助力。

2.振动时注意不要产生主动摆动或颤动，不要施加额外压力。

3.切不可闭气，用强力"硬屏"而发振，这样不但手法不能持久，而且久之必损正气，造成自伤。

【临床应用】

本法适用于面部与胸腹部。具有镇静安神、明目益智、消积导滞、温中理气、调节肠胃功能等作用，对失眠、健忘、焦虑、自主神经功能紊乱、胃肠功能失调及运动员赛前紧张等有显效。

【技能训练】

（一）基本功法

由于振法操作有一定难度所以要进行一定的基本功练习。

1.重点练习易筋经韦驮献杵势，注意练习丹田开合、贯气、运气等各个环节的意念调控与操作要领。

2.做抖臂和甩腕练习。

（1）抖臂练习：术者取易筋经站势，两上肢自然下垂，肌肉放松，拇指向前，手掌向内，与股外侧相对，意念、呼吸及身姿进入功法状态。稍站片刻后，双上肢缓缓发力做内外方向的摆动，幅度由大渐小，频率由慢渐快，动作由摆动渐渐变为抖动，每次练习持续30秒～1分钟。

（2）甩腕练习：术者取易筋经站势，双上肢向前伸出，肩、肘、前臂与环拱抱球势相同，腕关节自然伸直，五指自然伸开，掌心向下。待全身进入功法状态后，用意念使手腕做上下伸、屈晃动，幅度由大渐小，频率先慢渐快，动作由有意识的上下颤动渐渐转为一种自动化的小幅度快频率的振动。

（二）人体练习

1.可在自己的大腿上或合谷穴上练习。

2. 受术者正坐,术者站于其侧前方,取其百会、大椎等穴练习中指振法。

3. 受术者仰卧,术者坐于其右侧,取其中脘、神阙或丹田穴练习掌振法。

课堂练习

任务1:患者,女,15岁,眼部疲劳、视物模糊2天。请叙述并演示睛明穴指振法操作。

任务2:患者,女,35岁,胃脘部疼痛1周。请叙述并演示中脘穴单掌振法操作。

二、颤 法

【定义】

以指或掌在施术部位做颤动的一种手法,称为颤法。

【操作要领】

1. 准备姿势 术者取站立或坐位,沉肩,垂肘,放松上臂和前臂,以示、中二指或示、中、环三指螺纹面,或掌面着力。

2. 动作要领 手和臂部肌肉绷紧,主动施力,作节律性颤动,使受术部位连同术者手臂一起颤动。

3. 操作要求

(1)术者肘关节成120°～140°,用肘关节的节律性小幅度屈伸带动手掌产生颤动动作。

(2)对施术部位要施加合适的压力,既不过重,又不能过轻,以适合颤动传递为宜。

(3)频率一般认为在200～300次/分钟。

【注意事项】

1. 不要将肘伸直,用手腕主动发力,容易导致疲劳。

2. 颤法是通过手臂部肌肉绷紧加之主动运动而使所施部位颤动;振法是手臂部肌肉静止性用力,而不做其他的主动运动,要注意区别。

【临床应用】

与振法相比,本法颤动的幅度大而频率低,刺激温和而舒适,适用于腹部。可起到温中、散寒、止痛、调理脾胃等功效,主要用于寒性腹痛、胃脘胀满、消化不良、食欲不振、便秘、胃肠功能紊乱、痛经等病证的治疗。

【技能训练】

人体练习

选择在中脘穴,或神阙穴上反复练习单掌颤法或叠掌颤法。

课堂练习

任务1:患者,女,25岁,胃脘部不适3天。请叙述并演示中脘穴指颤法操作。

任务2:患者,女,35岁,脐周胀痛1周。请叙述并演示神阙穴单掌颤法操作。

三、抖 法

【定义】

用双手或单手握住受术者肢体远端,用力做快速地连续不断小幅度地上下抖动的一种手法,称为抖法。

【操作要领】

1. 准备姿势　受术者取坐位或者卧位,术者站于一侧,用双手或者单手握住手腕或者足踝部。

2. 动作要领　用力做连续地上下抖动,使其上肢肩关节或下肢髋部产生抖动舒松感。

3. 操作要求

(1) 受术肢体要自然放松、伸直。

(2) 操作时动作要连续不断,抖动波应从肢体的远端传向近端。

(3) 抖动的幅度要由大而小,频率要由慢到快。

【手法分类】

1. 抖上肢　受术者站位或坐位,令其上肢放松。术者双手握其腕部,两前臂微用力,做连续小幅度地上下抖动,使抖动波传递到肩部(图3-58);或术者以一手按其肩部,另一手握其腕部,做连续小幅度的上下抖动,并边抖边使肩关节前后方向活动;亦可单手握其手指部,进行连续小幅度的横向抖动。

2. 抖下肢　受术者仰卧位,下肢放松。术者双手分别握住受术者一侧或两侧踝部,将下肢拎起(离开床面约30cm),然后用力做连续的上下抖动,使其下肢及髋部产生抖动舒松感(图3-59)。

3. 抖腰　受术者俯卧位,两手拉住床头或由助手固定其两腋部。术者两手握住其两踝部,两臂伸直,身体后仰,牵引其腰部,待其腰部放松后,术者身体前倾,随身体起立之势,瞬间用力,做两三次较大幅度的腰部抖动,使腰椎在受牵拉的同时上下抖动(图3-60)。

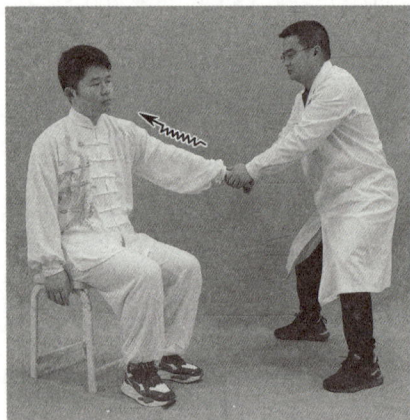

图3-58　抖上肢

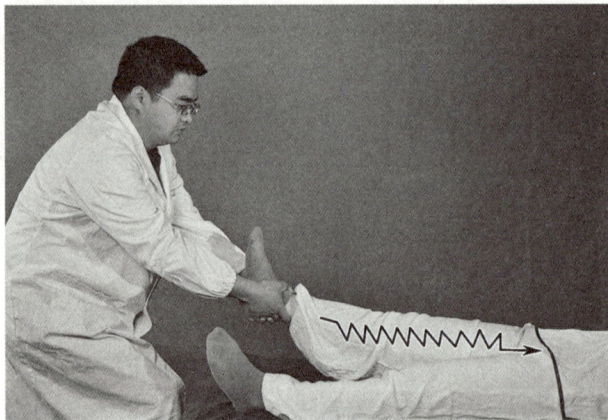

图3-59　抖下肢

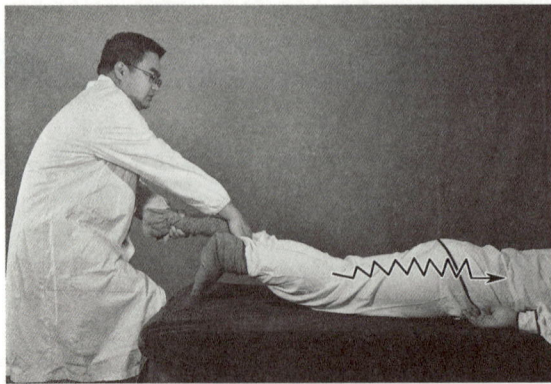

图3-60　抖腰

【注意事项】

1. 操作时动作要连续、轻松，固定患肢的双手不要捏得太紧，不要将抖动的肢体牵拉得太紧，否则使动作滞涩。

2. 抖动的幅度要小，一般控制在 2～3cm 以内。上肢抖动频率，250 次 / 分钟左右；下肢抖动频率宜稍慢，100 次 / 分钟左右即可。

3. 术者呼吸自然，不能屏气。

4. 抖腰法属于复合手法，以拔伸牵引和较大幅度的短阵性抖动相结合，要掌握好发力时机，趁腰部放松时再行抖动。受术者腰部活动受限，疼痛较重，肌肉不能放松者及肩、肘、腕有习惯性脱位者禁用。

【临床应用】

本法主要用于四肢及腰部，常在搓法之后使用，是治疗操作的结束手法。作为辅助手法主要用于肩周炎、颈椎病、髋部伤筋、腰扭伤、腰椎小关节滑膜嵌顿、腰椎间盘突出症等颈、肩、臂、腰、腿部疼痛性疾患的治疗。抖上肢、下肢具有疏松肌筋、滑利关节的作用；抖腰治疗腰扭伤、腰椎小关节滑膜嵌顿、腰椎间盘突出症，有松解粘连和复位的作用。

【技能训练】

人体练习

1. 按本法操作要领反复练习上肢与下肢的各式抖法动作。抖动的方向要掌握好，起势时抖动的幅度要稍大、频率要稍慢，待受术肢体放松后，再渐渐地幅度由大到小，频率由缓到快。

2. 抖腰法练习时，如果术者自身的体力小，估计不能完成此动作时，不要勉强，待培养好体力后再练习。要注意练习时用力不可过猛，以免造成损伤。

课堂练习

任务 1：患者，女，25 岁，髋部酸痛不适 3 天。请叙述并演示下肢抖法操作。

任务 2：患者，男，55 岁，左肩关节疼痛 1 个月。请叙述并演示左肩及上肢抖法操作。

第五节　叩击类手法

我们把具有拍击、叩击动作的手法归类为叩击类手法。代表手法有拍法、击法和叩法。

一、拍　　法

【定义】

用虚掌或特制拍子有节奏地拍打体表的一种手法，称为拍法。

【操作要领】

1. 准备姿势　术者取站立位，两足自然分开或成马步，沉肩，垂肘，腕关节放松，五指自然伸直并拢，掌指关节微曲，形成空心掌。

2. 动作要领　前臂主动运动，上下挥臂，有节奏地用虚掌拍击施术部位（图 3-61）。操作时，先将术手抬起，对准治疗部位以一种富有弹性的巧劲向下拍打后，随即"弹起"，并顺势将术手抬起到动作开始的位置，以便进行下一个拍打动作。

3. 操作要求

（1）整个掌指周边同时接触体表（兜住空气），声音发空而无疼痛。

（2）拍打时腕部放松，抬起时腕关节掌屈蓄势，下落过程中逐渐变为背伸。用力要均匀，平稳有节奏，拍打后手掌要迅速提起，不要在拍打部位停顿。

（3）轻拍以皮肤轻度发红、发热为度，拍动的频率较快；中、重度拍法操作稳定，一般不超过10次。

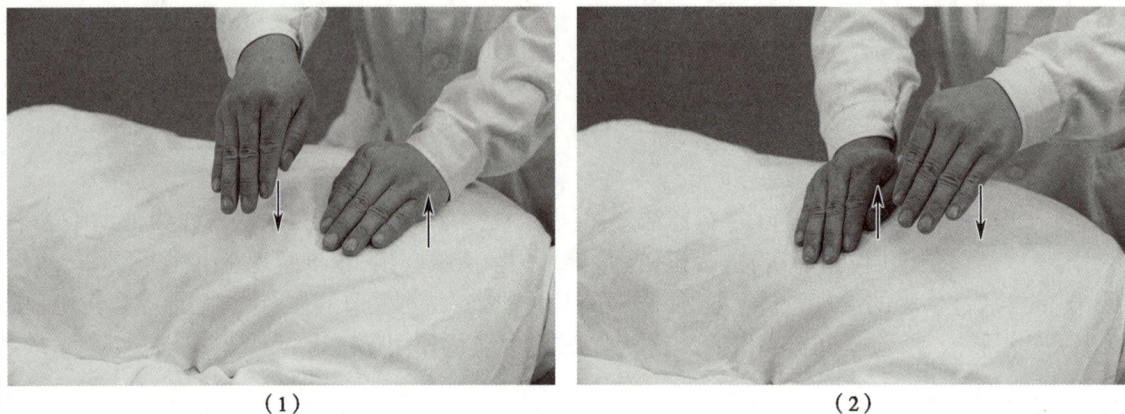

（1）   （2）

图 3-61　拍法

【注意事项】

1. 不可用实掌拍击。

2. 胸背部操作时，应嘱受术者张口呼吸，背部肾区不可重拍。

3. 结核、肿瘤、冠心病等禁用拍法。

4. 可单手操作，亦可双手操作；用双掌拍打时，可双手同时起落拍击，亦可双掌交替起落拍击。

【临床应用】

本法主要用于肩背、腰骶与大腿部；上胸部、腹部与头部也可用，但要轻拍。强而长时间的拍打具有解痉、止痛、活血化瘀等作用；轻而短时间的拍打有兴奋神经、醒神健脑、宽胸理气、调理肠胃等功效。本法常用于治疗各种风湿痹痛、筋伤劳损、肌肉萎缩、感觉减退、胸闷胸痛及头昏、头沉等病证。在做湿热敷时，拍打热敷巾能使药力和热量更加深透。拍法常作为推拿结束手法使用，在用于保健按摩中，常常拍打出各种节奏，可称为花式拍法。

【技能训练】

本法应按以下阶段逐步训练：

（一）沙（米）袋练习

双手掌在沙袋上左右交替有节奏地拍打。

（二）人体练习

1. 在肩胛区、下肢后侧双手掌交替拍打。

2. 腰骶部单手掌重拍3次。

ER-3-3-17

花式拍法操作
视频

课堂练习

任务1：患者，女，45岁，咳嗽、咳痰3日。请叙述并演示背部拍法操作。

任务2：患者，男，68岁，左下肢萎软无力3个月余。请叙述并演示股前拍法操作。

二、击　法

【定义】

用拳背、掌根、掌侧小鱼际、指尖或桑枝棒有节奏地击打体表一定部位的一种手法,称为击法。

【操作要领】

1. 准备姿势　术者取坐位或者站立位,肩部放松。

2. 动作要领　前臂主动挥臂,有节奏地用施术部位进行击打。

3. 操作要求

(1)击打时,用力均匀而有节奏。要含力蓄劲,收发自如,力量由轻到重,动作要连续、有节奏,快慢适中。

(2)击打时要有反弹感,即击后迅速弹起,不要停顿或拖拉。

(3)操作部位要选准确,根据所需击打力的大小,用肩关节或肘关节或腕关节发力击打在受术部位。

【手法分类】

可分为拳击法、掌根击法、侧击法、指击法和棒击法等。

1. 拳击法　手握空拳,腕伸直,前臂主动施力,以拳背、拳心或下拳眼节律性击打受术部位(图3-62)。

2. 掌根击法　手指自然放松,腕关节略背伸,前臂主动施力,以掌根节律性击打受术部位(图3-63)。

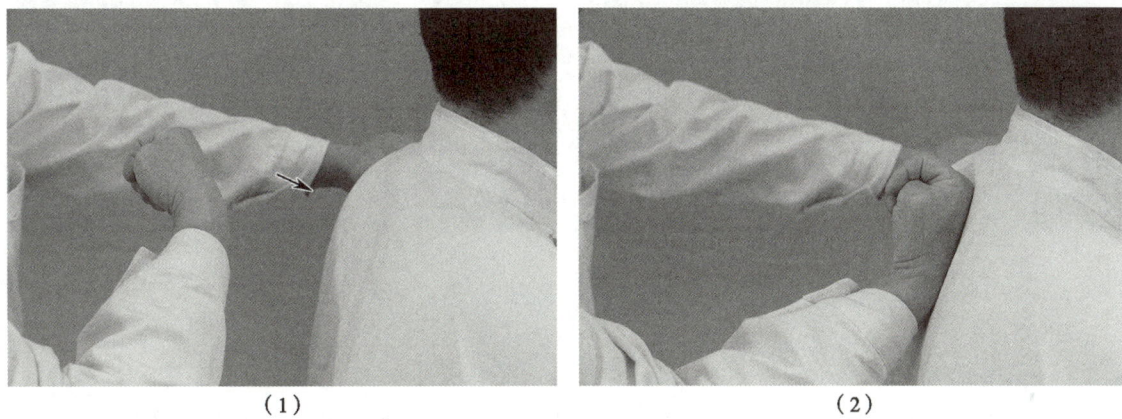

| (1) | (2) |

图3-62　拳背击法

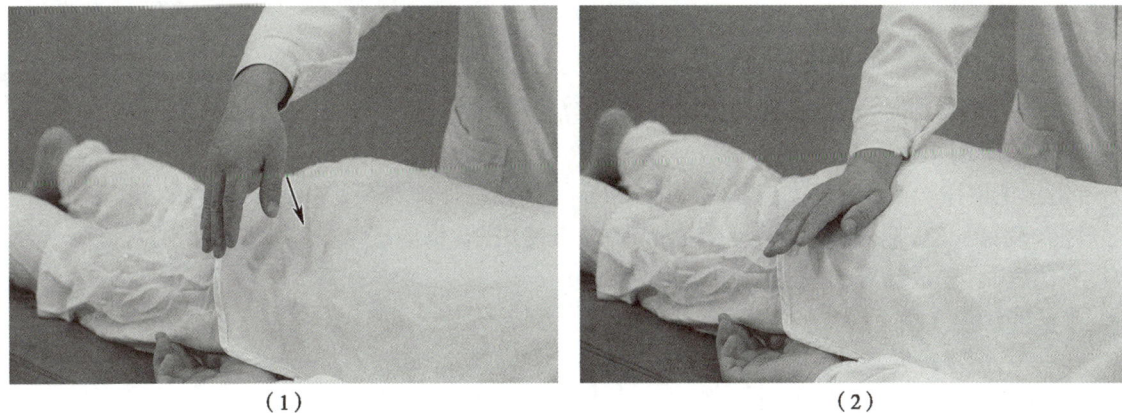

| (1) | (2) |

图3-63　掌根击法

3. 侧击法 掌指部伸直,前臂部主动施力,以小鱼际部节律性击打受术部位(图3-64)。

4. 指击法 手五指分开微屈,腕关节放松,前臂主动运动,用指端节律性击打受术部位(图3-65)。

5. 棒击法 手握桑枝棒柄端,前臂主动施力,用桑枝棒有节律地击打受术部位(图3-66)。

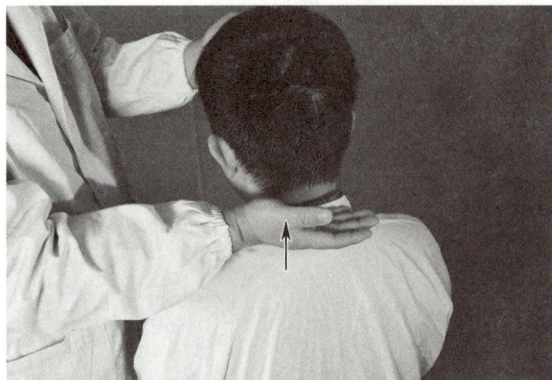

图3-64 侧击法

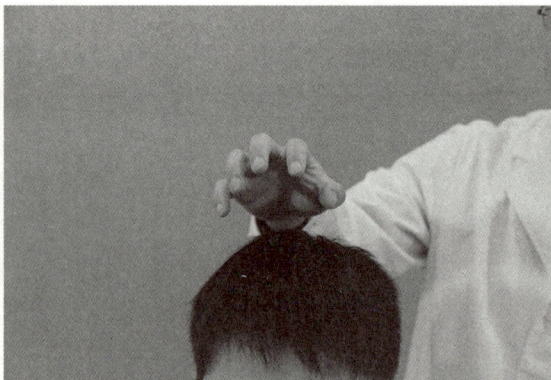

图3-65 指击法

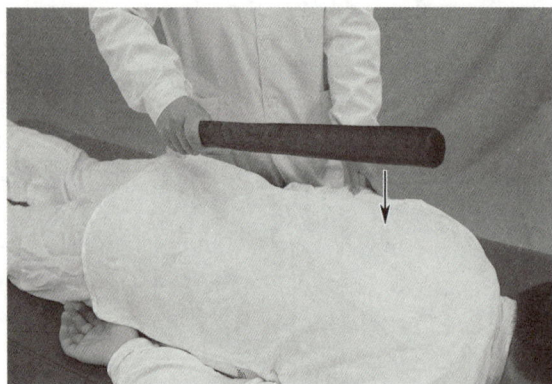

(1)

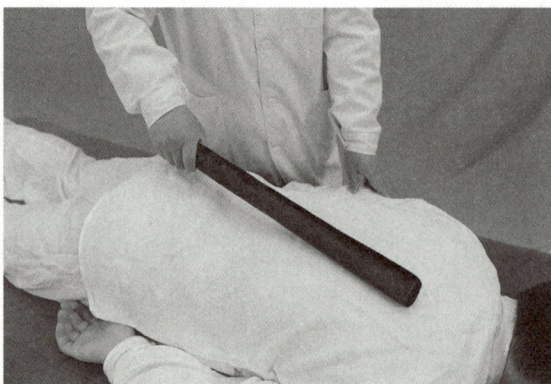

(2)

图3-66 棒击法

【注意事项】

1. 击打时,手腕既要保持一定的姿势,又要放松,以一种有控制的弹性力进行叩击。

2. 不可用关节突起部着力,以免致局部疼痛及损伤。切忌用暴力击打,以免给受术者造成不应有的伤痛。

3. 重击时,一个部位每次击打3~5次。

4. 击打胸背部时,受术者保持张口呼吸,最好不要说话。

【临床应用】

击法主要用于头、肩背、腰骶、臀、四肢等部,在治疗颈腰椎疾患引起的肢体酸痛、麻木、风湿痹痛、疲劳酸痛、肌肉萎缩等病证的操作中经常使用,在保健按摩中亦常使用。可起到疏通经络、宣通气血、祛风除湿、生肌起萎等作用。

【技能训练】

(一)沙(米)袋练习

1. 双手握拳,以下拳眼着力,有节奏地交替击打沙袋。

2. 掌根有节奏地重击沙袋5下。

ER-3-3-18

击法操作视频

3. 双手小鱼际有节奏地击打沙袋。

4. 指端击打沙袋。

（二）人体练习

1. 拳击大椎、腰阳关等穴。

2. 掌根击打环跳、腰骶部。

3. 指端击头部。

4. 侧击肩背、下肢后侧。

课堂练习

任务1：患者，女，52岁，右肩部疼痛、活动受限2个月余。请叙述并演示在肩前、肩后掌根击法。

任务2：患者，男，35岁，腰部疼痛、活动受限，伴右下肢放射痛半个月。请叙述并演示环跳穴拳击操作。

三、叩　法

【定义】

以手指的小指侧或空拳的底部击打体表一定部位的一种手法，称叩法。叩法的刺激程度较击法为轻，有"轻击为叩"之说。

【操作要领】

1. **准备姿势**　术者站立位，沉肩，垂肘，腕部放松，以手指的小指侧或空拳的底部施术。

2. **动作要领**　前臂主动挥臂，有节奏地用施术部位进行击打。

3. **操作要求**

（1）叩击时用力要稳，轻巧而有弹性，动作要协调灵活。

（2）在操作时节奏感要强，施力适中。可两手同时操作，左右交替。

（3）每分钟100次左右。

【手法分类】

1. **小指侧叩法**　手指自然伸直或微屈，五指分开，腕关节略背伸。前臂主动运动，用小指尺侧节律性叩打受术部位（图3-67）。操作娴熟者，可发出"哒哒"声响。

2. **拳叩法**　手握空拳，腕关节略背伸，前臂主动运动。以小鱼际和小指尺侧节律性叩击受术部位（图3-68）。操作熟练者可发出"空空"的响声。

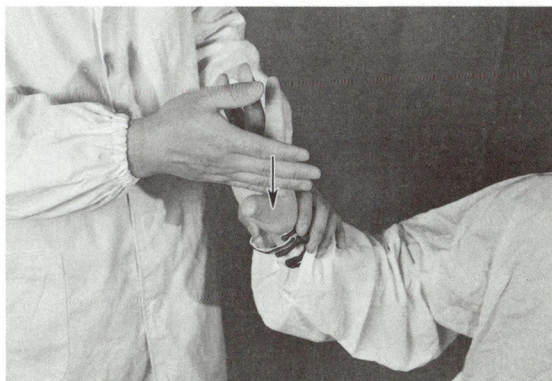

图3-67　小指侧叩法

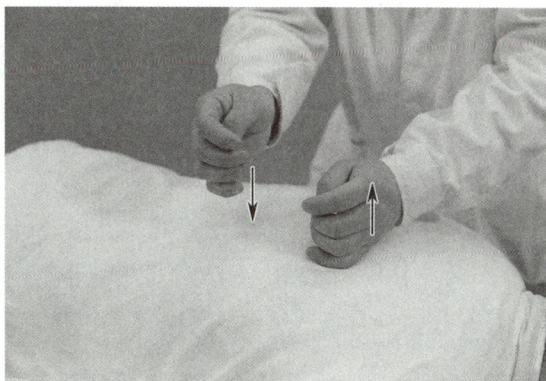

图3-68　拳叩法

【注意事项】

1. 不要施重力，否则就失去了叩法的作用。

2. 受术者一般都有轻松舒适的感觉。

【临床应用】

常用于头、肩背、腰及四肢部。可治疗颈椎病、局部酸痛、倦怠疲劳等病证。常与拿法、捏法结合使用。具有行气活血、舒筋通脉、消除疲劳等作用。

【技能训练】

（一）沙（米）袋练习

双手小指尺侧缘或空心拳下拳眼在沙袋上交替叩击练习。

（二）人体练习

1. 一手扶前额，另一手尺侧缘在项后有节奏地叩击。

2. 双手小鱼际与尺侧缘有节奏地叩击肩背部。

课堂练习

任务1：患者，男，45岁，颈项疼痛不适伴右上肢麻木2个月，加重1周。请叙述并演示项后叩法。

任务2：患者，男，20岁，右下肢后侧酸胀不适1日。请叙述并演示下肢后侧叩法。

第六节　运动关节类手法

我们把能使受术者关节进行摇、扳、拔伸、伸展等运动的手法归结为运动关节类手法，又称骨关节类手法。主要包括摇法、背法、扳法和拔伸法。

知识链接

现代流行治脊方法介绍

运动关节类手法常用于整复骨关节和松解粘连之用。

龙氏治脊疗法，由龙层花教授首创，它是以中国医学传统的伤科正骨、内科推拿法为基础，与现代脊柱生理解剖学、生物力学相结合，根据脊椎小关节错位的病理变化，研究出用于治疗脊柱关节错位、椎间软组织劳损、关节滑膜嵌顿和椎间盘突出等病证的有效方法。其对颈椎病治疗的基本理论为三步定位诊断法（神经症状定位诊断、触诊定位诊断、X线片定位诊断）；要求操作者熟练掌握小关节错位类型、临床、病因分型、分期治法及正骨推拿法。

美式脊椎矫正学（chiropractic），又称整脊疗法或按脊疗法，源于欧洲的传统医学，是目前在美国广泛流行的一种自然疗法；是一门以脊椎解剖学、生物力学、X线影像学为基础，有着规范、科学矫正手法的独立学科。Chiropractic 一词来自两个希腊文 chairo 和 practikos，字面的含义是手的实践，它是一门哲学、科学与艺术相结合的学科。美式脊椎矫正学注重人体的整体研究，强调人体内部各器官、组织的相互关系，寻求一种维护、修复自然生理平衡与物理平衡的脊柱矫正方法。在这种思想指导下，脊椎矫正学从人体的整体平衡出发，来认识人体内部的奥秘，以达到使人体恢复健康的目的。

一、摇　　法

【定义】

在生理许可范围内对关节进行被动环转运动的一种手法,称摇法。

【操作要领】

1. 准备姿势　根据不同受术部位进行确定。

2. 动作要领　在最大生理许可的范围内进行环旋摇动。

3. 操作要求

(1) 摇动时双手要协调、稳定。

(2) 开始时摇转的速度宜慢,待其逐渐适应后,可稍增快速度。

(3) 摇法的方向和幅度一定要在生理许可的范围内,或者在患者能忍受的范围内进行,而且要由小到大,逐渐增强。

【手法分类】

根据人体不同部位的要求,分为颈项部摇法、肩部摇法、腰部摇法和四肢关节摇法。

1. 颈项部摇法　受术者坐位,颈项部放松,术者立于其背后或侧后方,以一手扶按其头顶后部,另一手托扶其下颌部,按顺时针或逆时针方向环转摇动颈项部(图3-69)。

颈项俯仰摇摆法:受术者正坐,术者站在其身后,用双手捧握住其头的两侧,沿颈椎额状轴方向,从其起始位至病理位或到功能位之间,用力使头颈做往返前俯、后仰运动,在矢状面内反复摆动颈椎(图3-70)。

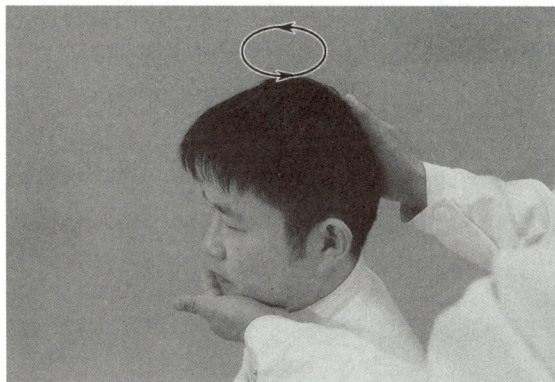

图 3-69　颈项部摇法

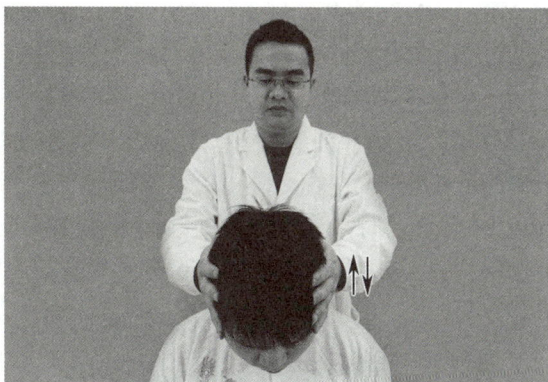

图 3-70　颈项俯仰摇摆法

2. 肩关节摇法　可分为小幅度摇肩法、中幅度摇肩法、大幅度摇肩法和仰卧位摇肩法。

(1) 小幅度摇肩法

方法一:又称为握手摇肩法、划桨式摇肩法。受术者坐位,两肩部放松,术者一手扶按其肩部,另一手握其手部,稍用力牵伸,同时做肩关节顺时针或逆时针方向的小幅度环转摇动(图3-71)。

方法二:又称为握腕摇肩法。受术者坐位,两肩部放松,术者一手扶按其肩部,另一手握其腕部,稍用力牵伸,同时做肩关节顺时针或逆时针方向的小幅度环转摇动。

(2) 中幅度摇肩法(又称为托肘摇肩法)

方法一:受术者坐位,肩部放松,肘关节屈曲,术者弓箭步站于其侧后方,以一手扶按受术者肩部,另一手用肘部托受术者肘部,将受术者前臂放在术者前臂上,手顺势握其手掌或腕部,按顺时针或逆时针中等幅度摇转肩部(图3-72)。

方法二:受术者坐位,肩部放松,肘关节屈曲,术者马步站于其侧方,以一手扶按受术者肩部,另一手托住其肘部内侧,将受术者前臂和手放在术者前臂上,按顺时针或逆时针中等幅度摇转肩部。

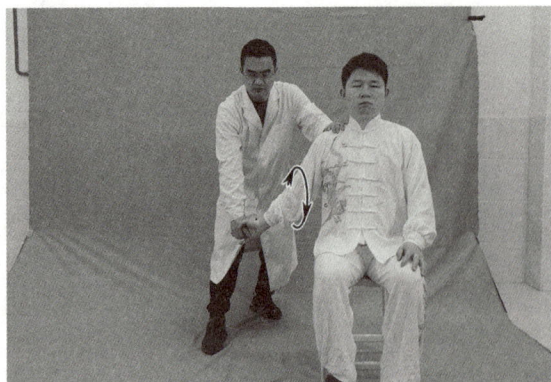

图 3-71   握手摇肩法

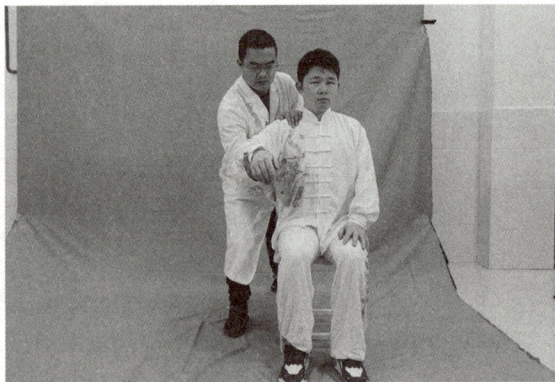

图 3-72   托肘摇肩法

(3)大幅度摇肩法

方法一:受术者坐位,上肢自然下垂并放松,术者马步站立其侧方,两掌相合,夹持被施术侧上肢的腕部,牵伸并抬高其上肢,至前屈约45°时,再将其慢慢向前屈方向托起。在此过程中,位于上方的一手应逐渐翻掌,上举至160°时,虎口向下握其腕部;另一手随其上举之势由腕部沿其前臂、上臂抹至肩关节上部,之后,两手协调用力,抻拉一下肩关节(按于肩部的一手将肩关节略下按,握腕一手则略上提,使肩关节伸展)。随即握腕一手将其摇向后下方,经下方复于原位,此时扶按肩一手已随势沿其上臂、前臂抹至腕部,回至初始时两掌夹持腕部状态。此即大幅度摇转肩关节一周,可反复摇转数次(图3-73)。在大幅度摇肩关节时,要配合脚步的移动,调节身体的重心,当肩关节向上、后外方摇转时,前足进一步,身体重心在前;当向下、前外方复原时,前足退步,身体重心后移。

方法二:受术者坐位,上肢自然下垂并放松。以右肩顺时针方向为例,术者马步站立其右侧,两掌根相合,左右夹持住其手腕部,按照"后伸 - 上举 - 前屈 - 回落"顺序摇动其肩部,当后伸并上举至160°时,右手推挡住其腕部,左手迅速撤至术者右手下方,形成交叉手后继续摇动回到起始位;换个方向摇,方法同上。在大幅度摇肩时,需摇到最大幅度,上贴耳朵,下贴大腿外侧。

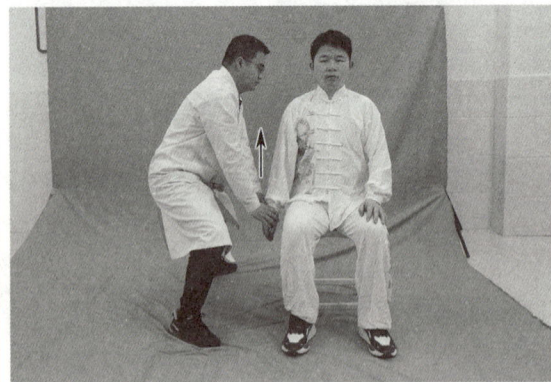

(1)

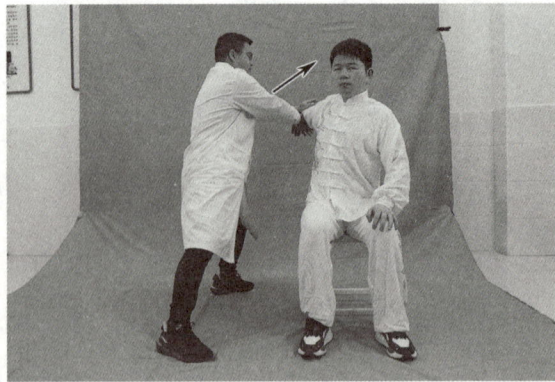

(2)

图 3-73   大幅度摇肩法

(4)仰卧位摇肩法:受术者仰卧位,肩关节前屈90°,肘关节屈曲90°,术者站于其侧方,一手抓住其腕部,一手扶住其肘部,两手协调用力,以其肩关节为中心,在其身体前方沿冠状面做顺时针或逆时针摇动(图3-74)。

3. 肘关节摇法　受术者坐位,屈肘约45°,术者用一手托握其肘后部,另一手握其腕部,顺时针或逆时针方向摇转其肘关节(图3-75)。

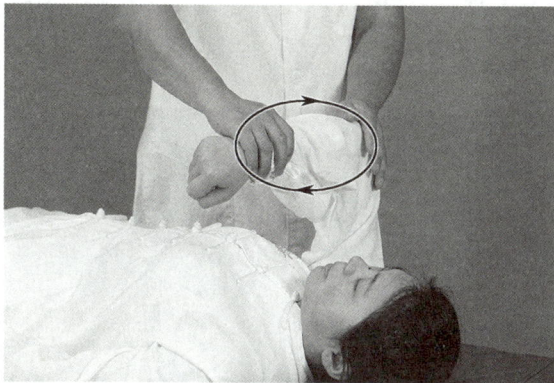

图3-74　仰卧位摇肩法

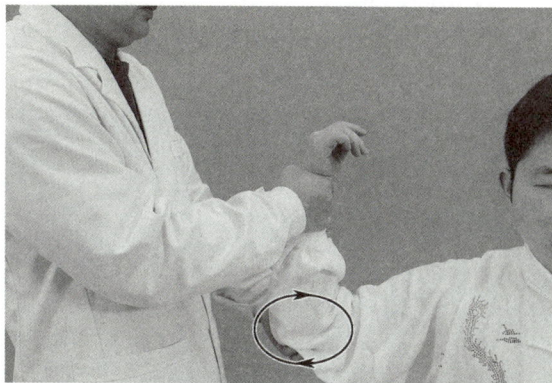

图3-75　肘关节摇法

4. 腕关节摇法

(1)方法一:受术者坐位,掌心朝下,术者双手握其手掌,两拇指按于其腕背侧,余指握其大小鱼际部,在稍牵引的同时做顺时针或逆时针方向的摇转运动[图3-76(1)]。

(2)方法二:受术者坐位,掌心朝下,术者一手握其腕上部,另一手握其四指部,在稍用力牵引的同时做腕关节顺时针或逆时针方向的摇转运动[图3-76(2)]。

(3)方法三:受术者五指并拢,腕关节屈曲,术者一手握其腕上部,另一手握其合拢到一起的手指,做顺时针或逆时方向腕关节摇转运动[图3-76(3)]。

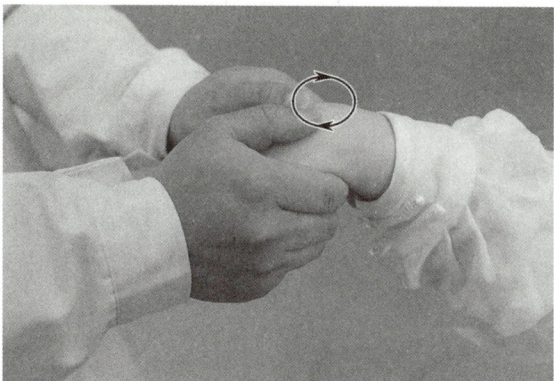

(1)

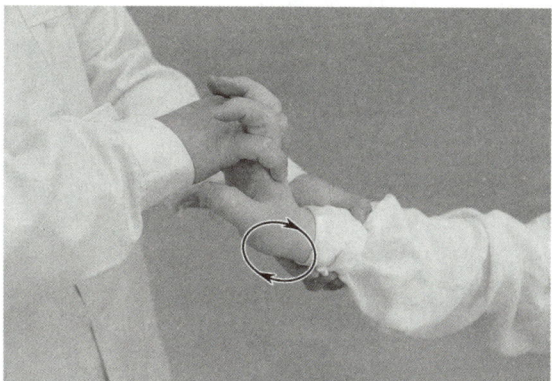

(2)

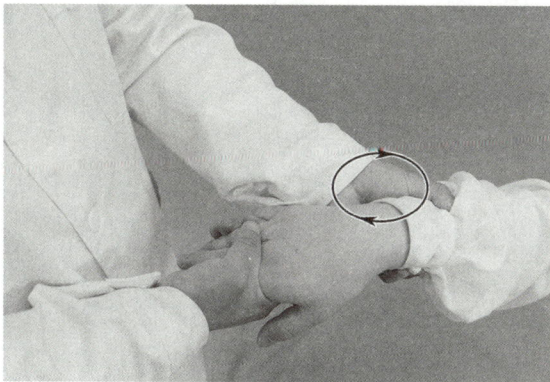

(3)

图3-76　腕关节摇法

5．掌指关节摇法 术者一手握住受术者一侧掌部，另一手以拇指和余四指捏住其五指中一指，在稍用力牵伸的情况下，顺时针或逆时针方向做该掌指关节的摇转运动（图3-77）。

6．指间关节摇法 术者一手拇示中三指捏住受术者一手指近端指骨，另一手拇示中三指捏住受术者远端指骨，在稍用力牵伸的情况下，做屈伸摇动（图3-78）。

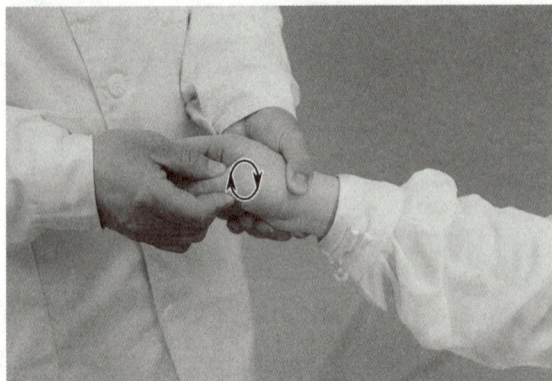

图 3-77　掌指关节摇法

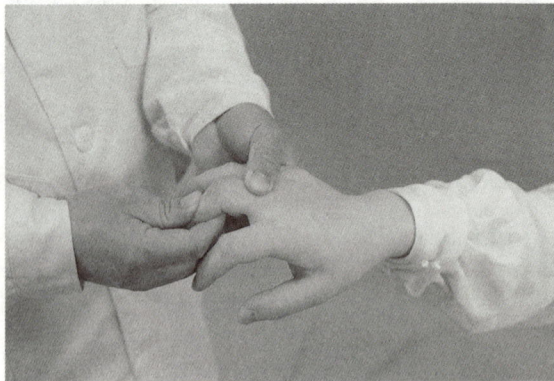

图 3-78　指间关节摇法

7．腰部摇法 可分为仰卧位摇腰法、俯卧位摇腰法和站立位摇腰法。

（1）仰卧位摇腰法：受术者仰卧，两下肢并拢，屈髋屈膝。术者双手分握其两膝部，或一手按膝，另一手按于足踝部，以顺时针或逆时针方向摇转其腰部（图3-79）。

（2）俯卧位摇腰法：受术者俯卧，两下肢伸直。施术者一手按压于腰部，另一手臂托抱住双下肢，以顺时针或逆时针方向摇转其腰部（图3-80）。

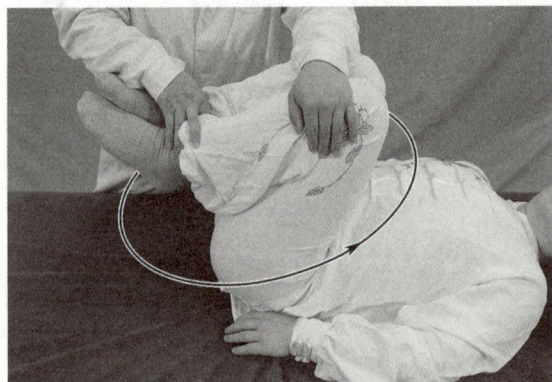

图 3-79　仰卧位摇腰法

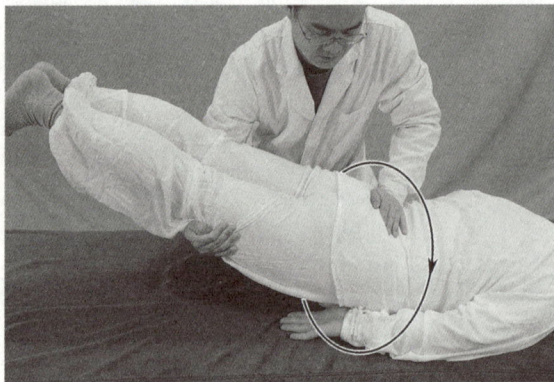

图 3-80　俯卧位摇腰法

（3）站立位摇腰法：受术者站立，双手扶墙。术者半蹲于一侧，两手分别扶按于其腰部，与脐部相平，两手协调施力，以顺时针或逆时针方向摇转其腰部（图3-81）。

8．髋关节摇法 受术者仰卧位，一侧屈髋屈膝90°。术者一手扶按其膝，另一手握其足踝部或足跟部，然后两手协调用力，以顺时针或逆时针方向摇转髋关节（图3-82）。

9．膝关节摇法

（1）方法一：受术者仰卧位，一侧下肢伸直放松，另一侧下肢屈髋屈膝。术者一手固定膝上部，另一手握其足踝部或足跟部，以顺时针或逆时针方向环转摇动其膝关节[图3-83（1）]。

（2）方法二：受术者俯卧位，一侧下肢伸直放松，另一侧下肢屈膝。术者一手固定大腿后侧靠膝部，另一手握其足踝部或足跟部，以顺时针或逆时针方向环转摇动其膝关节[图3-83（2）]。

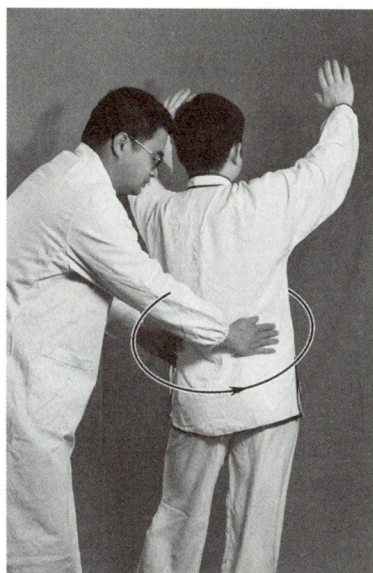

图 3-81　站立位摇腰法

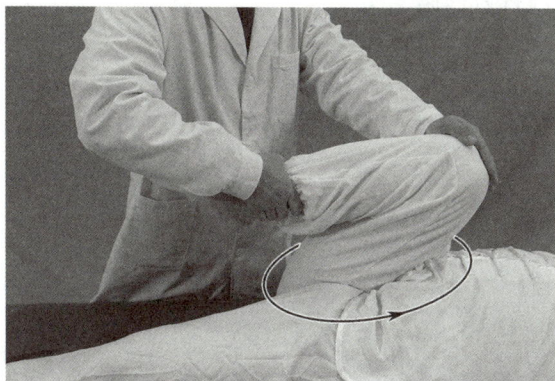（1）　　　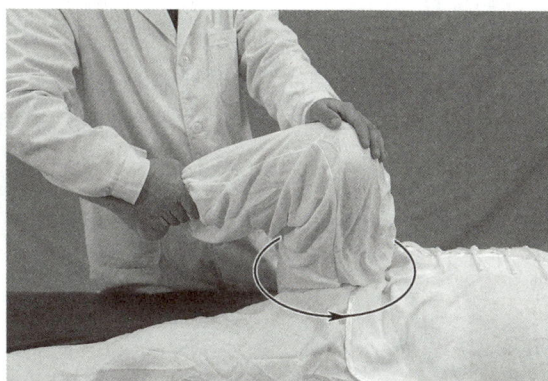（2）

图 3-82　髋关节摇法

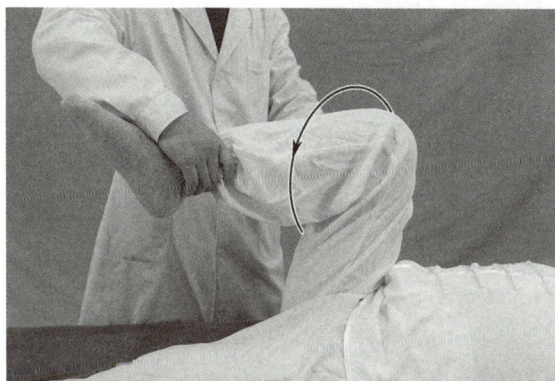（1）　　　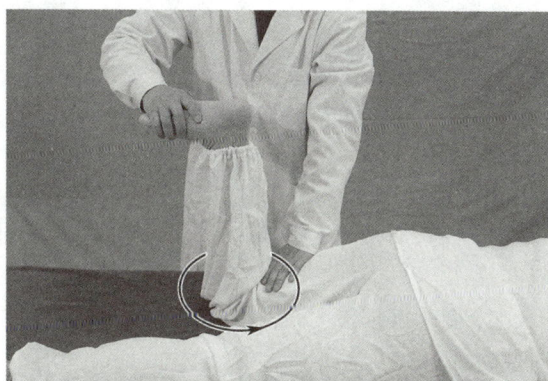（2）

图 3-83　膝关节摇法

10. 踝关节摇法

（1）方法一：受术者仰卧位，下肢自然伸直。术者一手托握足跟以固定，另一手握住足趾部，在稍用力拔伸的同时以顺时针或逆时针方向环转摇动其踝关节［图3-84（1）］。

（2）方法二：受术者俯卧位，一侧下肢屈膝。术者一手扶按其足跟部，另一手握其足趾部，做踝关节顺时针或逆时针方向的环转摇动[图3-84（2）]。

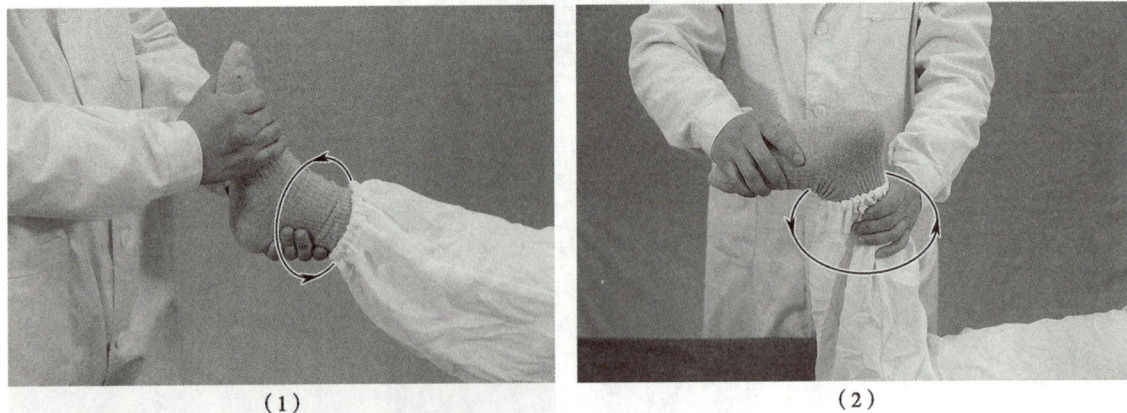

（1）　　　　　　　　　　（2）

图 3-84　踝关节摇法

11. 跖趾关节摇法　受术者仰卧位，下肢自然伸直。术者一手握住足前掌，另一手捏住一足趾近端趾骨，在稍用力牵伸的情况下，顺时针或逆时针方向做该跖趾关节的环转运动。其操作方法与掌指关节摇法类似（图3-85）。

12. 趾间关节摇法　受术者仰卧位，下肢自然伸直。术者一手拇示两指捏住受术者一足趾近端趾骨，另一手拇示两指捏住受术者远端趾骨，在稍用力牵伸的情况下，做屈伸摇动。其操作方法与指间关节摇法类似（图3-86）。

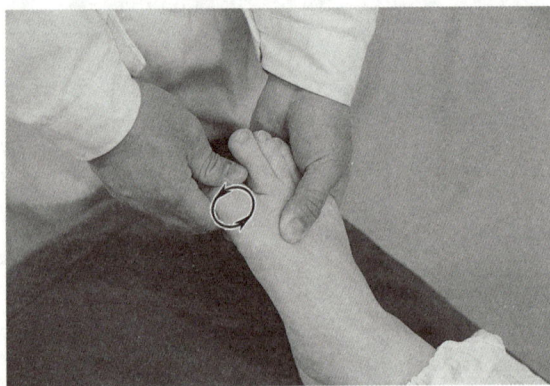

图 3-85　跖趾关节摇法

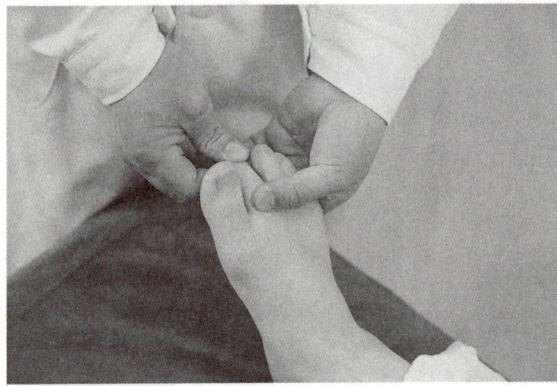

图 3-86　趾间关节摇法

【注意事项】

1. 摇转时应充分考虑到关节的活动情况和病情，顺势而行，避免突然摇动给周围组织带来二次损伤。

2. 做颈椎摇法时，嘱受术者睁眼，以防发生头晕，并要随时注意受术者反应，如出现不适时，应及时停止。

3. 不可超关节摇动，避免医源性创伤（被动活动）的发生。

对于习惯性关节脱位、椎动脉型、交感型、脊髓型颈椎病，以及颈部外伤、骨折、肿瘤、结核等病患者要慎用摇法。

【技能训练】

术者两人一组，互相操作，练习颈、腰、肩、肘、腕、指、髋、膝、踝等各关节的摇法，体会其操作要领。

ER-3-3-19
摇法操作视频

训练时，首先要取正术者与受术者双方的体位，以便发力及确保动作流畅进行；其次，要注意双手的协调配合，正确发挥其各自的功能作用。

【临床应用】

主要适用于各种软组织损伤及运动功能障碍性疾病。具有舒筋通络、滑利关节等作用。如，颈项部摇法常用于落枕、颈椎病、颈项部软组织损伤等病的治疗；肩关节摇法常用于肩周炎、肩部软组织损伤的治疗；腰部摇法常用于急性腰扭伤、腰肌劳损、腰椎间盘突出症等病的治疗；髋部摇法常用于髋部伤筋病的治疗；膝、踝关节摇法可用于膝、踝关节扭挫伤的治疗。

二、背　法

【定义】

将受术者反背起来，以牵伸腰椎的一种手法，称为背法。

【操作要领】

术者与受术者背靠背站立，术者两足分开，与肩同宽，用两肘勾套住受术者两肘弯部，屈膝、弯腰、挺臀，将受术者反背起来，使其双足垂吊悬空，短暂持续一段时间，利用其自身重力来牵伸其腰椎。然后术者臀部施力，使其腰骶左右摇晃 5～10 次后，术者再做有节律的伸屈膝关节与向后上方挺臀的动作，使其腰骶部随之上下颠簸，5～10 次后，术者双足踮起，并快速下落使足跟用力顿地，使受术者腰椎在后伸位下受到一较大的瞬间牵引力（图3-87）。

【注意事项】

1. 将受术者背起时，应嘱其放松身体，自然呼吸，头仰靠在术者背部。

2. 做伸膝屈髋挺臀动作时，术者臀部所顶受术者腰椎的位置要准确，动作要协调连贯。

3. 本法的动作分背起、摇晃、颠簸与顿地四个步骤，操作时既要注意每个阶段的动作准确到位，又要注意互相衔接，一气呵成。

4. 整个操作要求受术者配合，全身放松，不要紧张。在术者足跟顿地的同时，令受术者咳嗽一声以使其全身充分放松，从而使顿地时对腰椎的瞬间牵引力能得以顺利完成。

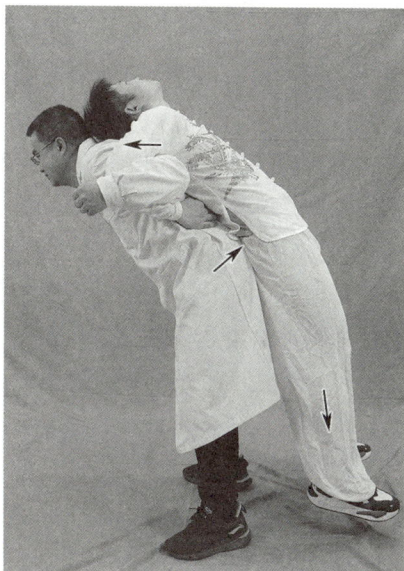

图3-87　背法

5. 操作完毕时，术者要扶住受术者，使其站稳，避免因体位性改变或颅内压增高而失衡跌倒。

6. 操作时间不宜过长，防止出现头晕、恶心、呕吐等不良情况的发生。

7. 受术者腰部持续紧张、痉挛，疼痛较著者，年老体弱者，或有较严重的心肺疾病、骨质增生、骨质疏松及其他骨病者禁用本法。

【技能训练】

两人一组，互相操作，体会其操作要领。

1. 先分别练习背、晃、颠、顿四步动作。

2. 再反复练习四个操作步骤的衔接连贯动作，最后掌握本法完整的操作技术。

【临床应用】

本法在腰椎后伸位下，利用其自身的重力沿腰椎生理曲线的方向对其进行有效的牵引，可用于矫治各种原因引起的腰椎生理曲线变浅、变直、后弓及侧弯等病变，并可拉宽腰椎间隙，有使腰椎对线、对位的整复功能。在治疗腰椎后关节紊乱、滑膜嵌顿、腰椎间盘突出症、急性腰扭伤等病证时可酌情选用。

三、扳 法

【定义】

术者双手握住受术关节两端,沿着关节运动轴的方向,在病理位或功能位之后的"扳机点"处,做瞬间、快速、有控制的相反方向用力,在扳动区位之间进行的一类被动运动手法,称扳动关节类手法,一般称为扳法。其主要分为颈椎、胸椎、腰椎、肩、肘、腕、髋、膝、踝等关节扳法。

【操作要领】

1. 准备姿势 根据不同受术部位进行确定。

2. 动作要领 各关节扳法基本是按三步进行。第一步是使关节放松,可以通过使关节做小范围的活动或做摇法而逐渐松弛关节;第二步是将关节极度地伸展、屈曲或旋转;第三步是在保持第二步位置的基础上,再用瞬间快速推冲力做一个有控制的小幅度的快速突发性扳动。

3. 操作要求

(1) 扳法所施之力须为"巧力寸劲"。扳法在扳动时所施之力,一为"巧力",二为"寸",故名为"巧力寸劲"。所谓"巧力",是指顺应各关节结构特征和活动范围的手法技巧力,而不是蛮力、拙力。巧力不用很大,但解决问题,恰到好处;蛮力、拙力反而易造成损伤。所谓"寸劲",是指所施之力快而突发突止,扳动幅度控制在既能达到效果又不过大而损伤。

(2) 扳动发力的时机要准,用力要适当。如发力时机过早,关节还有松弛的运动余地,则未尽其法;如发力时机过迟,关节在极度伸展或屈曲、旋转的状态下停留时间过长,易使松弛的关节变得紧张,而不易操作。若用力过小,则达不到治疗效果;用力过大,则易导致不良反应。瞬间快速推冲力出于长期的习练和临床实践。

(3) 要把握好各关节的结构特征、活动范围、活动方向及其特点,应顺应、符合各关节的运动规律来实施扳法操作。

【手法分类】

(一) 颈部扳法

颈部扳法有斜扳法、旋转定位扳法、寰枢关节旋转扳法和侧扳法等。

1. 颈部斜扳法

(1) 方法一:受术者坐位,颈项部放松,头颈中立位或略前倾 10°～15°。术者站于受术者侧后方,以一手扶按其侧头部,另一手托扶对侧面颊部。两手协同用力,向侧方旋转其头部,当旋转至有阻力点(即"扳机点")时,稍停一下,随即用瞬间快速推冲力,做一个快速有控制的突发性扳动,常可听到"喀"的弹响声。之后可按同法向另一侧扳动[图 3-88(1)]。

(2) 方法二:受术者仰卧位,全身放松;术者坐其头端,以一手扶托于下颌部,另一手置于其枕后,两手协调施力,先缓慢牵引颈椎,在牵引的基础上将颈向一侧旋转,当遇到阻力点时稍停一下,然后以用瞬间快速推冲力做一个快速、稍增大幅度(再增大 5°～10°)的突发性扳动,常可听到"喀"的弹响声[图 3-88(2)]。

2. 颈椎旋转定位扳法 受术者坐位,颈项放松。术者站于其侧后方,以一手拇指顶按住某一病变颈椎棘突旁,另一手托住对侧下颌部,令受术者屈颈,至术者拇指下感到棘突活动,关节间隙张开时,再使其向患侧侧屈至最大限度,然后慢慢旋转其头颈,当旋转至阻力点时稍停顿一下,随即用瞬间快速推冲力做一个快速有控制的、稍增大幅度(再增大 5°～10°)的突发性扳动。此时常可听到"喀"的弹响声,同时拇指下亦可有棘突回位的跳动感(图 3-89)。

（1）　　　　　　　　　　　　　　（2）

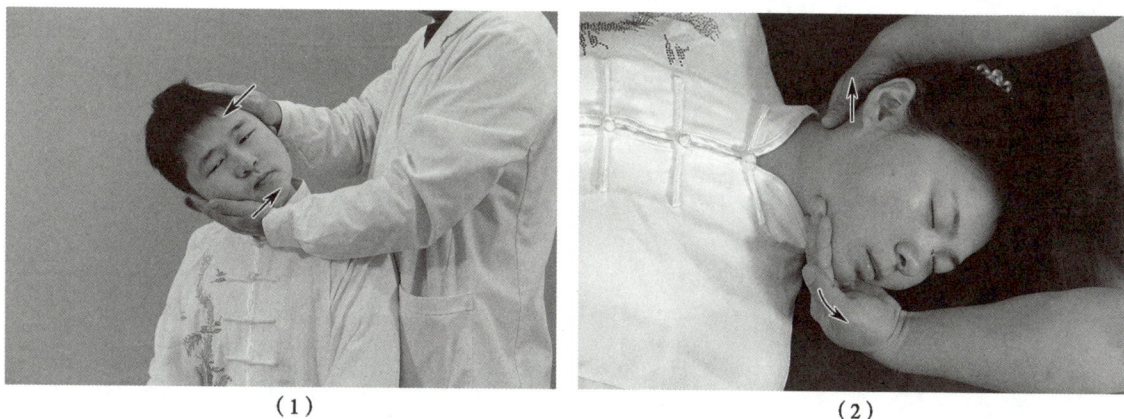

图 3-88　颈部斜扳法

3. 寰枢关节旋转扳法　受术者坐低凳，颈微屈。术者站于受术者的侧后方，以一手拇指顶按住第二颈椎棘突，另一手以肘弯部托其下颌，先缓慢向上拔伸颈椎，在拔伸的基础上使颈椎向患侧旋转，旋转到阻力点的位置时，随即用瞬间快速推冲力做一个快速稍大幅度（再增大 5°～10°）的突发性扳动，同时顶住棘突的拇指向正位拨动，此时常可听到关节弹响声，拇指下亦有棘突跳动感，表明手法复位成功。

4. 颈椎侧扳法　受术者坐位，术者站于其后方，一手推按受术者头侧面（颞部），另一手前臂按住受术者对侧肩部，两手向反方向用力，使颈椎缓缓做向健侧的侧弯运动，侧弯至有阻力时，再做一个稍增大幅度的、有控制的突发性扳动，常可听到"喀嗒"一声（图 3-90）。

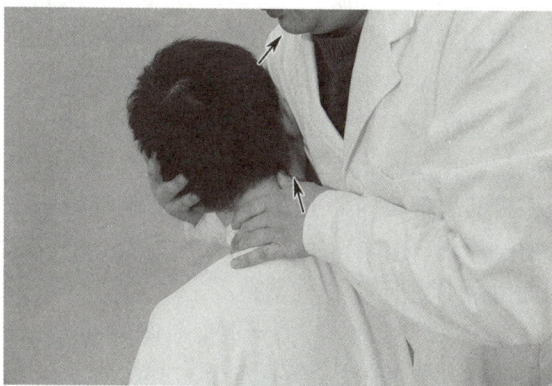

图 3-89　颈椎旋转定位扳法　　　　　图 3-90　颈椎侧扳法

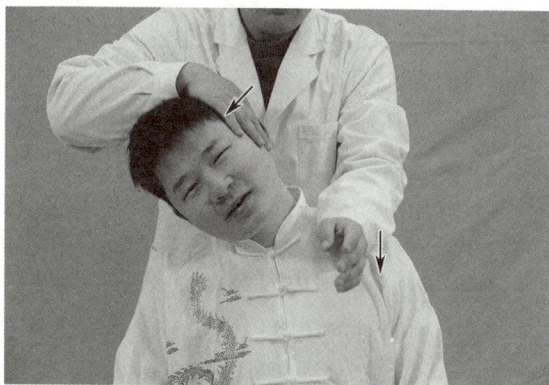

（二）胸背部扳法

有扩胸扳法、胸椎对抗复位扳法、扳肩式胸椎扳法和仰卧压肘胸椎整复法。其中，扩胸牵引扳法和胸椎对抗复位扳法较常用。

1. 扩胸扳法　受术者坐位，两手十指交叉扣住并抱于枕后部；术者站于其后，在其背后一腿站地，一腿足掌踏放在受术者坐凳之后缘，用一侧膝关节顶按其胸椎病变处，两手分别握其两肘部，先令受术者做前俯后仰运动，并配合深呼吸（前俯时呼气，后仰时吸气）。如此活动数遍后，待受术者身体后仰至最大限度时，术者再以瞬间快速推冲力将其两肘部向其后方突然拉动，同时膝部向前顶按，常可听到"喀"的弹响声（图 3-91）。

2. 胸椎对抗复位法　受术者坐位，两手交叉扣住并抱于枕后；术者站其后方，两手臂自其两腋下伸入，并握住其两前臂下段，术者用前胸部或一侧膝部顶压住其病变胸椎处，然后握前臂的两手用力下压，两前臂则用力上抬，将其脊柱向上向后牵引，顶压在患椎的前胸部直接顶住或膝部同时向前向下顶按,与前臂的上抬形成对抗牵引,持续牵引片刻后,两手、两臂与膝部协同用力,以瞬间快速推冲力做一个快速有控制的突发性扳动,常可听到"喀喀"的弹响声(图3-92)。

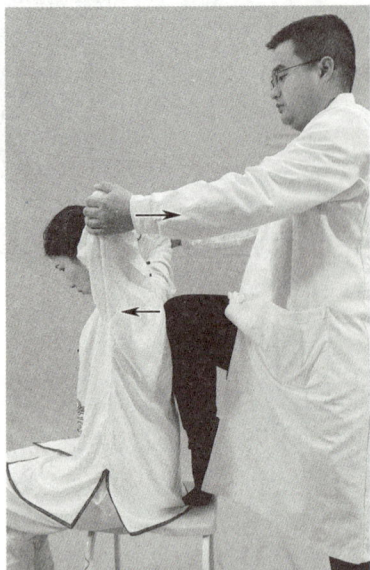

图3-91　扩胸扳法

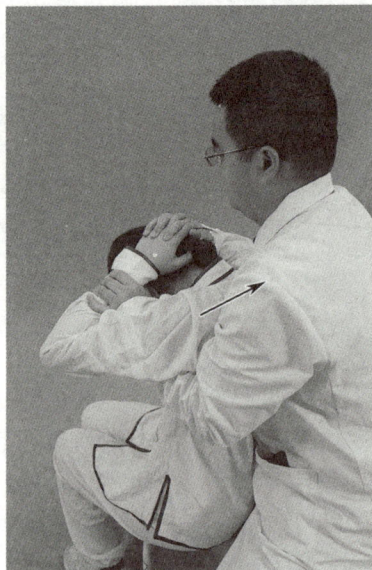

图3-92　胸椎对抗复位法

3.上胸椎后伸扳法　受术者取坐位,两上肢上举,两手掌一前一后交叉相叠;术者站在其侧后方,甲手拇指面或掌根顶按在上胸段受术胸椎的棘突上,乙手在前用前臂按抵在其两上臂下端近肘关节处。操作时,先令受术者挺胸,术者双手反向用力,使其至"扳机点"后,再顺势用乙手向后扳动其双上肢;同时,甲手向前瞬间发力推按患椎棘突,使胸椎沿额状轴向后反弓,达到整复胸椎后弓畸形,与使后移的胸椎向前复位的目的(图3-93)。

4.胸椎扳肩式复位法　受术者俯卧位,全身放松,术者站于其健侧,用一手拉对侧肩前上部,另一手掌根着力,按压其病变胸椎旁。拉肩一手将其肩部拉向后上方,同时按压胸椎的一手将其病变处胸椎缓缓向健侧推,当遇到有阻力时,稍停片刻,随即以瞬间快速推冲力做一个快速有控制的突发性扳动,常可听到"喀"的弹响声。此法也可以用于上腰椎的整复。

5.胸椎仰卧位压肘复位法　受术者仰卧位,两臂交叉于胸前,两手分别抱对侧肩部,全身自然放松。术者一手握拳,拳心朝上,垫于其胸椎患椎处,另一手按压其两肘部。嘱受术者深呼吸,呼气时,按肘一手随势下压;待呼气将尽未尽时,以瞬间快速推冲力做一个快速有控制的向下按压,常可闻及"喀喀"的弹响声(图3-94)。

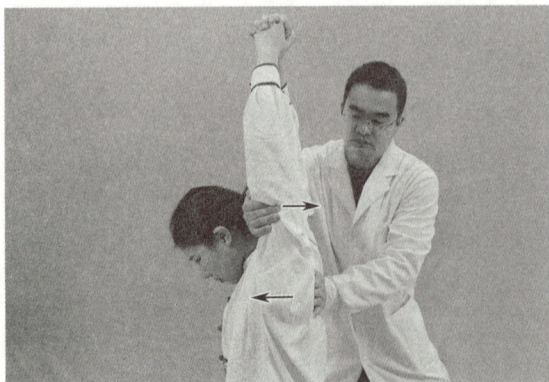

图3-93　上胸椎后伸扳法

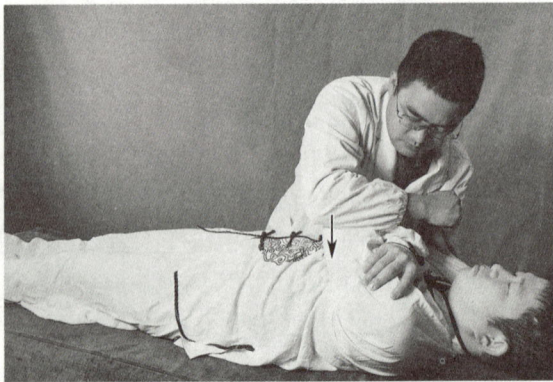

图3-94　胸椎仰卧位压肘复位法

（三）腰部扳法

有腰部斜扳法、弯腰旋转定位扳法、直腰旋转扳法和腰部后伸扳法等。

1. 腰部斜扳法

（1）方法一：又称侧卧位腰椎旋转扳法。受术者侧卧位，患侧下肢在上，屈髋屈膝；健侧下肢在下，自然伸直。术者用一肘或手抵住其肩前部，准备外推；另一肘或手按于臀部，准备向内（腹侧）方按压。先小幅度摇动腰部数次，以求其腰部放松，趁其腰部放松之机，术者推肩压臀，使腰部扭转，至有明显阻力时，推肩的手固定不动，压臀的手同时借助上半身重力施以瞬间快速推冲力，做一个快速增大幅度的突发性扳动，常可听到"喀喀"的弹响声[图 3-95（1）]。屈髋屈膝越靠近腹部，旋转的力点越作用于下方腰椎，因此，操作此法时，可根据要作用的椎体部位调整屈髋屈膝的角度。

（2）方法二：又称仰卧位腰椎旋转扳法。受术者仰卧位，左侧上肢外展，同侧下肢屈髋 90°，自然屈膝，右侧上肢屈肘将手自然搭放在侧腹，下肢伸直；术者站在其右侧，用左手掌按压住其左侧肩部，右手握住其左侧膝。术者左手将受术者左肩紧压固定在床面，右手将其左腿向右侧牵拉，使其骨盆随之向右侧旋转，至"扳机点"时，再瞬时发力将其左腿向下做一快速小幅度的推冲动作，使腰椎的旋转幅度扩大 5°～10°。向左侧旋扳时，术者站在受术者左侧，其预备与动作姿势及扳动下肢的方向与此相反[图 3-95（2）]。

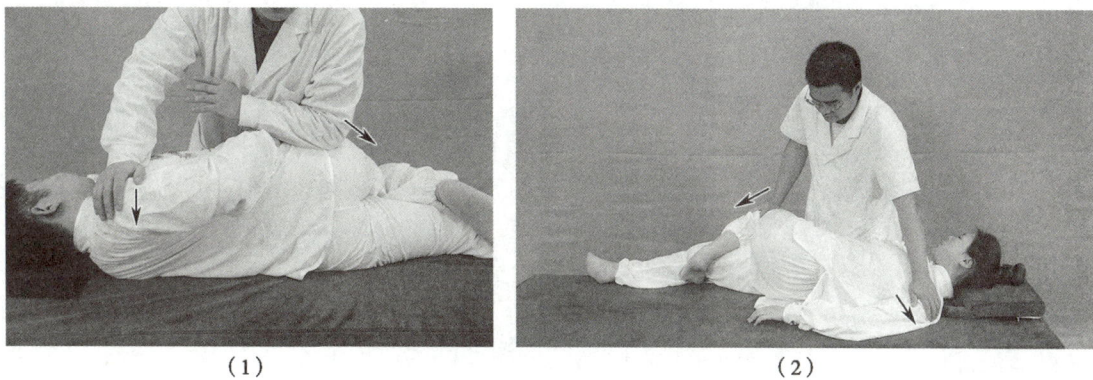

（1）　　　　　　　　　　（2）

图 3-95　腰部斜扳法

2. 弯腰旋转定位扳法　（以棘突向右偏歪为例）受术者坐在无靠背的椅子上，右上肢自然下垂，左上肢自然搭在右大腿外侧，两腿分开与肩等宽，腰部放松。助手弓箭步，站于其侧前方，用左膝关节内侧抵住受术者左膝关节内侧，以固定其身体下半部。术者位于受术者后侧右方，以左手的拇指或掌根顶按于腰椎偏歪棘突的侧方，右手臂从其右腋下穿过，并以右掌按于颈后项部或抓住其对侧肩膀后方。右掌缓慢下压，并令受术者配合腰部前屈，至术者左拇指下感到棘突活动，棘突间隙张开时，再使其腰部向右旋转至最大限度，稍停片刻后，右掌下压，右肘上抬，同时左拇指用力向对侧顶推偏歪棘突，两手协调用力，以瞬间快速推冲力做一个快速增大幅度的突发性扳动，常可听到"喀"的弹响声（图 3-96）。

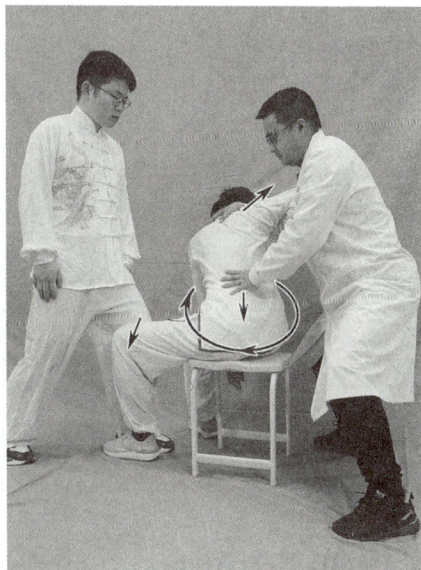

图 3-96　弯腰旋转定位扳法

3. 直腰旋转扳法

（1）方法一：受术者斜坐在无靠背的方凳上，两下肢分开，与肩同宽，腰部放松（以向左侧旋转扳动为例）。术者立在受术者右侧，以两下肢夹住受术者的右腿以固定；右手抵推其右肩后部，左臂从其左腋下伸入，手搂住其肩前部。然后两手协调施力，右手前推其右肩后部，左手向后拉其左肩，同时左臂部上提其左肩，使其腰部向左旋转，至有阻力时，以瞬间快速推冲力做一个快速增大幅度的突发性扳动，常可听到"喀"的弹响声［图3-97（1）］。

（2）方法二：受术者正坐位，两下肢并拢。术者立于受术者对面，用双下肢夹住其两小腿及股部，一手抵于其肩前，另一手抵于对侧肩后，两手协调用力，使其腰椎小幅度旋转数次，趁腰部充分放松之机，将其腰椎旋转至有阻力位，略停一下，然后以"巧力寸劲"，做一个增大幅度的快速突发性扳动，常可听到"喀"的弹响声［图3-97（2）］。

（3）方法三：受术者端坐位，两腿分开，术者站在其一侧，用一腿跨在其两腿中间，双手分别抵握住其两侧肩部。术者两手同时朝相反方向用力，使其上身沿腰椎垂直轴旋转至"扳机点"位后，再双手同时反向瞬间快速发力，使腰椎旋转有小幅增加。为操作方便，亦可令受术者两上肢在胸前环抱［图3-97（3）］。

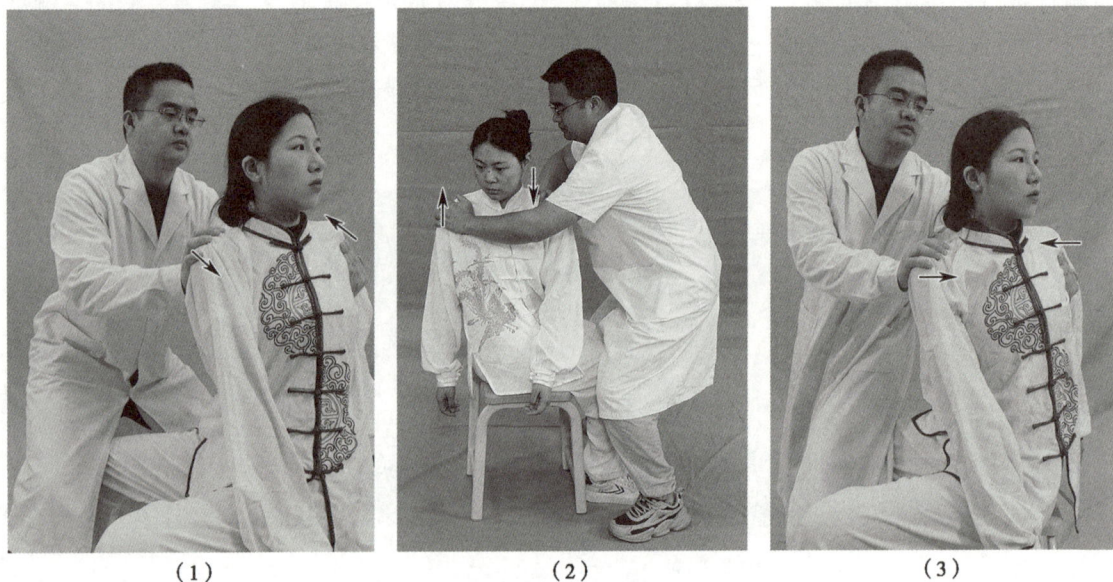

（1）　　　　　　　　　　（2）　　　　　　　　　　（3）

图3-97　坐位腰椎旋转扳法

4. 腰部后伸扳法　受术者俯卧位，两下肢并拢。术者一手按压于腰部，另一手臂托抱其一侧下肢或两下肢膝上方，缓缓上抬，使其腰部后伸，当后伸到最大阻力点时，两手协调施力，以瞬间快速推冲力做一个增大幅度的按腰与上抬下肢的腰部后伸扳动（图3-98）。

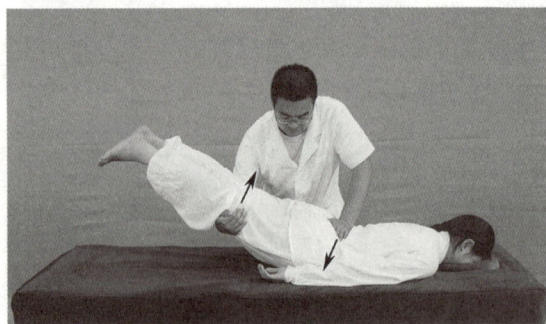

图3-98　腰部后伸扳法

（四）肩关节扳法

肩关节扳法分为肩关节前屈扳法、后伸扳法、外展扳法、内收扳法、后伸内旋扳法及上举扳法。

1. 肩关节前屈扳法　受术者坐位,两臂下垂,肩关节放松。术者在其患侧侧后方取站位,以一手扶按其肩部后方以固定,另一手握其患侧上臂的肘关节上部,缓缓上抬患臂至肩关节前屈有阻力位时,再以瞬间快速推冲力做一个增大幅度(5°～10°)的快速扳动(图3-99)。

2. 肩关节后伸扳法　受术者坐位,两臂下垂,肩关节放松。术者在其患侧侧后方取站位,以一手扶按其肩部后方以固定,另一手握其患侧上臂的肘关节上部,缓缓上抬患臂至肩关节后伸有阻力位时,再以瞬间快速推冲力做一个增大幅度(约5°～10°)的快速扳动(图3-100)。

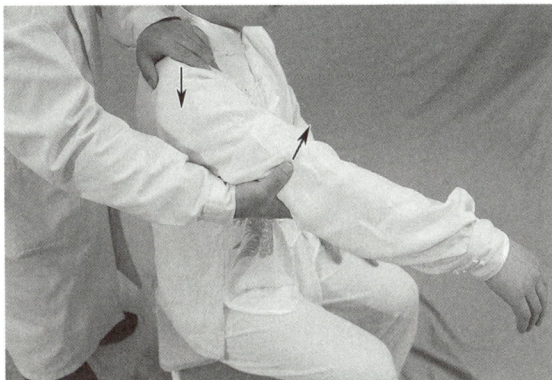

图 3-99　肩关节前屈扳法

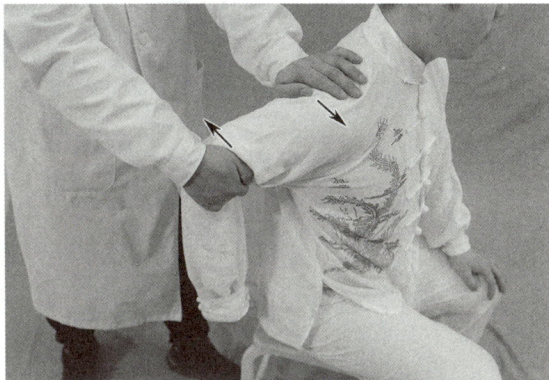

图 3-100　肩关节后伸扳法

3. 肩关节外展扳法

(1)方法一:受术者坐位,患侧手臂外展一定幅度,术者半蹲于患肩的外侧,将其患侧上臂的肘关节上部置于术者的一侧肩上,以两手从前后方向将患肩扣住锁紧。然后术者缓缓立起,使其肩关节外展,至有阻力位时,略停一下,然后双手与身体及肩部协同施力,以瞬间快速推冲力做一个增大幅度的快速肩关节外展扳动,如粘连得到分解,可听到"嘶嘶"声或"格格"声[图3-101(1)]。

(2)方法二:受术者坐位,患侧手臂外展一定幅度,术者弓箭步站于患肩侧后方,一手从其患侧上臂后方穿过,用前臂托住其上臂,然后与另外一手十指交叉置于受术者患肩上。术者托其上臂的前臂缓缓立起,使其肩关节外展,至有阻力位时,略停一下,然后双手协同施力,以瞬间快速推冲力做一个增大幅度的快速肩关节外展扳动,如粘连得到分解,可听到"嘶嘶"声或"格格"声[图3-101(2)]。

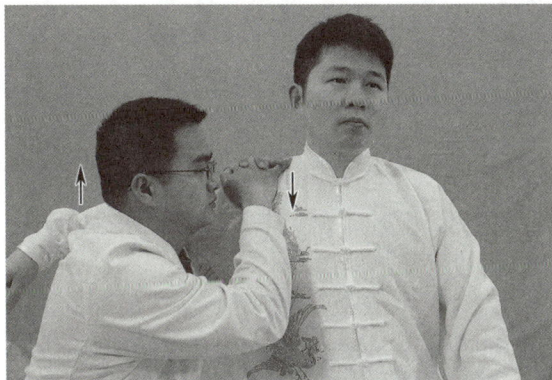

(1)

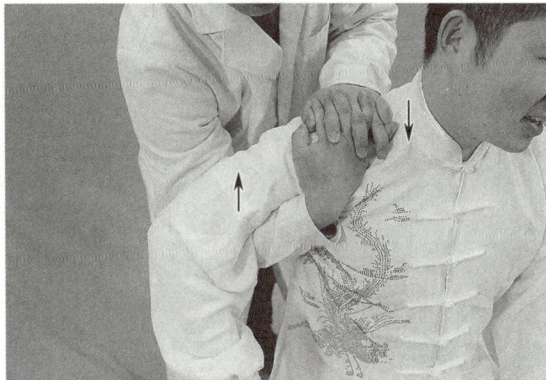

(2)

图 3-101　肩关节外展扳法

4. 肩关节内收扳法　受术者坐位,患侧上肢于胸前屈肘,手搭放于对侧肩部。术者立于其身体后侧,以一手扶按患侧肩部以固定,另一手托握其肘部并缓慢于胸前向对侧托搂,至有阻力时,以瞬间快速推冲力做一个增大幅度的快速扳动(图3-102)。

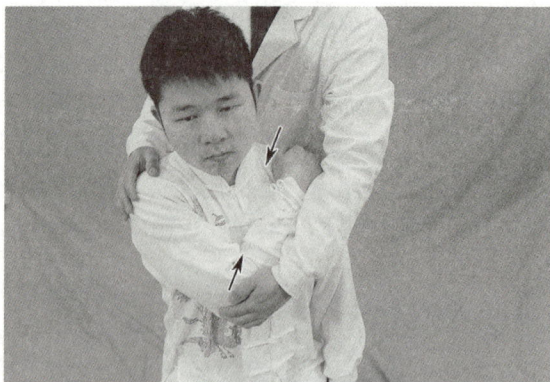

图 3-102　肩关节内收扳法

5. 肩关节后伸内旋扳法　受术者坐位，患侧上肢前臂置于腰部后侧。术者马步站立于受术者的后面，一手扶按其对侧肩部，该手肘关节抵住其患肩后侧以固定，另一手拖住其患侧肘关节，并缓缓贴着其背部上抬其手臂，以使其肩关节后伸内旋，至有阻力时，以瞬间快速推冲力，做一个快速有控制的上抬其前臂动作（图 3-103），如有粘连分解，可听到"嘶嘶"声。

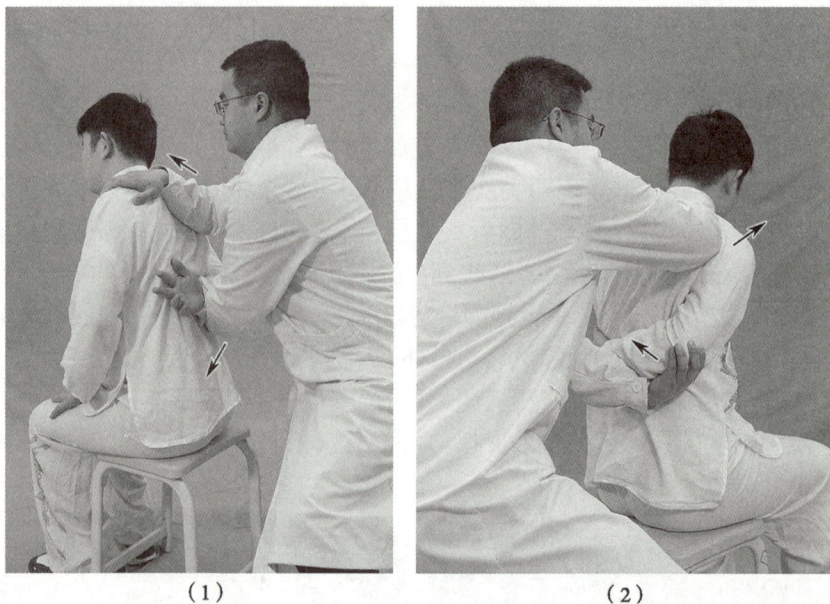

（1）　　　　　　　　　　　　　（2）

图 3-103　肩关节后伸内旋扳法

6. 肩关节上举扳法　受术者坐位，两臂自然下垂。术者立于其身后，一手托握患侧上臂下段，并自前屈位或外展位缓缓向上抬起，至一定幅度时，另一手压住肩关节以固定。两手协调施力至有阻力时，以瞬间快速推冲力，做一个快速有控制的扳动（图 3-104）。

（五）肘关节扳法

受术者坐位，术者站于其侧前方，一手托住其患侧肘关节，另一手抓握住其患侧前臂远端，先使肘关节做缓慢的屈伸活动，之后视其肘关节功能受限的具体情况来决定扳法的应用。若肘关节屈曲功能受限，则在使其屈伸活动后，再将肘关节置于屈曲位，缓慢施力，使其进一步向功能位靠近，当遇到有明显阻力时，用握前臂一手施加一个持续的使肘屈曲的压力，持续一定时间后，两手协调用力，以瞬间快速推冲力做一个小幅度的、快速的加压扳动（图 3-105）。若肘关节伸直受限，则以反方向施术。

腕、髋、膝、踝等关节的扳法，均可参照肘关节扳法操作，原理相同。

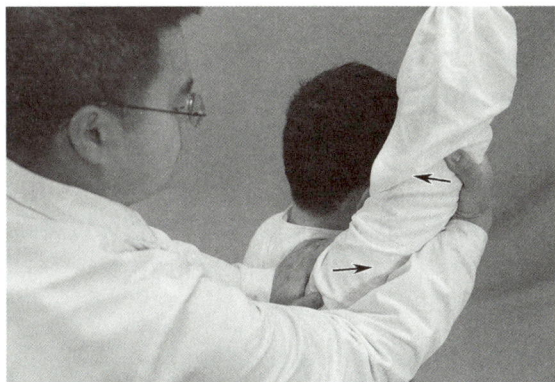

图3-104　肩关节上举扳法

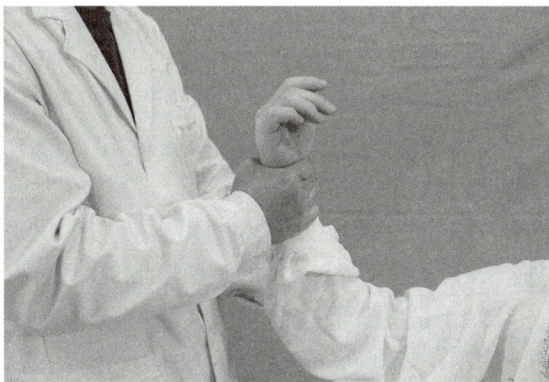

图3-105　肘关节扳法

（六）腕关节扳法

1. 方法一　受术者坐位，掌心朝下，术者双手握其手掌，两拇指按于其腕背侧，余指握其大小鱼际部，在稍牵引的情况下做缓慢的屈伸活动，之后视其腕关节功能受限的具体情况来决定扳法的应用。若腕关节屈曲功能受限，则在使其屈伸活动后，再将腕关节置于屈曲位，缓慢施力，使其进一步向功能位靠近，当遇到有明显阻力时，双手加一个持续的使腕关节屈曲的压力，持续一定时间后，两手协同用力，以瞬间快速推冲力做一个小幅度的、快速的加压扳动。若腕关节伸直受限，则以反方向施术；若腕关节向尺偏或桡偏活动受限，其施术方法也是一样[图3-106（1）]。

2. 方法二　受术者坐位，掌心朝下。术者一手握其腕上部，另一手握其四指部，其余操作方法与"方法一"一样[图3-106（2）]。

3. 方法三　受术者五指并拢，腕关节屈曲。术者一手握其腕上部，另一手握其合拢到一起的手指部，其余操作方法与"方法一"一样[图3-106（3）]。

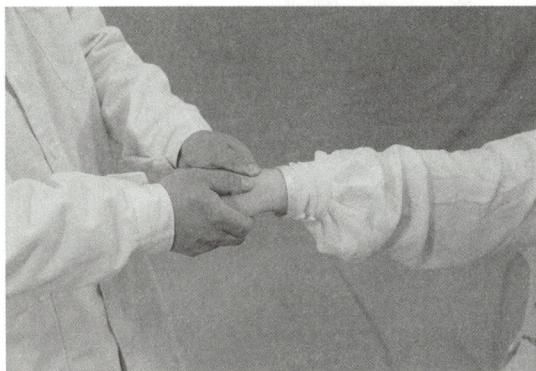

（1）

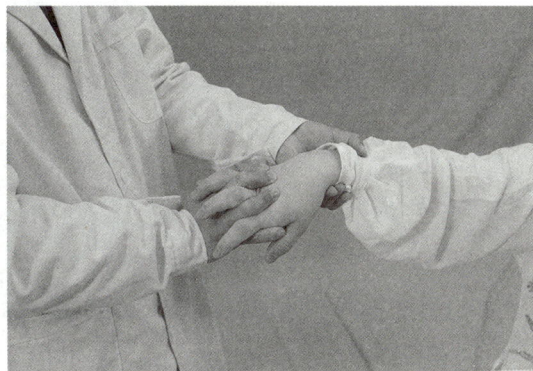

（2）

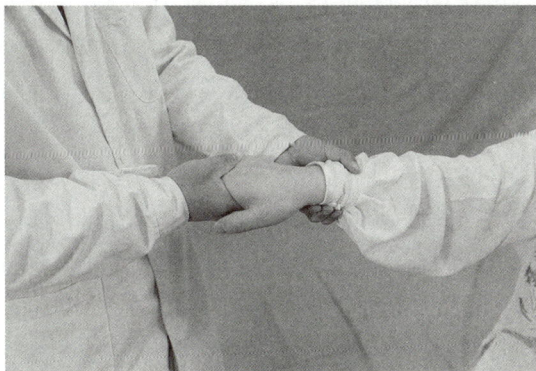

（3）

图3-106　腕关节扳法

（七）掌指关节扳法

受术者坐位或仰卧位，掌心朝下。术者面对其站于或坐于患侧，术者一手握住受术者一侧掌部，另一手以拇指和余四指捏住患指的第一指骨，在稍牵引的情况下做缓慢的屈伸活动，之后视其掌指关节功能受限的具体情况来决定扳法的应用。若掌指关节屈曲功能受限，则在使其屈伸活动后，再将掌指关节置于屈曲位，缓慢施力，使其进一步向功能位靠近，当遇到有明显阻力时，捏第一指骨的手加一个持续的使掌指关节屈曲的压力，持续一定时间后，两手协调用力，以瞬间快速推冲力做一个小幅度的、快速的加压扳动。若掌指关节伸直受限，则以反方向施术。

（八）指间关节扳法

操作方法与掌指关节扳法一样。

（九）髋关节前屈扳法

1. 髋关节前屈扳法（以扳右髋关节为例） 受术者仰卧位，左下肢伸直，右下肢屈髋屈膝，术者站于患者右侧，左手前臂靠肘关节处压住受术者右膝关节下方，右手抓握住其踝关节，先做髋关节缓慢的小幅度屈曲活动，待感觉髋关节放松之后，双手同时施力并借助上半身重力向受术者左肩方向倾斜，当遇到有明显阻力时，再持续推压3～5秒，然后以瞬间快速推冲力做一个小幅度的、快速的加压扳动。

2. 髋关节后伸扳法（以扳右髋关节为例）

（1）方法一：受术者俯卧位，双下肢伸直。术者站于其左侧，右手从受术者右侧大腿内侧穿过去托住其大腿靠膝关节前侧，左手压住受术者右侧髋关节后方，先做髋关节缓慢的小幅度后伸活动，待感觉髋关节放松之后，右手托住其大腿向左后方用力，当遇到有明显阻力时，再持续推压3～5秒，然后以瞬间快速推冲力做一个小幅度的、快速的加压扳动（图3-107）。

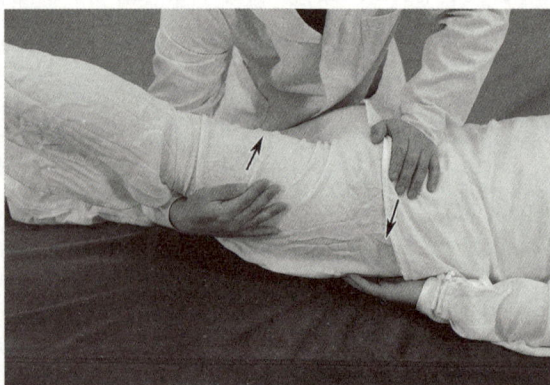

图3-107 髋关节扳法

（2）方法二：受术者俯卧位，双下肢伸直。术者站于其左侧，右手连同前臂从受术者右侧大腿内侧穿过去托住其大腿靠膝关节前侧，左手肘内侧压住受术者右侧髋关节后方并与右手十指相扣，先做髋关节缓慢的小幅度后伸活动，待感觉髋关节放松之后，右手臂托住其大腿向左后方用力，当遇到有明显阻力时，再持续推压3～5秒，然后以瞬间快速推冲力做一个小幅度的、快速的加压扳动。

3. 直腿抬高扳法 受术者仰卧，双下肢伸直、放松。术者立于其患侧，缓缓抬起患侧下肢，将其小腿置于术者近患肢侧的肩上，两手固定其膝关节上下部，以保证扛扳过程中膝关节不屈曲。肩部与两手协调用力，慢慢扛起患肢，使其在保持膝关节伸直位的状态下屈髋，当遇到有阻力时，略停片刻，然后以瞬间快速推冲力做一个稍增大幅度的快速扳动[图3-108（1）]。为加大腰神经根受牵拉而移动的幅度，可在其下肢上抬至最大阻力位时，一手握住足掌前部，与扛扳同时突然向下拉扳足掌，使其踝关节尽量背伸[图3-108（2）]。可重复拉扳3～5次。对于患侧下肢直腿抬高受限较轻者,可先以一手下拉足前掌,使其踝关节持续背伸,之后做增大幅度的上抬、扛扳动作,可重复操作3~5次。

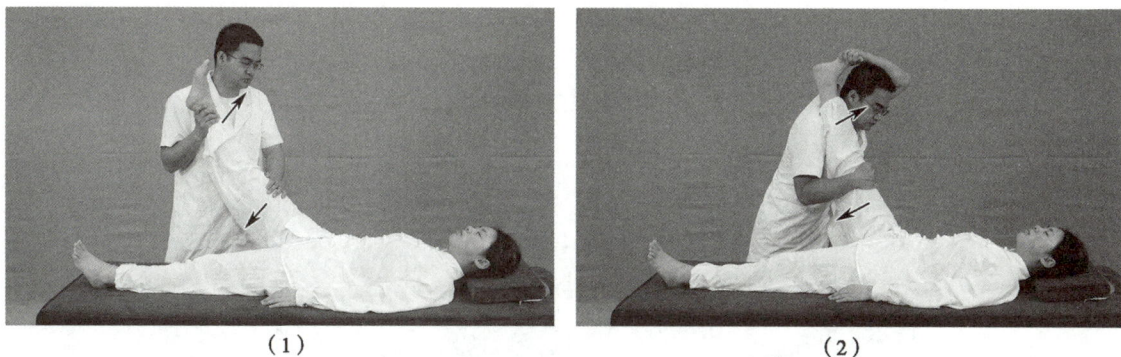

（1）　　　　　　　　　　　　　　　　　（2）

图 3-108　直腿抬高扳法

（十）膝关节扳法

1. 方法一　受术者仰卧位,双侧下肢伸直放松。术者站于其患侧,一手固定膝上部,另一手握足踝部,先做膝关节缓慢的小幅度屈伸活动,之后视其膝关节功能受限的具体情况来决定扳法的应用。若膝关节屈曲功能受限,则在使其屈伸活动后,再将膝关节置于屈曲位,缓慢施力,使其进一步向功能位靠近,当遇到有明显阻力时,握足踝部的手加一个持续的使膝关节屈曲的压力,持续一定时间后,两手协同用力,以瞬间快速推冲力做一个小幅度的、快速的加压扳动[图3-109（1）]。若膝关节伸直受限,则以反方向施术。

2. 方法二　受术者俯卧位,双侧下肢伸直放松。术者站于其患侧,一手固定腘窝,另一手握足踝部,其余操作方法与"方法一"相同[图3-109（2）]。

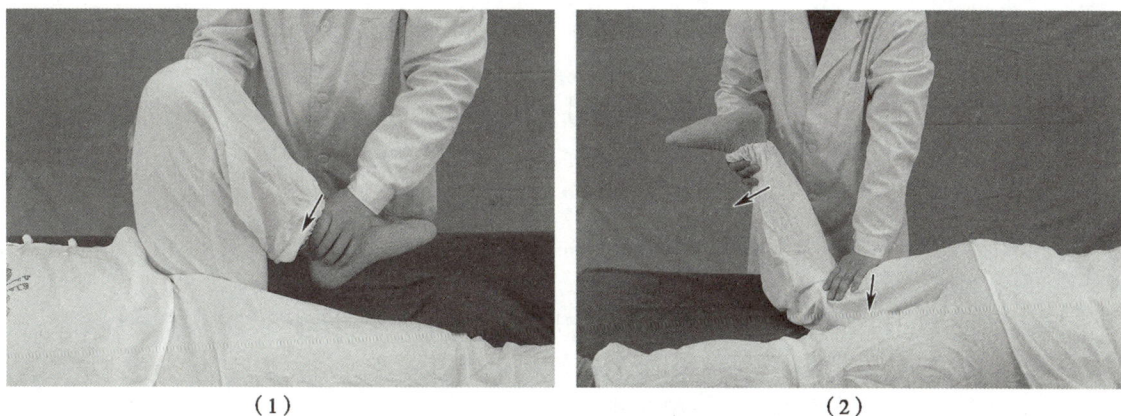

（1）　　　　　　　　　　　　　　　　　（2）

图 3-109　膝关节扳法

（十一）踝关节扳法

1. 方法一　（以扳右踝关节为例）受术者仰卧位,双侧下肢伸直放松。术者站于其右足端,左手托住患侧足跟部,右手抓握住其足前掌内侧缘,先做踝关节缓慢的小幅度屈伸活动,之后视其踝关节功能受限的具体情况来决定扳法的应用。若踝关节屈曲功能受限,则在使其屈伸活动后,再将踝关节置于屈曲位,缓慢施力,使其进一步向功能位靠近,当遇到有明显阻力时,握足前掌内侧缘的手加一个持续的使踝关节屈曲的压力,持续一定时间后,两手协同用力,以瞬间快速推冲力做一个小幅度的、快速的加压扳动。若膝关节伸直受限,则以反方向施术;若膝关节向内翻或外翻活动受限,其施术方法也是一样[图3-110（1）]。

2. 方法二　受术者俯卧位，一侧下肢伸直放松，患侧屈膝成 90°。术者站于其患侧足端，一手抓握住患侧足踝部，另一手抓握住其足前掌，其余操作方法与"方法一"相同［图 3-110（2）］。

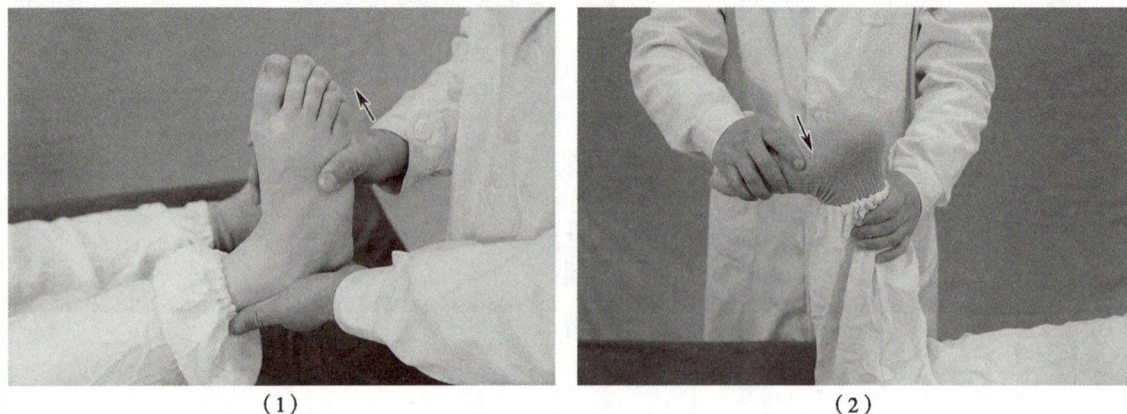

（1）　　　　　　　　　　　　　　　　（2）

图 3-110　踝关节扳法

（十二）跖趾关节、趾间关节扳法
操作方法与掌指关节扳法类似。

【注意事项】

1. 要注意扳动的幅度不可逾越关节生理活动范围。超越关节生理活动范围的扳动，轻则损伤关节周围的肌肉、韧带等软组织，重则脱位，甚则造成脊髓损伤。

2. 在颈、胸及腰部施用扳法，常可听到"喀"的弹响声，是关节弹跳或因扭转摩擦所发生的声音，一般认为是关节活动开了或关节复位成功的标志。但不是所有关节都有弹响，对一个关节，不可反复扳动，不可强求弹响，到位即有效。

3. 用瞬间快速的推冲力扳动到位后，术者不要马上放手，而是仍然要护握住着力部位，以及时阻断推冲力的惯性作用，将两端回旋至起始位，以免椎体沿惯性力的方向旋转过度而造成损伤。

4. 在施行扳法前，一定要诊断明确。对脊柱外伤、骨关节结核、骨肿瘤者及有脊髓症状体征者要禁用扳法；对老年人伴有较严重的骨质增生、骨质疏松者要慎用扳法。

【技能训练】

术者两人一组，互相操作，重点练习与掌握：

1. 正确选择各种扳法的体位。

2. 练习运用杠杆、力矩等运动生物力学省力原理。

3. 细心体会手下的感觉，熟练掌握确定"扳机点"的方法。

4. 练习瞬间扳动方向与幅度的控制要领。

【临床应用】

本法适用于全身所有运动关节及微动关节，对脊柱及四肢关节具有整复关节紊乱、松解粘连、矫正畸形、滑利关节、恢复关节运动功能等作用，对于关节周围的筋腱组织亦有舒展、拉伸、解痉、缓解疲劳及理顺归位等治疗作用。

四、拔 伸 法

【定义】

固定关节或肢体的一端，牵拉另一端，应用对抗的力量使关节或半关节得到伸展，称为拔伸法。

ER-3-3-20

扳法操作视频

【操作要领】

1. 准备姿势　根据不同受术部位而确定。

2. 动作要领　固定关节或肢体的一端,牵拉另一端,应用对抗的力量使关节得到伸展。在对由长骨组成的四肢关节拔伸时,术者双手用力握住关节两端,一手向上拉,一手向下拔伸,可由术者独立完成;对颈椎、腰椎、肩关节、髋关节等需要大力牵引的关节施术时,术者的双手可能都是同向牵引手,而另一端的拔伸力则需依靠助手或利用外力来完成。

3. 操作要求

(1)无论运用何种操作方法,关节上下相对的一对拉伸力应该大小相等、同步协调,用力不能一大一小、一先一后。

(2)施行本法时,双手的握点、受术者及其受术关节的预备姿势、体位要准确,确保上下拉伸力的拉力线通过关节轴心,以达到理想的使受术关节对位对线的良好治疗效果。

(3)操作时注意慢拔慢放。

【手法分类】

根据受术部位不同,分为颈椎拔伸法、肩关节拔伸法、指间关节拔伸法、腰部拔伸法、骶髂关节拔伸法及踝关节拔伸法等。

(一)颈椎拔伸法

颈椎拔伸法有掌托颈椎拔伸法、肘托颈椎拔伸法和仰卧位颈椎拔伸法三种。

1. 掌托颈椎拔伸法　又称坐位颈椎拔伸法。受术者坐位,将颈椎保持在略向前倾的位置,以保证颈椎合理的牵引角度。术者站其侧方,一手掌心托住下颌部,另一手掌托住枕外隆突下方,双手用力向上拔伸,上身挺直,双下肢发力从下蹲位马步势,渐渐站起至直立势,使其略微离开凳面,以完成对颈椎的拔伸牵引(图3-111)。

2. 肘托颈椎拔伸法　又称低坐位颈椎拔伸法。受术者低坐位,术者站其侧方,取马步势下蹲,以一手扶托其枕后部以固定助力,另一侧上肢的肘弯部托其下颌部,手掌扶抱住对侧颞部以加强固定,术者两手将其头部夹紧并保持好其牵引角,上身挺直,双下肢发力从下蹲位马步势,渐渐站起至直立势,将受术者提起,使其离开凳面,稍停片刻,完成对颈椎的牵引后,再将其缓缓放回凳面(图3-112)。

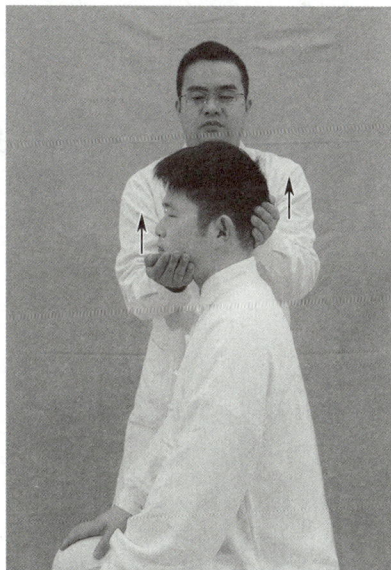

图 3-111　掌托颈椎拔伸法

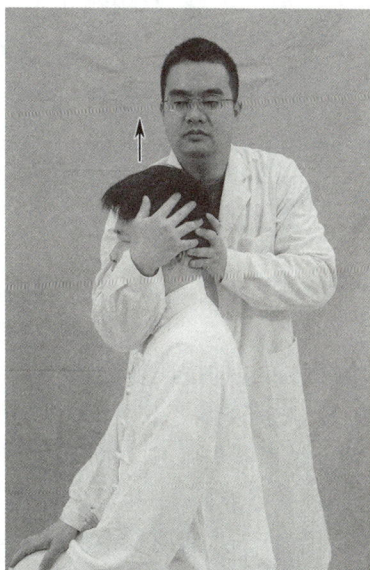

图 3-112　肘托颈椎拔伸法

3．仰卧位颈椎拔伸法　受术者仰卧位。术者坐其头端，以一手托扶其枕后，另一手托扶于其下颌部，先使受术者头部向各方向摇动，待其颈项部肌肉放松后，术者的双手分别将受术者的枕部及颌部用力握固，两上肢伸直，由腰背部发力，使上身向后仰，并带动两手将受术者的身体在床面上滑行拖动，完成对颈椎的牵引（图 3-113）。

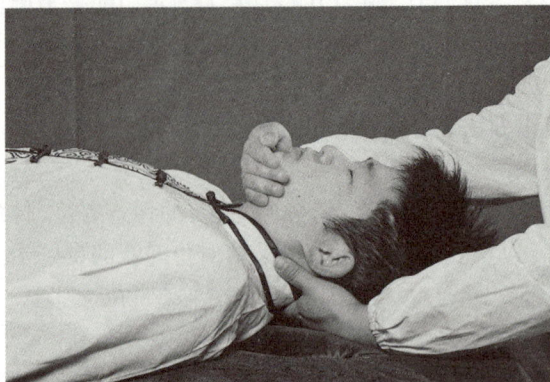

图 3-113　仰卧位颈椎拔伸法

（二）腰椎拔伸法

腰椎拔伸法分为腰椎缓力拔伸法、腰椎瞬间拔伸法、背式腰椎后伸牵引法等。

1．腰椎缓力拔伸法

（1）方法一：受术者取俯卧位，两肩略放松，全身放松，助手用双手托握其双侧腋下，术者双手握住其小腿下端。操作时，术者双手紧握其双腿，两臂伸直，身体后仰，与助手同步相对用力，沿腰椎纵轴方向缓缓拔伸，力量由小渐大，达到预定拔伸效应后，保持此拔伸力十几秒后，再渐渐放松，如此反复拔伸 3～5 次[图 3-114（1）]。

（2）方法二：受术者俯卧位，双手用力抓住床头。术者立其足端，用双手抓住受术者双踝或者绑住双踝的按摩巾，两手同时发力，身体上半部顺势后仰，持续牵拉拔伸腰部[图 3-114（2）]。

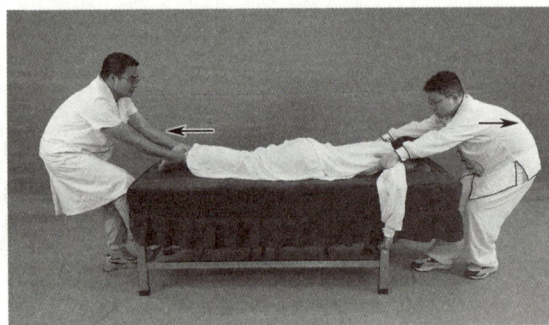
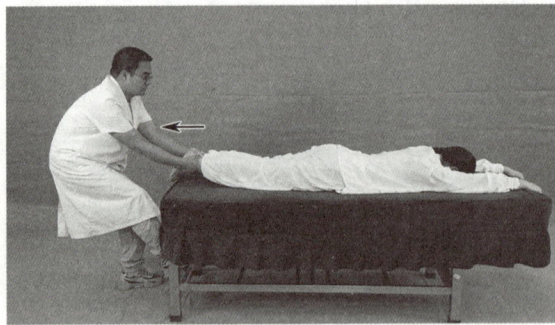

（1）　　　　　　　　　　　　　　　　　　　　　（2）

图 3-114　腰椎缓力拔伸法

2．腰椎对抗拔伸按压复位法　受术者俯卧位，两肩略外展，全身放松。一助手用双手紧握住其两侧腋窝或嘱受术者双手用力抓住床头，另一助手用按摩巾绑住其两踝部，两手同时抓住按摩巾，身体上半部顺势后仰。术者站在其腰部一侧，用双掌或双手拇指叠按在其腰椎后弓之最高点。在上述预备姿势下，术者发令固定其腋下或双手的助手保持静力固定，拔伸踝部的助手逐渐沿水平向后用力，当术者感觉手掌或手指下面的椎间隙被明显拉开之后，嘱拔伸踝部的助手保持这个力不动，术者在借助重心按压下去并停留 3～5 秒，再嘱拔伸踝部的助手慢慢撤力，当助手力量完全撤完之后，术者持续按压 3～5 秒之后再撤力，如此操作可重复 2～3 次（图 3-115）。

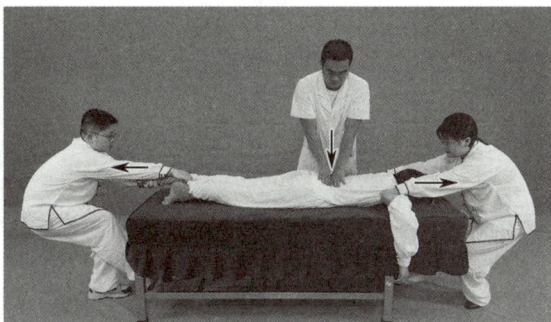

图 3-115 腰椎对抗拔伸按压复位法

（三）肩关节拔伸法

肩关节拔伸法有肩关节上举拔伸法、肩关节对抗拔伸法、肩关节垂直拔伸法和肩关节手牵足蹬拔伸法。

1. 肩关节上举拔伸法

（1）方法一：受术者坐低凳，两臂自然下垂。术者立于受术者身体后方，两手握住其腕和前臂，向上缓慢拔伸，至阻力位时，以提拉力持续牵引提拉（图 3-116）。

（2）方法二：受术者侧卧位，患侧肩部在上。术者坐其头端，令其患侧上肢自前屈位上举，待达到 120°～140° 时，术者以一手握其前臂，另一手握其上臂，两手同时协调施力，向其头端方向缓缓拔伸牵引，至有阻力时，以提拉力持续牵引拔伸。

2. 肩关节对抗拔伸法 又称肩关节外展拔伸法。受术者坐位，患肩外展 90° 伸直。术者立其患侧，以两手分别握住其腕部和肘部，于肩关节外展位逐渐用力牵拉拔伸，同时嘱受术者身体向另一侧倾斜，或令助手协助固定其身体上半部，与术者相对牵拉拔伸（图 3-117）。

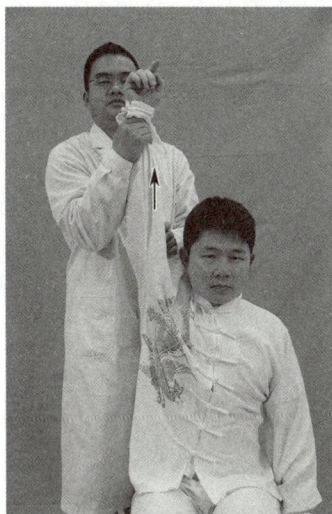

图 3-116 肩关节上举拔伸法

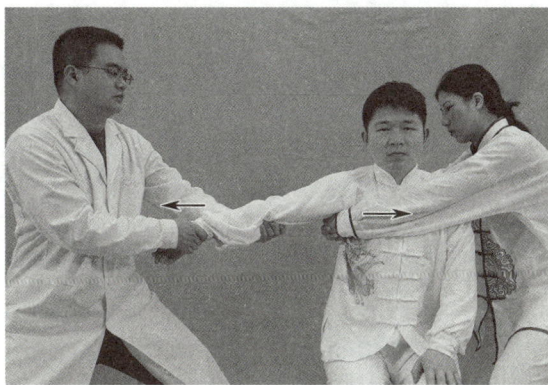

图 3-117 肩关节对抗拔伸法

3. 肩关节垂直拔伸法 受术者正坐，患肩自然下垂。术者站其一侧，用一手前臂插托其腋下，另一手握住其腕部。操作时，一手前臂在腋下用力将患肩向上提伸的同时，握腕手用力向下牵拉患肢，当肩关节受力后，再继续保持此相对的拉伸力 5～10 秒，如此反复 3～5 次（图 3-118）。

4. 肩关节手牵足蹬拔伸法 受术者仰卧位，患肩侧位于床边。术者坐其患侧旁，以一足跟蹬抵其腋下，双手握其腕部或前臂，徐徐向外下方拔伸，手足协调用力，使其患侧肩关节在外展 20° 左右位得到持续牵引，同时足跟蹬住腋窝与其对抗，持续一定时间后，再逐渐使患肩内收、内旋（图 3-119）。

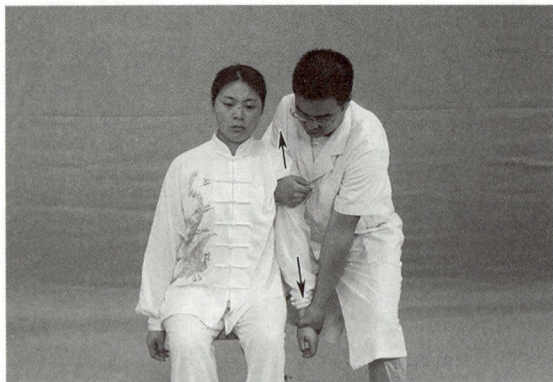

图 3-118　肩关节垂直拔伸法

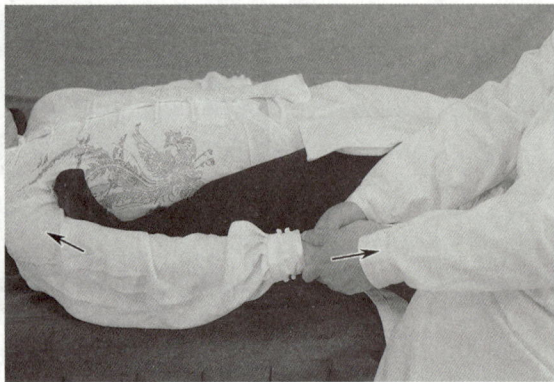

图 3-119　肩关节手牵足蹬拔伸法

（四）肘关节拔伸法

1. 方法一　受术者坐位或仰卧位，患侧肘关节伸直。助手用双手握住其上臂下端，术者站其侧前方，用双手握住其患侧前臂下端。术者双手沿上肢纵轴线，向下牵拉前臂，助手向上牵拉上臂，力量由小渐大，待肘关节受力后再继续保持 5～10 秒的持续牵引力，如此反复 3～5 次 [图 3-120（1）]。

2. 方法二　受术者坐位或仰卧位，患侧肘关节伸直。术者站其侧前方，一手抓握住上臂下端，另一手抓握住前臂上端，两手向相反方向用力，力量由小渐大，待肘关节受力后再继续保持 5～10 秒的持续牵引力，如此反复 3～5 次 [图 3-120（2）]。

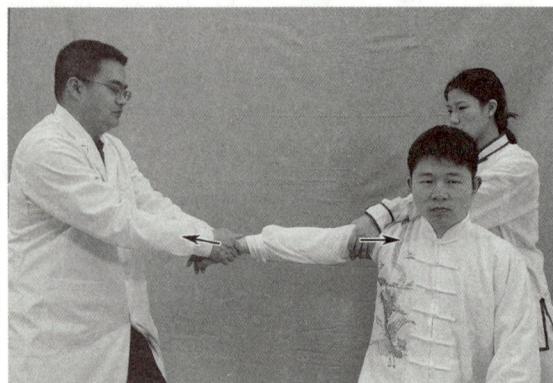

（1）

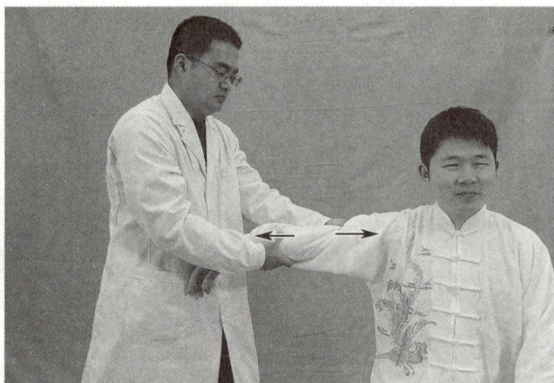

（2）

图 3-120　肘关节拔伸法

（五）腕关节拔伸法

1. 方法一　受术者坐位，术者立于其体侧，一手握住其前臂下端，另一手握其手掌部，缓慢拔伸腕关节 [图 3-121（1）]。

2. 方法二　术者以双手握受术者掌指部，令其身体向另一侧倾斜或令助手固定其身体上部，进行持续拔伸牵引 [图 3-121（2）]。

（六）掌指关节拔伸法

术者以一手握受术者手掌部，另一手捏住患指第一节指骨，两手同时施力，拔伸掌指关节（图 3-122）。

（七）指间关节拔伸法

术者以一手握受术者腕部，另一手捏住患指末节，两手同时施力，拔伸指间关节（图 3-123）。

（1）

（2）

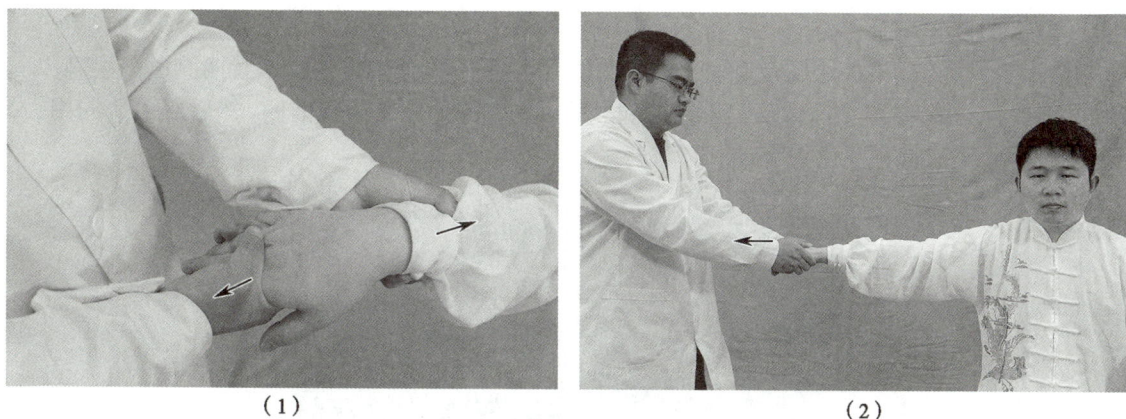

图 3-121　腕关节拔伸法

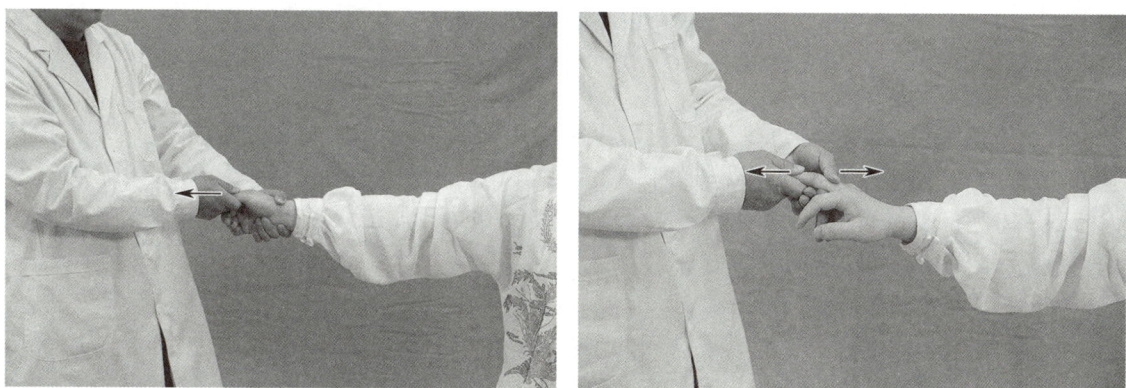

图 3-122　掌指关节拔伸法

图 3-123　指间关节拔伸法

（八）髋关节拔伸法

方法一：受术者仰卧位，患侧下肢伸直。术者站在其一侧，双手握住患侧小腿下端。术者双手用力先使其屈髋屈膝，然后用瞬间爆发力，向下快速拉直髋膝关节，如此反复，多次治疗可重复 3～5 次［图 3-124（1）］。

方法二：受术者仰卧位，患侧下肢伸直。术者站在其一侧，双手握住患侧小腿下端，助手双手掌根分别按住受术者两侧髂前上棘以固定。术者沿下肢纵轴方向持续用力牵拉，牵引力由小到大，待髋关节受力后，继续保持 5～10 秒的持续牵引力，如此反复 3～5 次［图 3-124（2）］。

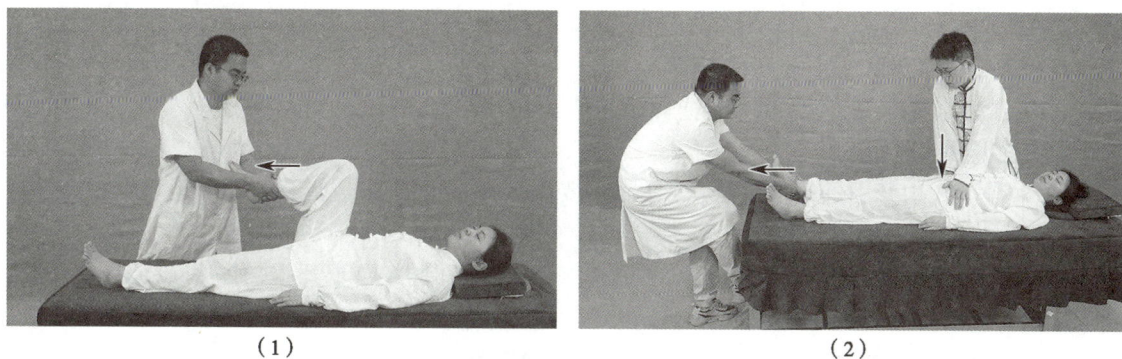

（1）

（2）

图 3-124　髋关节拔伸法

（九）骶髂关节拔伸法

受术者仰卧位，下肢小腿及膝关节悬空。助手双手掌根分别按住受术者两侧髂前上棘以固定。术者立其足端，双手前臂从其腘后穿过，用一侧大腿抵住其小腿前侧，然后双手协同用力，身体后仰，逐渐拔伸其骶髂关节（图3-125）。

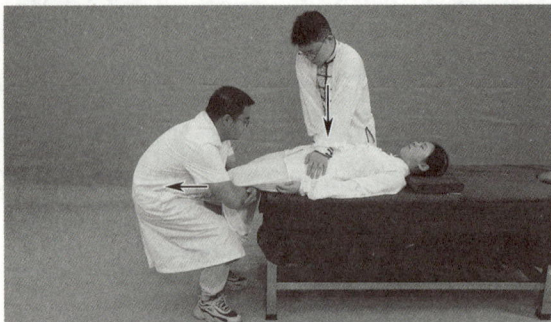

图 3-125　骶髂关节拔伸法

（十）膝关节拔伸法

受术者仰卧位，膝关节伸直。助手用双手握住其大腿下端，术者站在其足侧，用双手握住其患膝小腿下端。术者双手沿下肢纵轴线，向下牵拉小腿，力量由小渐大，待膝关节受力后再继续保持5～10秒的持续牵引力，如此反复3～5次。本法也可用屈伸快速拔伸髋关节的动作结构操作，使膝关节受到瞬间快速的牵引力（图3-126）。

（十一）踝关节拔伸法

受术者仰卧位，术者一手握其患肢侧的足跟部，另一手握其足掌前部，两手协同施力，牵拉拔伸踝关节，可配合踝关节屈伸摇转活动（图3-127）。

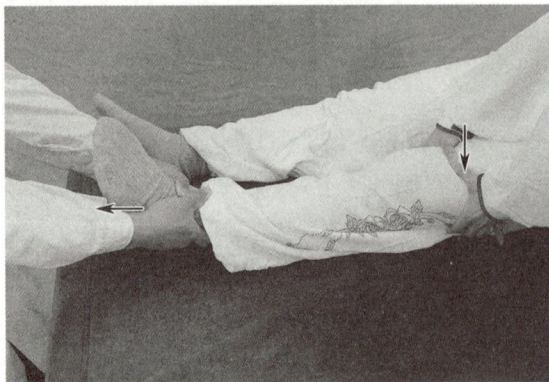

图 3-126　膝关节拔伸法

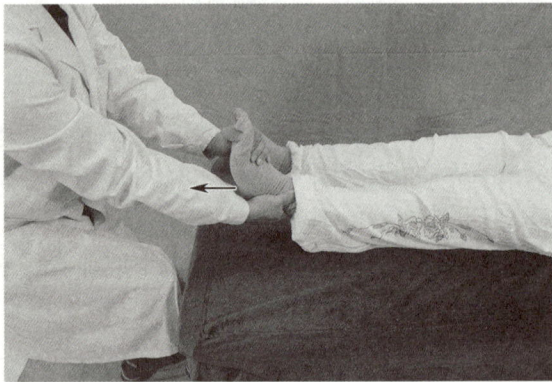

图 3-127　踝关节拔伸法

（十二）跖趾关节、趾间关节拔伸法

操作方法与掌指关节、指间关节拔伸法类似。

【注意事项】

1. 对需用大力牵引的拔伸手法，操作时不要用蛮力、死力，而是要充分利用运动生物力学省力原则，使手法轻松完成。

2. 在大力牵引时，要注意对握力点部位与邻近组织的保护，不要死抠、死掐，以免损伤皮肤、神经。

3. 要注意掌握四肢关节与脊柱拔伸时不同的操作要领。

4. 在关节复位时，不可在疼痛、痉挛较重的情况下拔伸，以免增加受术者痛苦。

ER-3-3-21

拔伸法操作视频

【技能训练】

术者两人一组,互相操作,注意以下训练要点:

1. 各关节拔伸时双手最佳握点位置的确定。

2. 发力牵引时,注意术者双手及与助手间的协调配合,并细心体会手下牵动关节时的感觉。

3. 不同发力形式的操作方法,如瞬间牵引、缓慢牵引、持续牵引等。

【临床应用】

本法适用于脊柱及四肢关节,具有理筋、整复、增宽关节间隙、解除神经挤压、松解粘连等作用,常用于颈椎病、腰椎间盘突出症、肌腱韧带离位、关节缩窄、小关节紊乱及半脱位等病证。

思政元素

救死扶伤

在救死扶伤的伟大医学事业中,我们肩负着重大的使命。古有秦越人用针灸、按摩、汤药等方法救活了患有假死证的虢国太子,现今火车、飞机上救人的故事比比皆是。"医者,仁术也,博爱之心也。"这句话凝聚了医者仁心的精髓。我们不仅是技术的传递者,更是生命的守护者。面对病患,我们用双手传递温暖,用智慧照亮希望。我们深知,每一次的救治都承载着生命的重量,每一次的努力都是对生命的敬畏与尊重。我们凭借精湛的医术,努力战胜病魔,为生命注入希望的光芒。同时,我们更用仁爱的情怀,倾听病患的心声,给予他们温暖和力量。以仁爱之心,坚守医者职责,用我们的双手和智慧,守护人民健康。

（丁 放 刘常逊 周文俊 谢 英 唐振华）

? 复习思考题

1. 成人手法分哪六大类?各类有哪些手法?

2. 扳法操作要领有哪些?要注意什么?

3. 简述推法、擦法和抹法之间的区别?

4. 某女,62 岁,背部疼痛 5 天来诊。平素吃斋 30 余年,血压 100/75mmHg。诊断为第六胸椎小关节紊乱,需进行手法整复。请问可用哪种手法,有什么注意事项?

ER-3-4

扫一扫,测一测

ER-4-1

课件

第四章　复合手法及其他类手法

ER-4-2

知识导览

学习要点

掌握各种复合手法的操作要领及注意事项；熟悉本章各复合手法的临床应用；了解本章各复合手法的技能训练方法。

第一节　复合手法

由两种或两种以上不同的单式手法复合而成的手法，称为复合手法。本类手法的目的为增强手法疗效，便于手法操作，或缓冲某一手法刺激强度，增加舒适感。

常用复合手法有推摩法、扫散法、推揉法、摩振法、推振法、按揉法、掐揉法、搓揉法、提捏搓捻法、提拿法、擦摇法、弹拨法、勾点法、揉捏法等。

一、推　摩　法

【定义】

以一指禅推法或偏峰推法与四指摩法相复合操作的手法，称推摩法。

【操作要领】

1. 准备姿势　术者坐位或站位，术手沉肩、垂肘，腕关节略屈，拇指螺纹面或偏峰着力于治疗部位，同一手的四指掌面贴附在一侧的治疗部位上。

2. 动作要领　以肘关节为支点，前臂主动运动，带动腕关节有节律地左右摆动，从而带动拇指按一指禅推法或一指禅偏峰推法的动作结构摆动，同时带动四指掌面在一侧的治疗部位上摩动。

3. 操作要求

(1) 在操作时压力自然，无须主动用力向下按压，以免所产生的作用力僵硬、重滞。

(2) 拇指摆动与四指摩动同步协调、流畅进行，速度均匀。

(3) 移动过程中，要在一指禅吸定的基础上，注意摆动速度要快，移动速度要慢，即“紧推慢移”。

【注意事项】

操作时，遵照一指禅推法与摩法的操作要领，同时注意两个着力点的动作要配合协调，手腕要放松，不能僵硬。

【临床应用】

本法推摩结合，既有刚柔相济、深透有力的一指禅推法在主穴上发挥主治作用，又有摩法在旁侧部位上的协同治疗作用，可适用于面积较大的部位。例如：在胸部推任脉，同时摩胃经、肾经，具有宣肺化痰、宽胸理气和降肺胃之气的作用，可用于胸闷、气短、胸痛、咳嗽、痰喘、呃逆、嗳气、呕吐等病证的治疗；在腹部推任脉，同时摩胃经、脾经、肾经，可起到健脾和胃、温中理气、消食导滞、调经通络、壮阳补气、通利小便的作用,多用于脾胃虚寒、消化不良、脘腹胀满、恶心呕吐、月经不调、痛经、血滞经闭、小便不利、性功能衰弱、下元虚冷等病证的治疗;在胁肋部自上而下,沿腋中线推摩渊腋、辄筋、大包、章门等穴,可起到疏肝理气、利胆解郁之作用,多用于胁肋胀痛、肝气郁结、胸胁迸伤、肋间窜痛、胆囊炎等病证的治疗。

【技能训练】

在基本掌握一指禅指峰推法、偏峰推法和四指摩法的基础上,按以下步骤反复练习。

(一)沙袋练习

1.定点推摩练习　术者正坐,将沙袋横放在桌上,先以一手拇指着力于沙袋中线中点,将四指掌面贴附在沙袋旁中线中段处,按推摩法的动作结构进行定点练习,双手交替操作。

2.走线推摩练习　定点推摩操作基本稳定后,再沿沙袋中线进行上下反复往返的推摩练习,走线时要紧推慢移。

(二)人体练习

1.人体定点推摩练习　可选练推中脘,摩梁门;推脐中,摩天枢、大横;推关元,摩水道;推身柱,摩肺俞;推神道,摩心俞;推至阳,摩膈俞;推筋缩,摩肝俞;推命门,摩肾俞;推百会,摩少阳;推膻中,摩胸旁等操作。

2.人体走线推摩练习　可选择推任脉摩胃经法:受术者仰卧,术者正坐,面向受术者头侧,自巨阙穴始,用一指禅指峰推法或偏峰推法沿任脉向下边推边走,至神阙穴止,同时带动贴附在一侧的四指,沿胃经向下边摩边走,至天枢穴止,如此反复操作练习。

二、扫　散　法

【定义】

用拇指桡侧及其余四指指端在颞、枕部进行轻快擦动的一种手法,称为扫散法。

【操作要领】

1.准备姿势　受术者取坐位,术者立于其前方。一手扶住受术者的头部以固定;另一手拇指伸直,以桡侧面置于对侧额角处,其余四指并拢,指端置于耳后高骨处,示指与耳上缘平齐。

2.动作要领　前臂主动运动,挺腕。拇指桡侧缘在头颞部额角发际至耳上范围做快速单方向擦动,同时其余四指在耳后至乳突范围内快速擦动。两侧交替进行。

3.操作要求

(1)以肘做支点,前臂主动运动;腕关节保持一定的紧张度。

(2)拇指及四指着力部位要贴紧皮肤,轻而不浮,重而不滞。

【注意事项】

操作时拇指及四指不可施加太大压力,动作要平稳而有节奏;长发者,可将手插入发间操作。

操作应注意夜轻昼重。

【临床应用】

本法有平肝潜阳、镇静安神、祛风散寒的作用。多为治疗高血压、偏头痛、失眠、眩晕、感冒等病证的辅助治疗手法。

【技能训练】

人体练习

受术者取坐位,术者立于受术者前面进行扫散法操作。每侧扫散50次为一组,反复练习。

三、推 揉 法

【定义】

一指禅推法与拇指揉法相结合的复合手法,称为推揉法。

【操作要领】

1. 准备姿势   术者取坐位或站位,术手用拇指指峰或螺纹面,或偏峰,或拇指指间关节背侧突起部着力于治疗部位。肩、肘、腕关节及四指的姿势同一指禅推法。

2. 动作要领   术手做小幅度主动环转动作与肘关节主动屈伸摆动的联合运动,带动着力拇指在受术部位上进行节律性旋转摆动,从而产生推和揉的复合效应。

3. 操作要求

(1)拇指着力点要吸定在治疗部位上,带动受术部位皮肤做反复回旋摩揉,使之产生内摩擦效应。

(2)整个推揉动作要协调、自然、流畅、富于节律,频率为120～160次/分。

(3)其余要领与一指禅推法和揉法相同。

【注意事项】

操作时,四指自然弯曲,拇指着力点吸定,环旋幅度宜小,摆动幅度则要达到一指禅推法的要求。

【临床应用】

本法兼有一指禅推法之持久、深透与揉法柔缓温通的作用特点。适用于头面、颈项、胸腹、腰背及四肢经穴部位,可起到开窍醒神、舒筋通络、温经祛寒、宽胸理气、消食导滞、破瘀散结等作用。多用于头痛、眩晕、失眠、项强酸痛、胸部闷痛、脘腹胀满、消化不良、便秘、腹泻、脊椎及四肢关节酸痛等病证的治疗。

【技能训练】

在基本掌握一指禅推法与揉法操作要领的基础上,按以下步骤练习推揉法。

(一)沙袋练习

1. 单手定点练习   将沙袋竖放在桌上,术者正坐,先以一手在沙袋中线中点上作推揉定点练习。两手交替操作。

2. 双手定点练习   用双拇指在沙袋左右旁中线中点进行同步定点推揉练习。

3. 单手或双手走线练习   沿操作线自下而上、自上而下反复往返,紧推慢移进行走线推揉练习。

(二)人体练习

1. 人体定点操作练习   受术者坐位或卧位,术者取站位或坐位。先取腿部或背部练习;待熟练后,可选印堂穴练偏峰推揉法;选太阳穴或百会穴练指间关节推揉法。

2. 人体走线操作练习   选任脉腹中线巨阙至中极进行指面推揉法走线练习;选印堂至神庭一线,自下而上作偏峰推揉法走线练习;选膀胱经内侧线大杼至膈俞、肝俞至大肠俞线进行指峰推揉法走线练习。

四、摩 振 法

【定义】

由掌摩法与掌振法动作结构叠加而成的复合手法,称摩振法,或称掌摩振法。

【操作要领】

1. 准备姿势   将手掌贴附在治疗部位,掌心对准主治部位,沉肩、垂肘、腕略屈。

2．**动作要领**　先按掌振法术式使施术手掌产生振颤,动作稳定后,再沿主治穴点四边圆周轨迹,边振边缓缓环转移动,周而复始,顺时针或逆时针反复摩振。

3．**操作要求**

(1)操作时,术者要充分控制、协调好肩臂各主力肌与协同肌之间的互相配合,以使摩、振两种手法的动作结构自然叠加,连贯顺畅。

(2)振动频率保持在8～11次/秒,摩动速度宜平稳缓慢。

(3)其余操作要领同振法、摩法。

【注意事项】

术者要保持自然呼吸或顺腹式呼吸,不得憋气,整个躯干应正直挺拔。手掌的压力不能过大,只需轻轻地贴附在治疗部位上即可。

【临床应用】

本法轻柔缓和、温热舒适,振动力传导广远、深透。主要用于胸腹部与头部,可起到平衡阴阳、镇静安神、温中和气、调理脏腑的作用。可用于神经衰弱、脾胃虚寒、肠鸣腹泻、便秘、寒性腹痛、胸闷气短、下元虚冷等病证的治疗。

【技能训练】

摩振法的训练可直接在人体上练习,在基本掌握摩法与振法操作要领的基础上,可选摩振中脘、摩振脐中、摩振丹田、摩振头顶(以百会或前囟穴为主穴)等。

五、推　振　法

【定义】

由掌推法与掌振法的动作结构叠加而成的复合手法,称推振法或掌推振法。

【操作要领】

1．**准备姿势**　按掌推法要求将手掌平贴在受术部起始端。

2．**动作要领**　先按掌振法术式使施术手掌产生振颤,待动作稳定后,再沿直线边振边缓慢向前推进。

3．**操作要求**

(1)肩关节外展30°～45°并缓慢前伸,同时做前臂伸、屈腕肌群的交替小幅度收缩。术者要掌握此操作要领,控制协调好肩、臂两个运动环节,以使推振二法自然合成。

(2)可在操作部位上往返推振,亦可单向反复推振;振动频率保持在8～11次/秒,推移速度要缓慢。

(3)其余参照掌推法与振法要领。

【注意事项】

1．掌面要放平贴稳,手掌压力不能过大。

2．术者保持自然呼吸或顺腹式呼吸,不得憋气;整个躯干的姿态要正直挺拔。

【临床应用】

本法功效同摩振法,适于全身,作用广泛。临床应用时,根据其所取经线或部位的不同,可发挥不同的局部及全身治疗作用。

【技能训练】

推振法的技能训练可直接在人体上练习。在掌握推法与振法操作要领的基础上,可选练:自巨阙到脐中推振任脉经线;自脐中至中极推振任脉经线;自肝俞至大肠俞推振膀胱经内侧线;自神庭至百会推振督脉前顶线;自髀关至膝上推振胃经经线等。反复练习。

六、按 揉 法

【定义】

由各种按法与揉法动作结构相叠加而成复合手法，称按揉法。常用的有指按揉法、掌按揉法、叠掌按揉法、掌根按揉法、大鱼际按揉法、肘按揉法等。

【操作要领】

1. 准备姿势   指按揉法，以拇指或中指指端或指面着力；掌按揉法，以手掌着力；叠掌按揉法，以一主力手的手掌着力，另一手的手掌贴按其手背之上以助力；掌根按揉法，以掌根着力；大鱼际按揉法，拇指和第一掌骨内收，以大鱼际肌的肌腹着力；肘按揉法以肘尖部着力。

2. 动作要领   术手着力部在受术部位进行先轻渐重、由浅而深地向下按压，同时带动受术部位皮肤做小幅度回旋揉动，使之产生内摩擦，待得气后，稍作停留，再继续按揉，如此反复进行操作。

3. 操作要求   操作时，回旋揉动的幅度要小而匀速，使作用力深透而集中；其余同按法、揉法操作要领。

【注意事项】

本法作用力重实缓和，刺激量不宜过重。

【临床应用】

本法兼有按法之深透和揉法之柔和的双重作用特点，适用于全身经穴及部位。掌按揉法主要用于腹部；掌根按揉法、叠掌按揉法可用于腰、背、骶及大腿前、外、后侧之肌肉丰厚处；大鱼际按揉法适用于头面部；肘按揉法专用于腰骶部夹脊穴与臀部需深重刺激的部位。在临床治疗操作中可起到舒筋活血、解痉止痛等作用，常用于颈椎病、肩周炎、腰背肌肉筋膜劳损、腰椎间盘突出症、头痛等病证的治疗。

【技能训练】

本法可直接在人体进行操作练习。在掌握按法与揉法操作要领的基础上，可选择以下部位与经穴进行按揉法练习：在风府或风池或合谷穴练习单指按揉法；在中脘或关元穴练习掌按揉法；在肾俞或八髎穴练习叠掌按揉法；在臀中或伏兔穴练习掌根按揉法；在下关或颊车穴练习大鱼际按揉法；在环跳或腰骶部夹脊穴练习肘按揉法等。

七、掐 揉 法

【定义】

由拇指掐法与揉法组合而成的复合手法，称掐揉法。

【操作要领】

1. 准备姿势   用拇指指甲着力在治疗穴点上。

2. 动作要领   进行边掐边揉操作。

3. 操作要求

(1) 掐按的力量不宜太重，揉转的幅度要小而匀速。

(2) 其余参照掐法与揉法操作要领。

【注意事项】

如需较重掐揉时，可在受术部位垫上按摩巾，以保护皮肤不被掐破。

【临床应用】

本法主要用于人中、少商、中冲、印堂、外劳宫、百会等穴。常用于急救，有开窍醒神之作用。

【技能训练】

在自己身体的外劳宫、人中、少商、中冲、百会、印堂、颊车等穴进行练习,体会掐揉时稍痛而又柔缓的感觉。

八、搓　揉　法

【定义】

由搓、揉二法的动作结构组合而成的复合手法,称搓揉法。

【操作要领】

1. 准备姿势　全身预备姿势与双手的着力部位同搓法。

2. 动作要领　双手用力夹住受术肢体后,带动受术皮肤一起相对运动,来回搓动肢体,并揉动受术皮肤一起相对运动,使其内层组织之间产生内摩擦,同时术手与皮肤产生外摩擦。

搓揉肩部时,双手一前一后夹住肩部作相对搓揉或环转搓揉;搓揉上肢、下肢、胸腹、胁肋及腰背部时,一边搓揉一边自上而下慢慢移动。

3. 操作要求　搓揉时,双手用力要均匀对称,幅度先大渐小,频率由慢到快,但移动速度要缓慢。

【注意事项】

本法操作时,可直接在受术皮肤上操作,也可隔薄层内衣操作,以皮肤潮红、微热为度,不要损伤皮肤。

【临床应用】

本法搓揉相合,可产生由表及里的热效应,用于四肢、胸胁与腰部,具有活血通经、祛风散寒、调和脏腑、开胸顺气之功效。临床常用于上下肢肌肉痉挛、僵硬、酸痛、麻木、发凉、痿软、风寒痹痛,及胸胁闷病、脾胃不和、食积腹胀、肾虚腰痛、腰肌劳损等病证的治疗。

【技能训练】

在基本掌握搓法与揉法要领的基础上,再进行搓揉法人体练习。可选练:肩部搓揉法;上肢从上臂根部至手腕,自上而下搓揉练习;自上而下搓揉小腿腓肠肌练习;受术者取坐位,从其双侧腋下沿腋中线至肋下缘自上而下进行搓揉练习;俯卧位,在双侧腰眼处进行定位搓揉练习。

九、提捏搓捻法

【定义】

用拇指与四指相对将受术皮肤捏紧提起,同时加以搓捻的复合手法,称提捏搓捻法。常用的有三指提捏搓捻法、四指提捏搓捻法、五指提捏搓捻法。

【操作要领】

1. 准备姿势　术者坐位或站位,三指提捏搓捻法以拇指与示、中二指指腹相对着力;四指提捏搓捻法用拇指与示、中、环三指指腹相对着力;五指提捏搓捻法用拇指与其余四指相对着力。

2. 动作要领　术者选用三指或四指或五指将受术皮肤夹持捏住,并稍用力向上提起,同时做来回反复匀力搓捻。可定点反复提捏搓捻,也可沿某段经线或部位边提捏搓捻边缓慢移动。

3. 操作要求　本法持续搓捻受术皮肤时,既要保持向上的提提力,又不宜夹持太紧,以免损伤皮肤。

【注意事项】

皮下组织层之间较紧密者,应用本法时可能会引起疼痛,故操作时用力要先轻缓柔和,待适应后再渐渐加重。

【临床应用】

本法刺激初有微痛而后有温热舒适之感。其作用力直接施于全身经络皮部，可通过皮部→络脉→经脉→脏腑的途径激发经气而发挥经络系统的联络、调控、防护与祛邪功能，有祛风邪、通营卫之功效。国际流行的结缔组织按摩、神经节段反射疗法均以此为主要手法。其能提高皮肤代谢功能，促进血液、淋巴循环，可通过神经节段反射及体液的调控作用起到广泛的局部与全身防治作用。临床应用可起到提高机体免疫功能、美容、健康保健等多方面的医疗保健作用。

【技能训练】

在基本掌握提、捏、搓、捻手法操作要领的基础上，进行人体练习。取攒竹穴或承浆穴，练习定点三指提捏搓捻法；沿四白→颧髎→下关→颊车连线，或颊车→地仓一线练习走线三指提捏搓捻法；取中脘穴或关元穴练习定点四指或五指提捏搓捻法；取巨阙→中脘→神阙→关元一线，沿任脉自上而下练习走线四指或五指提捏搓捻法。

十、提拿法

【定义】

由提、拿二法复合操作的手法，称提拿法。可分为三指提拿法和五指提拿法。

【操作要领】

1. 准备姿势 术者坐位或站位，三指提拿法以拇指与示、中二指指面着力，五指提拿用拇指与余四指着力。

2. 动作要领 将治疗部位皮下的肌束、肌腱、韧带或病理性条索状组织夹持拿定，用力提起，同时搓揉，反复操作。

3. 操作要求 本法可单手操作，亦可双手同步或交替操作；可局部定点反复操作，亦可沿条索组织的长轴，一边提拿，一边缓缓移动。

【注意事项】

1. 提拿法，提拿的是条索状组织，朝一个方向搓揉，一次一次地重复搓揉；而提捏搓捻法，提捏的是皮肤，并且是来回反复捻搓。要注意两者着力部位与动作结构的差别。

2. 用力由轻渐重，提拿的着力部为指面，不要用指尖或指甲。

【临床应用】

本法较拿法的上提力大，适用于颈、项、肩、腰、背和四肢筋腱等条索状组织，应用中可起到发汗解表、活血破瘀、解痉止痛、软坚散结等作用。临床常用于外感发热、头痛，及四肢肌肉酸胀、疼痛、痉挛、麻痹、风湿等病证的治疗。

【技能训练】

在掌握提、拿二法的操作要领基础上，按以下部位在人体上练习本法。在承山穴两侧练习单手定点三指提拿腓肠肌肌束法；在殷门穴两侧练习双手同步定点五指提拿股二头肌肌束法；在肩井穴处练习双手定点提拿斜方肌法；沿肱二头肌或肱三头肌，从上而下，练习单手移动提拿法；沿股四头肌，自上而下，练习双手移动提拿法。

十一、滚摇法

【定义】

术者一手在受术关节施行滚法的同时，另一手作该关节的摇动手法，使受术关节同时受到滚摇二法复合作用的手法，称为滚摇法。

【操作要领】

1. 颈项部滚摇法　受术者正坐,术者立于其侧后方,一手扶按其前额,另一手沿风府至大椎一线自下而上,再自上而下反复缓缓进行往返移动滚动,同时扶额手与之配合使头慢慢前俯或后仰。向上移滚动时,使头前俯,颈椎前屈;下移返回滚动时,使头后仰,让颈椎慢慢后伸。

2. 肩关节滚摇法　受术者正坐,术者立于其一侧,一手握住其腕部,一手在肩部沿肩髃至臂臑一线反复滚动,同时握腕手缓缓地反复摇动受术肩关节。

3. 腰骶关节滚摇法　受术者俯卧,术者立于其一侧,一手托住一侧大腿,另一手在腰骶关节处施滚法,同时托腿手将大腿抬起,使腰骶关节后伸,然后再放下,如此反复进行。

4. 髋关节滚摇法　受术者俯卧,术者立于其一侧。一手托握起一侧大腿远端膝上股前处,一手在臀部髋关节处反复施滚法,同时,托腿手将下肢反复做外展、内收运动。受术者取仰卧位,术者在其髋关节前方髀关穴处施以滚法,同时做髋关节的外展、内收活动。

【注意事项】

1. 操作时要使受术部位放松,不要紧张,关节的摇动幅度由小渐大缓缓进行,滚法频率要保持在 120～160 次 / 分。

2. 注意做到双手操作协调同步,要保持自然呼吸,不要憋气。

【临床应用】

本法既有滚法对关节周围软组织解痉止痛、舒筋活血的治疗功效,又有摇法对关节之滑利松解作用,二者复合,相得益彰。临床常用于颈椎病、落枕、腰肌劳损、腰椎间盘突出症、肩周炎、髋关节炎、弹响髋等病证的治疗。

【技能训练】

在掌握滚法与摇法的操作要领基础上,按滚摇法的操作要领反复练习。肩关节外展摇滚法;颈椎屈伸滚摇法;腰骶关节后伸滚摇法;髋关节外展内收滚摇法。

十二、弹　拨　法

【定义】

弹拨法是指在拨法的基础上,施以弹动之力,拨而弹之,弹而拨之。

【操作要领】

1. 拇指弹拨法　受术者坐位或卧位,术者站其一侧,术者将拇指端放于施术部位,余四指置于其对侧以助力。沉肩、垂肘、悬腕,将拇指端插于肌间隙或肌肉韧带的起止点处,拇指主动发力,腕关节桡侧高于尺侧并微微旋动和轻度摆动,速度由慢而快地拨而弹之,如拨弦弹琴,“哒哒”有声。

2. 示指弹拨法　以拇指端抵于示指远侧指间关节的腹侧面,中指屈曲,放在示指的背侧面与拇指相对夹住示指。将示指插入肌间隙或韧带的起止点处。示指主动发力,用力由轻而重,速度由慢而快地拨而弹之,如拨弦弹琴,“哒哒”作响。

【注意事项】

1. 弹拨时指面不要与皮肤表面摩擦移动,应带动该处皮肤下肌肉或韧带来回拨揉,避免用指甲着力及用力太过,擦破皮肤。

2. 弹拨法弹拨的方向是弹拨手指的腹侧面方向,操作要轻巧灵活。

3. 示指弹拨法必须保证用拇指和中指将示指夹牢,以保证示指操作稳定有力。

4. 骨折的愈合期、急性软组织损伤者禁用。

【临床应用】

本法主要适用于颈、肩、背、腰、臀、四肢等部位的肌肉、肌腱、韧带、痛性筋索等生理病理性条索状组织；根据治疗部位分别选择拇指或示指弹拨法，可定点弹拨，也可沿条索组织长轴方向往返移动。具有松解粘连、调理筋膜、消结散聚、解痉镇痛的功效。临床可治疗颈椎病、落枕、肩周炎、冈上肌腱炎、肩峰下滑囊炎、肱二头肌长头肌腱炎、中风偏瘫、腰背肌筋膜炎、腰椎间盘突出症、梨状肌综合征等疾病所致的疼痛、麻木及关节活动受限诸证。临床以拇指弹拨法最为常用。

【技能训练】

在掌握弹拨法的操作要领基础上，按弹拨法的操作要领反复练习。在颈部进行弹拨练习；在背部竖脊肌进行弹拨练习。

十三、勾 点 法

【定义】

勾点法是由勾法和点法复合而成的一种手法，即用中指指端勾住治疗部位做点压，属指按法的临床变化应用。

【操作要领】

1. 准备姿势　中指掌指关节伸直或微曲，指间关节屈曲，使中指形如勾状。

2. 动作要领　用中指指端勾住施术部位或穴位，掌指部主动用力，带动中指端做持续点按。除中指外，其余四指握紧，使掌部紧张坚挺。

3. 操作要求

(1) 若中指屈曲按压力不足时，肘关节可主动屈曲，带动腕关节及中指勾压。

(2) 勾点时施力的方向应视治疗部位而定，一般同穴位针刺方向。

【注意事项】

勾点法所施部位或穴位，多是人体不显露的部位或较隐蔽的穴位，较为敏感，故不可突施暴力。

【临床应用】

应用于天突、廉泉等部位；可治疗舌强语謇、口噤失语、喘、咳、喉痹等病证；具有开音利咽、宣导肺气的作用。

【技能训练】

在掌握勾点法的操作要领基础上，按勾点法的操作要领反复练习。在人体的风池穴进行勾点练习；在人体的廉泉穴进行勾点练习。

十四、揉 捏 法

【定义】

揉捏法由揉法和捏法复合而成，可单手揉捏，也可双手操作。

【操作要领】

1. 准备姿势　拇指自然外展，其余四指并拢，拇指与其余四指指腹或螺纹面对捏施术部位。

2. 动作要领　指、掌与前臂部主动运动，带动腕关节做轻度旋转运动，使拇指与其余四指对合施力，捏而揉之，揉而捏之，从而产生节律性的揉捏动作。

3. 操作要求

(1) 指掌部为主要发力部位，腕关节为第一发力支点，肘关节为第二发力支点，其目的使腕关节产生一个旋动，才会产生协调的揉捏复合动作。

(2) 在揉捏动作中，揉时以拇指为主，余四指为辅；而在捏时以拇指为辅，余四指为主。

(3) 以指腹或螺纹面着力，不可用指端着力。

【注意事项】

1. 注意手法操作的准确性,要与拿法、按揉法区分开来。
2. 用力要适中,避免过度轻柔和使用暴力。

【临床应用】

本法适用于四肢部、颈项部、肩背部及胸部,可治疗颈椎病、落枕、运动性疲劳、胸闷、胸痛等病证,具有舒筋活血理气、化瘀止痛的作用。

【技能训练】

在掌握揉捏法的操作要领基础上,按照揉捏法的操作要领反复练习。在人体颈项部进行揉捏练习;在人体的大腿部进行揉捏练习。

第二节　其他类手法

其他类手法是指散在的、难以归类的手法,一般多为辅助性治疗手法,主要有理法、梳法、拂法、托法等。

一、理　法

【定义】

用手对肢体进行节律性握捏,称为理法。

【操作要领】

1. 准备姿势　以一手持受术者肢体远端,另一手以拇指与其余四指及手掌部握住其近端。

2. 动作要领　指掌部主动施力,做一松一紧的节律性握捏,并循序由肢体的近端移向远端;可两手交替操作。也可用双手同时握住受术者肢体近端,向远端进行节律性握捏。

3. 操作要求

(1) 操作时指掌部要均衡施力,要体现"握"和"捏"两种力量。

(2) 握捏要有节奏性,频率宜稍快,自然流畅。

【临床应用】

理法适用于四肢部,临床常用作四肢部结束手法,具有调和气血、理顺经筋作用,可缓解其他手法的过重刺激。

二、梳　法

【定义】

梳法,又称疏法,是指用手指做单方向的梳理动作,形如梳头,故称梳法。

【操作要领】

1. 准备姿势　五指自然展开,微屈,形如爪状,以指端和螺纹面置于施术部位。

2. 动作要领　前臂主动运动,带动五指做单向滑动梳理。

3. 操作要求

(1) 腕部放松,前臂为动力源。

(2) 手指滑动梳理动作协调自然,避免指部单纯用力。

【临床应用】

适用于头部、胁肋部等,具有安神健脑、疏肝理气作用,主要治疗失眠健忘及胸胁胀满等症。

三、拂　　法

【定义】

以指面在体表做轻快的擦掠，称拂法。

【操作要领】

1. 准备姿势　手指伸直，以示指、中指、环指和小指螺纹面置于施术部位。

2. 动作要领　前臂主动运动，带动手指在体表做轻快的擦掠，状如拂尘，轻轻擦掠而过。

3. 操作要求　操作时手法轻快，"轻"即指部不能用力，不能带动皮肤及皮下组织；"快"指手指略快，不能太快，如拂尘而不扬。

【注意事项】

指部不可施力。

【临床应用】

适应于胸腹部、腰背部、臀部及股内侧，具有安神催眠的作用，可以用于治疗神经衰弱和保健。

四、托　　法

【定义】

用双手或单手将患处托起，称托法。一般常用于治疗胃下垂，故又称托胃下垂法。

【操作要领】

1. 准备姿势　示指、中指、环指、小指并拢伸直，并以其螺纹面和手掌的小鱼际部着力于施术部位，腕关节背伸。

2. 动作要领　以肘为支点，前臂主动施力，使手指螺纹面和手掌小鱼际向下深按于下垂的胃底部并随患者深呼气向上徐徐赶动，循逆时针方向上托，呈波浪式用力。

3. 操作要求　上托时，要配合患者的呼吸进行操作。患者深呼气时，开始用力赶动、上托；吸气时应停止操作。深按片刻后再随深呼气时开始下一小段距离的托举移动。

【注意事项】

托法应在空腹时操作。

【临床应用】

主要作用于腹部胃脘部，具有升阳举陷的作用；常配合插法使用，用于治疗胃下垂。

（赵　菲）

? 复习思考题

1. 请回答复合手法的目的，并举例说明。

2. 简述托法治疗胃下垂时的操作。

第五章　踩　跷　法

学习要点

掌握踩跷法的操作步骤、基本要领；熟悉踩跷法的治疗作用、适用范围、常用体位、取穴原则；了解踩跷法的机制。

踩跷法是以中医脏腑经络学说为理论依据，用足尖、足掌或足跟在人体体表的不同部位、穴位及经络施以点、揉、推、搓等各种脚法，以防治疾病的一种推拿方法。

踩跷时所需具备的基本器具包括踩跷床、专用袜和垫子。踩跷床可根据术者的身高、肩宽及习惯来自行设计；专用袜多为毛线织成，可防滑及避免术者足部直接接触受术部位；垫子有厚有薄，俯卧位时常垫于受术者的胸、腹、小腿等处，起保护作用并可增加患者的舒适感。

踩跷法常用于慢性和功能性疾病的治疗，对某些疾病的急性期也有良好疗效。但有较严重的心肺疾病、急性传染病、脓毒血症、出血性疾病、各种皮肤病、骨结核、肿瘤、骨折及肌腱断裂等情况及孕妇应禁用；年老体弱、骨质疏松严重者应慎用。临证时，要详查病情、明确诊断，判断是否为踩跷法适应证，做到心中有数，治疗有方，切忌乱踩。操作时注意力度要适中，要根据受术者的身体情况和所踩的部位，通过握杠的双手来调整下踩的力量，以患者能耐受为度，忌用蛮力、暴力。踩踏部位以腰、骶、臀、大腿、上臂为主。在胸背踩踏时，尤其要注意脚的力度、位置、角度等，以免损伤胸廓。踩跷法治疗前1小时内患者不得过多饮水或进食。

第一节　基　本　脚　法

一、脚　压　法

【定义】

以双脚足掌或后跟垂直用力下压的一种脚法，称脚压法。

【操作要领】

受术者仰卧、侧卧或俯卧于踩床上，术者两手握杠，先以上肢支撑体重，全足踩踏于一定部位，重心逐渐前移用足掌下压［图5-1（1）］，或重心后移用足跟下压［图5-1（2）］，如此先轻渐重，由浅而深地反复踩压治疗部位。

施术过程中，术者要自然呼吸，不要屏气，通过双臂支撑来控制下压力的大小，用力要平稳，以得气为度。

【临床应用】

本法具有舒筋通络、解痉镇痛、整复脊柱之作用，是重要的调脊、理筋脚法。足掌压时作用力较柔和，适用于经筋及肌肉部位；足跟压时用力稳而深透，作用力较集中，常用于点状穴位或部位的治疗。脚压法用于脊柱两侧的膀胱经线时可治腰背疼痛，亦可调理内脏。

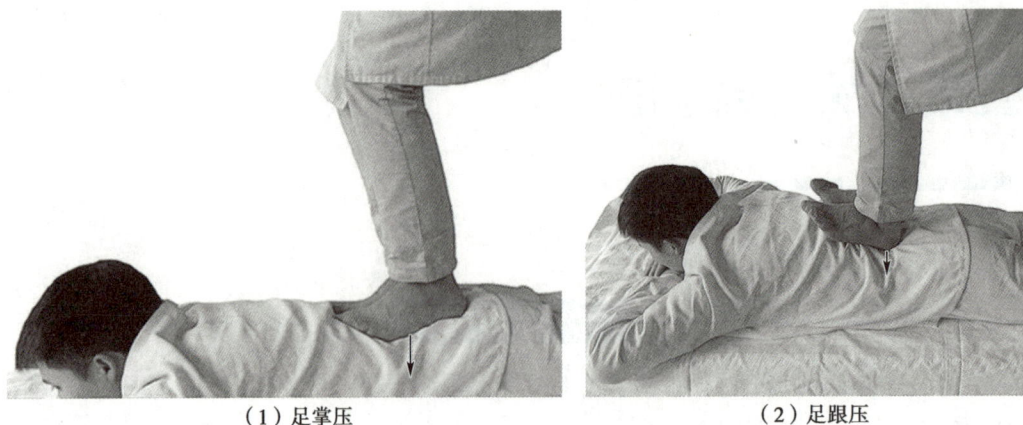

（1）足掌压   （2）足跟压

图 5-1　脚压法

二、脚 点 法

【定义】

以大踇趾进行点压的一种脚法，称脚点法。

【操作要领】

受术者仰卧、侧卧或俯卧于踩床上，术者两手握杠，以双臂支撑身体，以大踇趾垂直向下点压特定部位或穴位。

有持续点和间歇点两种操作术式，持续点是指术者在治疗穴位上进行较长时间的点压，时间一般为 1～5 分钟或更长，以受术者能耐受为度；间歇点又称呼吸点穴法，点压时随呼吸进行（呼气时点，而吸气时减力抬起），频率一般为 10 次 / 分。

操作时用力应逐渐加重，切忌使用暴力，以受术者出现得气感为度。

【临床应用】

该法刺激强度大，深透力强，多用于腰、臀、大腿等处的穴位，可起到开通闭塞、通经活络、散寒止痛等作用。用于局部病证，尤其是压痛点时，有良好的镇痛作用。一般间歇点多用于胸背部及腹部。

三、脚 揉 法

【定义】

以足趾、足掌、足跟等部位进行揉法操作的一种脚法，称为脚揉法。

【操作要领】

受术者仰卧、侧卧或俯卧于踩床上，术者两手握杠，以单侧或双侧的足跟、足掌或踇趾着力于治疗部位进行揉动。双脚揉时，可并拢或一左一右分开，在受术者左右两侧对称施揉（图 5-2）。频率以 80～160 次 / 分为宜，操作时间一般为 5～10 分钟。

揉动的幅度应由小而大，用力应先轻渐重，通过双臂的支撑来控制下压力的大小。术足接触部位要吸定，通过膝关节的摆动旋转，带动施术处皮肤做小幅度的环旋揉动，使皮下软组织产生内摩擦，不得在皮肤表面摩擦或滑动。

【临床应用】

本法常用于其他较重脚法之后，可消除治疗后的不适感，是重要的放松脚法，具有舒筋通络、活血止痛、缓解疲劳等作用。其中足尖揉接触面积小而作用力深透，尤适宜于腧穴及痛点；

足掌揉接触面积大,可用于肩、背、腰、臀、下肢部;足跟揉力最强,多用于肩、背、腰、臀部及双下肢肌肉丰厚处。

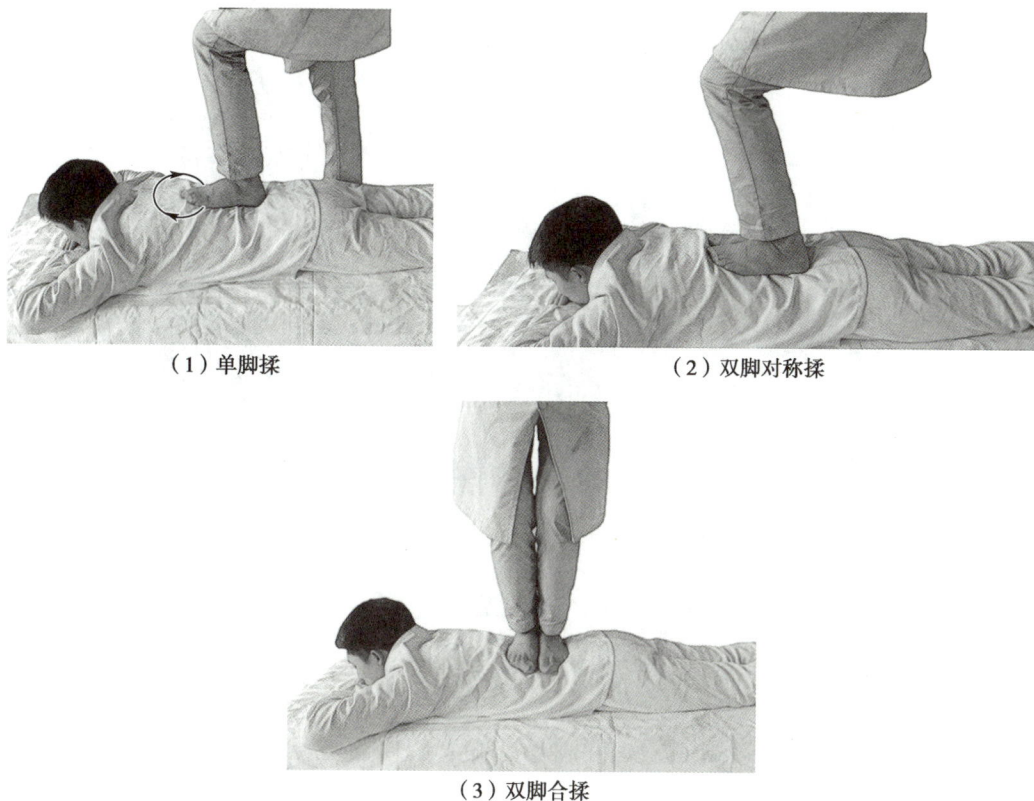

（1）单脚揉

（2）双脚对称揉

（3）双脚合揉

图 5-2 脚揉法

四、脚 推 法

【定义】

用足掌或足跟着力进行推法操作的脚法,称脚推法。

【操作要领】

受术者仰卧、侧卧或俯卧于踩床上,术者两手握杠,用足掌或足跟着力于受术部位,沿经络循行方向或肌肉纤维走向作单方向的直线推动;或自中间向两侧分推操作(图 5-3)。

足掌直推法操作时,以一侧下肢作固定支撑,用另一侧足掌着力于所需治疗部位,沿直线向前推动,每个部位推动次数以 3～5 次为宜;分推时,两足平放在胸骨正中或脊柱正中,足跟并拢向两侧分推,一般从上到下依次分推为 1 遍,可操作 5～10 遍。

操作要沉稳、缓和,在病变部位或胸腹部推动时用力应稍轻,而在腰背、四肢操作时用力可稍重,但应随证而异。

尽量将所需治疗的部位暴露于足掌之下,可使用介质。

【临床应用】

脚推法作用力沉缓,具有舒筋活血、通经活络、祛风散寒、理筋整脊、行气止痛等作用,是重要的镇痛与理筋方法,多用于急慢性腰肌损伤的治疗。分推法主要用于胸背部及腰骶部,多用于保健;足跟推法,接触面积小,刺激作用强,主要用于背、腰、下肢及陈伤劳损之处。

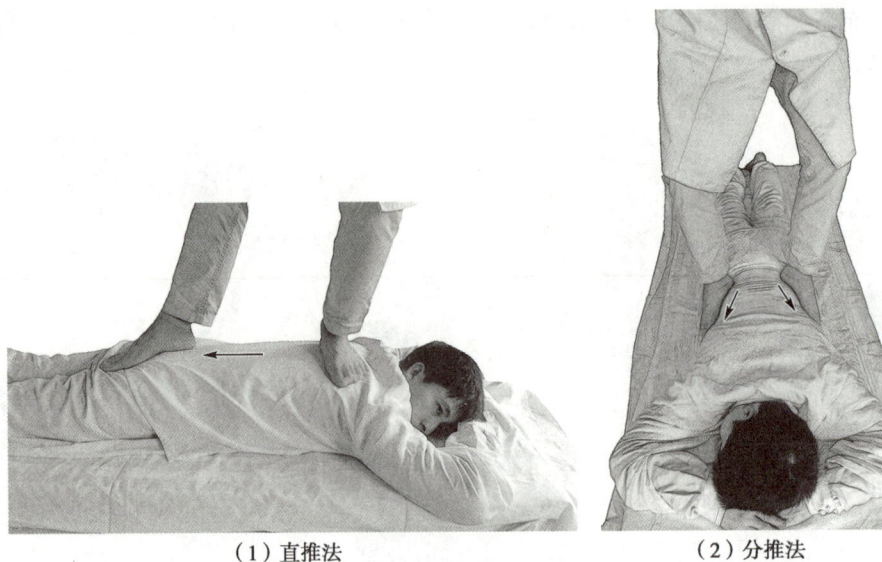

（1）直推法　　　　　　　　　　（2）分推法

图 5-3　脚推法

五、脚 摩 法

【定义】

用足掌作回旋摩动的脚法,称脚摩法。

【操作要领】

受术者仰卧、侧卧或俯卧于踩床上,术者两手握杠,一侧下肢站于床上或站于受术者腰骶部以支撑固定,另一侧下肢足掌着力于治疗部位,作上下或左右的直线往返摩擦或回旋摩动(图 5-4)。

操作时要连贯,周而复始地进行,频率一般掌握在 60～100 次 / 分。

摩腹时,有顺时针和逆时针之分,顺时针摩为泻,逆时针摩为补。

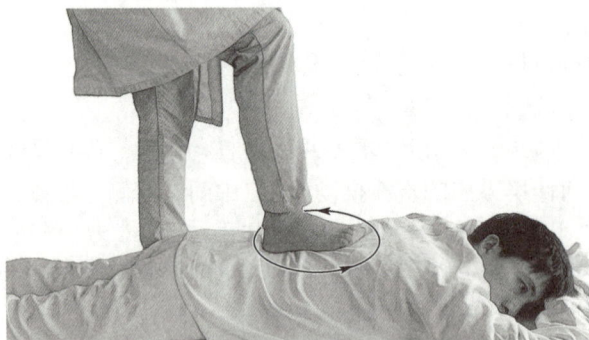

图 5-4　脚摩法

【临床应用】

本法力度较轻,刺激缓和而舒适,可起到温经活络、行气止痛、活血化瘀、祛风散寒之作用。用于胸背部,可起到宽胸利膈、疏肝理气、祛风散寒之作用;用于胸腹部,可起到健脾和胃、消食导滞、温阳补肾之作用。

六、脚 颤 法

【定义】

术者用双脚在受术者腰背部进行节律性弹跳踩踏的脚法,称脚颤法。

【操作要领】

受术者俯卧位,在其胸部和大腿部各垫数只枕头,使腹部腾空,离床面6~10cm。术者两手握杠,以双臂支撑身体,用双足的足掌前部着力,踩踏在治疗部位上,通过膝关节一屈一伸,身体一起一落,对腰部进行一压一弹的连续刺激。

嘱受术者全身放松,张口呼吸,配合弹压起落,呼气时下压,吸气时弹起,切忌屏气。弹起时,足尖始终不离治疗部位。

术者通过上肢支撑力量的改变来控制踩踏力量,踩踏的力量和次数要根据受术者体质和病情而定,适可而止。

要明确诊断后方可施术,严格把握禁忌证与适应证,特别是脊柱结核或骨质疏松者要禁用本法,年老体弱者要慎用本法。

【临床应用】

本法可放松肌肉、调整腰椎关节,可用于腰椎间盘突出症、紧张性肌炎、腰肌劳损、强直性脊柱炎等病证的治疗,对脊柱侧弯或后凸畸形有一定的矫正作用。

七、脚 搓 法

【定义】

以单足或双足置于受术身体一定部位上,做快速来回搓动的一种脚法,称脚搓法(图5-5)。

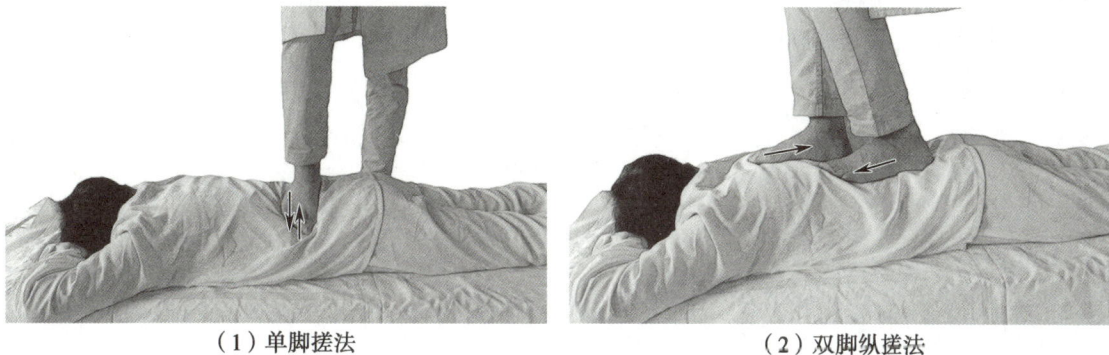

(1)单脚搓法   (2)双脚纵搓法

图5-5 脚搓法

【操作要领】

术者以单足或双足置于受术者身体一定部位上,做快速来回搓动。搓动之足要紧贴皮肤,频率要快,力度适中,透热为度。

可横向搓动,亦可纵向搓动。横向搓动时借助床面的支撑,双脚进行同向搓动;纵向搓动时,双脚分置欲搓部位,进行交错搓动。搓时可上下循序缓缓移动。

【临床应用】

本法易于产生温热效应,有温经活血、行气止痛之功效。多用于皮肤感觉迟钝、感觉异常及寒证、瘀证等病证的治疗。四肢部位多用单脚足弓横向搓动,并从上向下移动;胁肋、腰、腹等部位则多用双脚纵向交错搓动。

八、足跟击打法

【定义】

术者以足跟部着力,在受术者体表的某一部位做快速节律性击打的脚法,称足跟击打法。

【操作要领】

受术者仰卧、侧卧或俯卧于踩床上,术者两手握杠,以两足跟交替节律性击打治疗部位(图5-6)。

双足下落时要自然,一般借助重力击打,而非主动发力,力度适中,以受术者能忍受为度,频率要快,60～100次/分。

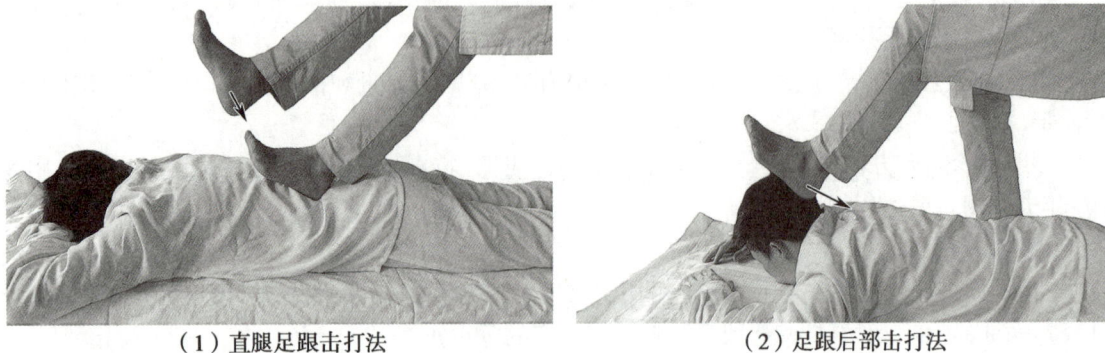

(1)直腿足跟击打法   (2)足跟后部击打法

图5-6　足跟击打法

【临床应用】

本法用于脊柱,具有放松肌肉、活血化瘀、整复关节等作用,有助于调整椎间关节和改善脊柱的力学平衡,并可通过脊柱对内脏产生某些影响,是重要的调脊方法。临床除用于椎骨错缝、椎间盘突出症等骨伤科病证外,还广泛用于高血压、失眠、眩晕、咳喘、胸痹等内科病证的治疗;对于肩、髋、骶髂等关节处,亦有较好的调整关节作用;对于肩井、腰、臀、四肢等处,则是重要的放松收功脚法。

九、蹬腰提腿法

【定义】

本法又名"牛犁地",是通过蹬腰提腿使腰椎后伸的一种扳法。

【操作要领】

受术者取俯卧位,身体放松。术者位于其足端,一脚立于床上,另一足后跟蹬于腰部痛处或需整复的椎骨处,膝关节屈曲约90°,双手握其两踝部,将下肢提起,至扳机点后,两手突然向上用力,同时蹬踏之足快速用力蹬踏,使腰椎受到过伸扳动。每处可操作1～3次(图5-7)。

手脚动作要协调,相反方向力的交汇点应在患处。力度要适中,控制在受术者能忍受的范围内,作用时间应短暂。

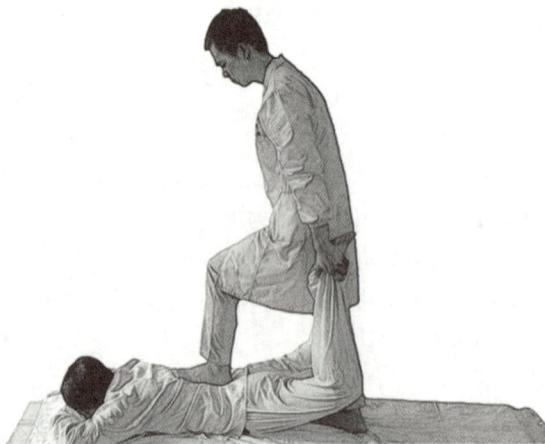

图5-7　蹬腰提腿法

【临床应用】

本法常用于整复 4、5 腰椎或腰骶关节错位。

十、蹬腰拉手法

【定义】

别名"鸭浮水",是通过蹬腰拉手使腰椎过伸的一种扳法。

【操作要领】

受术者取俯卧位,身体放松。术者位于其足端,一脚立于床上,另一足后跟蹬于腰部痛处或需整复的椎骨处,双手紧拉受术者双手,使受术者胸部抬起,腰椎后伸,至扳机点后,两手突然用力拉提,同时蹬踏之足快速用力蹬踏,使腰椎受到过伸扳动。每处可操作 1～3 次(图 5-8)。

手脚动作要协调,相反方向力的交汇点应在患处。力度要适中,控制在受术者能忍受的范围内,作用时间应短暂。

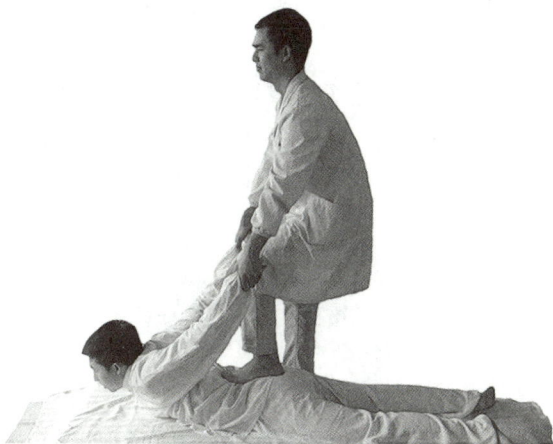

图 5-8　蹬腰拉手法

【临床应用】

用于上位腰椎或下位胸椎的整复。

十一、跪腰晃肩法

【定义】

在固定腰部的情况下晃动双肩,使腰椎左右旋转,从而达到整复腰椎和局部放松目的的方法,称跪腰晃肩法。

【操作要领】

受术者俯卧,术者位于其右侧,右膝屈曲,右脚踩于床面。左膝跪于腰部正中或需整复处的椎骨,术者两手从受术者腋下插入肩前,用力将其双肩抱起,然后两手一上一下地快速交替晃动其肩部,使腰椎左右旋转(图 5-9)。

术者左膝应牢牢地抵住腰部或治疗部位,使晃动旋转之力作用于患处。两手晃动要快,晃动的最大幅度应控制在受术者能忍受的范围内。

【临床应用】

本法通过旋转、后伸脊柱,可纠正脊柱旋转畸形及放松腰深部软组织。

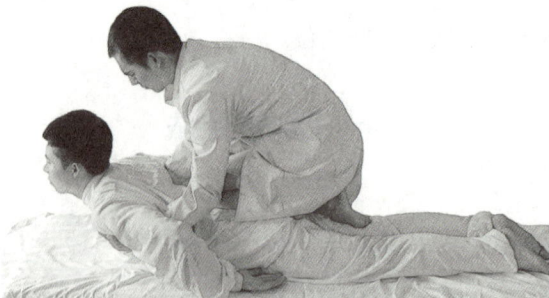

图 5-9　跪腰晃肩法

十二、骨盆调整法

【定义】

通过下压与摇动髋、腿来调整骨盆的操作方法,称骨盆调整法。

【操作要领】

受术者仰卧,屈膝屈髋。术者两脚分置于其两腋下,面向足端而立,两手分别按住其两膝上,先顺、逆时针各环转 5～10 圈,再向左、右侧各压 3～5 次(图 5-10)。

操作时应注意其角度、力度与幅度,通过杠杆作用使骨盆运动。

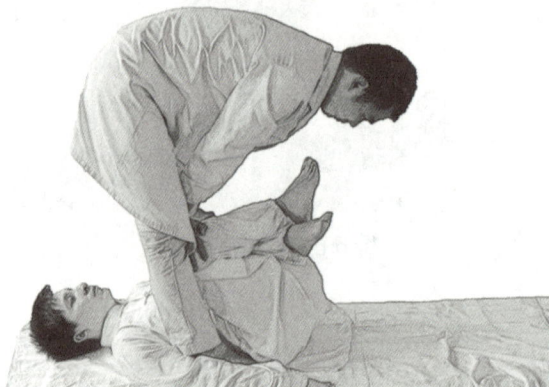

图 5-10　骨盆调整法

【临床应用】

本法对腰骶关节、骶髂关节、耻骨联合等部位的损伤可起到整复调理之治疗作用;亦可用于腹腔、盆腔脏器病变(如尿失禁、小便余沥、滑精、阳痿、泄泻等病)的治疗;也可用于下肢痹痛、腰膝无力等症的辅助治疗。

十三、跪颈仰头法

【定义】

通过压颈与拔伸使颈椎得以牵伸的方法,称跪颈仰头法。

【操作要领】

受术者俯卧,身心放松。术者左腿跪于其左侧,支撑体重,右下肢屈膝屈髋,以膝盖顶住其颈后,向下跪压,与此同时,两手托住下颌,用力向后上拔伸,使颈部受到过仰牵伸扳动。

跪颈时,术者小腿置于脊柱正中,膝盖紧抵颈后。膝盖下压与两手拔伸要协调,下压之力要适中。

【临床应用】

本法能恢复颈椎生理前曲,可用于颈椎病、落枕、头痛等病证的治疗。

十四、调 脊 法

【定义】

两足一前一后分别踏于脊柱上下,交替用力,调整脊柱的方法,称调脊法。

【操作要领】

术者一足站于受术者腰骶部,另一足平踏于受术者颈部或胸部脊椎,术者重心前移下踏,一定幅度后再迅速上抬,重心重新回到站于腰骶部的支撑脚;或施术足从受术者颈椎起,运用前后足之间身体重心的转化从上至下依次踩踏其椎体(图5-11)。

踩踏颈、胸椎时,作用时间要短,力度不宜过猛;踩踏腰骶部时,术者重心可以完全落下。操作时前、后足配合要协调,要有节律感。

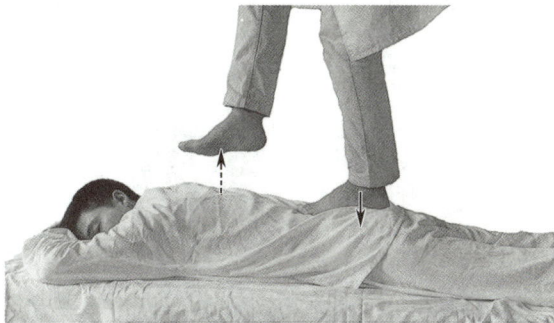

图5-11 调脊法

【临床应用】

本法可起到调整脊柱、通畅督脉、温中散寒之作用,常用于颈、胸、腰椎疾病(如颈椎病、胸胁屏伤、胸椎小关节紊乱、椎间盘突出症、腰椎椎骨错缝、腰椎退行性病变等)的治疗;也可用于胸痹、心悸、高血压等内科病证的治疗;亦是重要的脊柱保健方法,有利于整个脊柱的功能协调及各段生理弧度的恢复。

十五、鸡 啄 米 法

【定义】

用足踇趾在脊柱两侧进行叩点并抓附移动的一种脚法,与小鸡啄米相似,故称鸡啄米法。

【操作要领】

术者用双足对称平置于受术者脊柱两旁,足踇趾由平置开始做屈曲下点,并通过踇趾的屈曲抓附带动整个足向前移动,两足交替,由下而上进行(图5-12)。

【临床应用】

本法能缓解腰背疼痛,可起到理脊疏经、通络止痛、活血化瘀之作用,对头昏、头痛、失眠多梦、心悸气短、震颤麻痹、下肢痿软、遗尿、遗精等内科病证亦有很好的疗效。

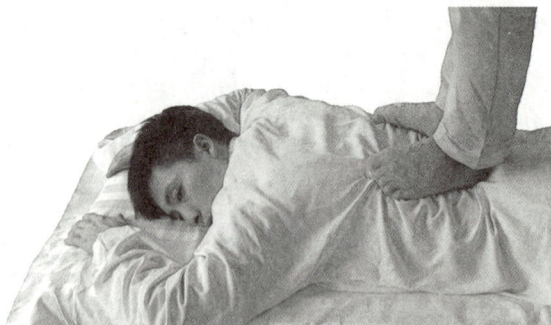

图 5-12　鸡啄米法

十六、小 步 走 法

【定义】

以小步走的形式踩踏其脊背、腰骶的一种脚法，称小步走。

【操作要领】

双脚对称置于受术者脊柱两旁，用两足掌进行小碎步交替踩踏，一般先从腰骶部走向肩部，再返回到腰骶部（图 5-13）。

踩踏力度宜轻，频率要快。

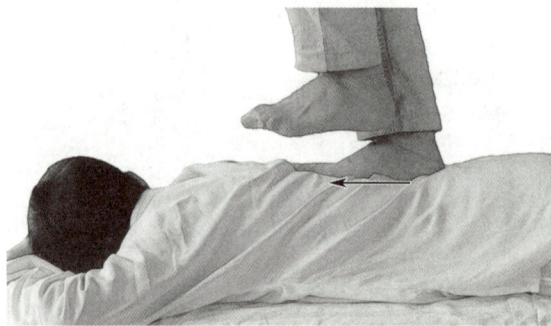

图 5-13　小步走法

【临床应用】

本法能疏经活络、放松腰背，主要用于治疗或保健前的放松操作或结束后的整理操作。

十七、伸 筋 法

【定义】

纵向牵拉肌筋的脚法，称伸筋法。

【操作要领】

受术者取俯卧位，术者两足一前一后分立于需伸展的肌筋两端，手臂支撑体重，两足同时前后发力，使皮下组织向两端伸展，从而使肌筋得以拉长（图 5-14）。

两足接触面要吸定，不得有摩擦；力度要适中，以使肌层组织牵伸为佳。

【临床应用】

本法可用于腰、臀、大腿及下肢部肌筋，可起到伸筋通络、行气活血、缓解痉挛之作用，可用于急性腰肌痉挛、椎骨错缝、慢性腰肌劳损、退行性脊椎炎、风湿腰痛、肾虚腰痛等病证的治疗；亦常用于腰部保健。

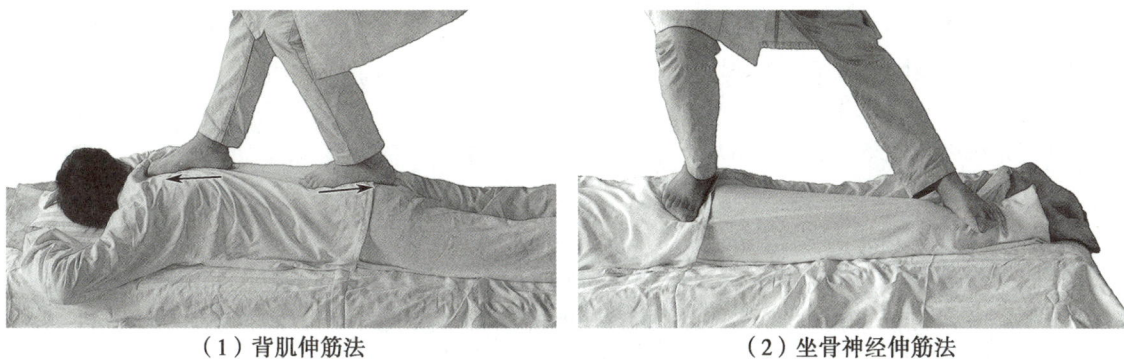

（1）背肌伸筋法　　　　　　　　（2）坐骨神经伸筋法

图 5-14　伸筋法

第二节　人体各部位脚法程式操作

一、腰 背 部

【基本程式】

1. 放松与准备

（1）揉脊背：术者先以双足对称置于受术者脊柱两侧，以足跟或足掌从上而下、先内后外揉动整个背与腰骶，8～10遍；继而一脚站于床上，另一足从上而下揉对侧夹脊穴，两脚交替，各揉3～5遍。

（2）压法、小步走：术者双足前掌置其脊柱两侧，从上而下依次按压3～5遍；小步走3～5遍。

（3）伸筋：在脊柱两侧施以伸筋法，各5～8次。

（4）调脊：行调脊法，约1分钟。

2. 疏经与点穴

（1）推揉点压椎间隙：以足踇趾（一般用右脚）沿督脉从大椎起逐个推揉点压椎间隙至腰骶关节止，1～3遍。

（2）推脊柱两侧：以直推法推脊柱两侧，各5～8次；以分推法从上而下分推3～5遍，再从下而上推抹3～5遍。

（3）推拨理筋：一脚立于床上，另一脚足跟或踇趾内侧置于对侧骶棘肌的内侧（相当于华佗夹脊穴），从上而下以深沉之力向外侧推拨理筋1～3遍。

（4）点穴：支撑脚踩于骶骨正中，另一只足踇趾分别点揉大椎、肩井、至阳、中枢、命门、腰阳关、八髎、背俞穴及环跳、承扶、委中、承山等穴，每穴得气后，停留10～30秒；两侧点毕，术者以双踇趾同时点受术者双涌泉穴约30秒。

（5）逐穴点压：以鸡啄米或踇趾点压法在足太阳经第1侧线与第2侧线上逐穴点压。

（6）点拨压痛点：以单脚足跟或踇趾点揉或推拨压痛点3～5分钟，以忍受极限为度。

3. 调整脊柱与相关关节

（1）蹬腰提腿法1～3次。

（2）蹬腰拉手法1～3次。

（3）跪腰晃肩法10～30秒。

（4）脚颤法三轻一重，5～10次。

（5）骨盆调整法3～5次。

（6）直腿抬高法，抬高至其能忍受的最大角度停留 20～30 秒（图 5-15）。

（7）行跪背法 10 次左右（图 5-16）。

（8）抖腰 5～10 次（图 5-17）。

（9）拔伸腰部 3～5 次（图 5-18）。

（10）调脊，1 分钟。

4. 放松与收式

（1）搓法：单肢横搓腰背 1～3 分钟，纵搓脊旁 1 分钟。

（2）叩击：叩击肩井 10～20 次，足跟击打腰骶部或痛点数十次，击打双臀数十次。

（3）擦法：直擦脊柱及其两旁，横擦肩背与腰骶，透热为度。

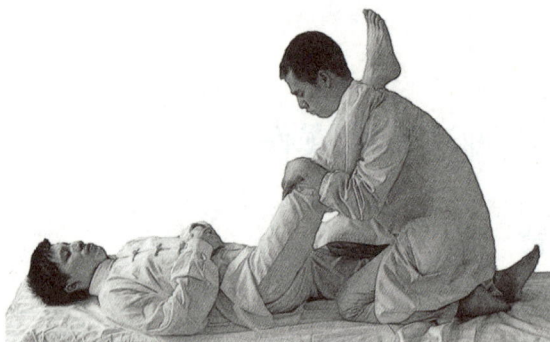

图 5-15　直腿抬高法

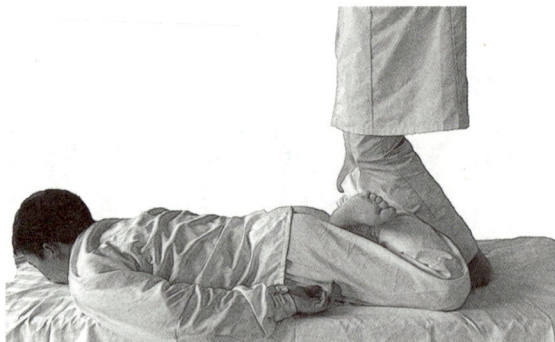

图 5-16　跪背法

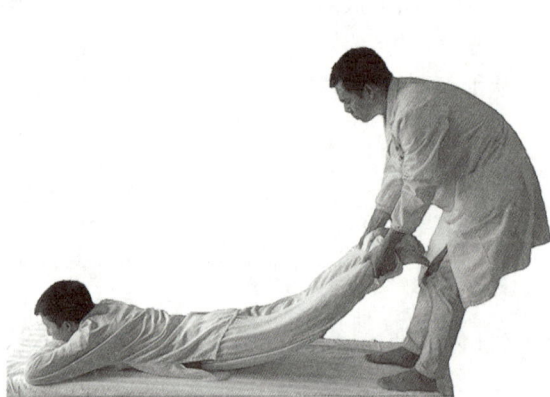

图 5-17　抖腰法

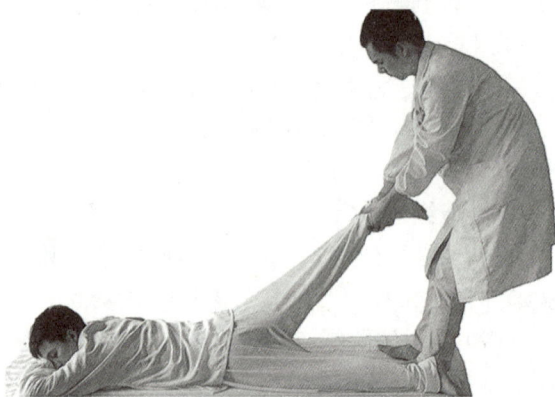

图 5-18　拔伸腰法

【临床应用】

　　本操作能补肾助阳、疏经活络、调整脊柱与关节，可用于腰背部保健及腰椎间盘突出症、椎骨错缝、急性腰扭伤、慢性腰肌劳损、退行性脊柱炎、坐骨神经痛、痿证、肾虚腰痛等病证。

二、下 肢 部

【基本程式】

1. 放松与准备

（1）揉法：受术者俯卧，术者一脚立于床上，另一脚之足弓置于受术者大腿或小腿上，其方向与下肢长轴垂直，行揉法 3～5 分钟。在臀及大腿后部可双足同时行揉法。

（2）按压：在大腿，从上而下，以双脚足弓逐一按压 3～5 遍。

（3）伸筋：两足分置大腿上下两端行伸筋法3~5次。

2.理筋点穴与重点治疗

（1）点穴：以踇趾端或足跟按先上后下、先正中后两侧的次序点按承扶、殷门、委中、承筋、承山等穴，每穴点按10~20秒；之后以两踇趾分别置于两涌泉穴，踮脚以点之，约30秒。

（2）重点部位：在痛点或重点治疗的部位，依次施以摩法、揉法、点压法，得气后，在保持其力度的前提下加以振颤或拨动1~3次，整个操作3~5分钟。

（3）缓推：以单足沿下肢纵轴缓缓推进，3~5遍。

（4）推拨：以踇趾端沿下肢长轴从承扶穴经委中穴至跟腱逐一推拨，1~3遍。

（5）推揉：以单脚足弓平行于下肢长轴，压于髌骨之上，行推揉法30~60秒（图5-19）。

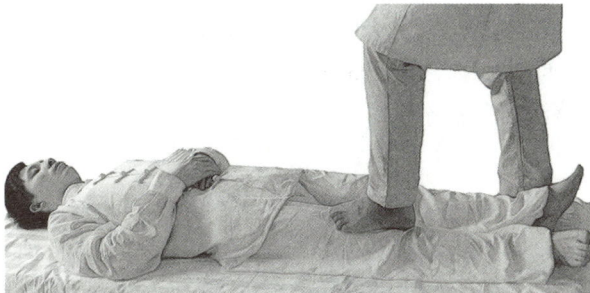

图 5-19　推揉髌骨法

3.运动下肢关节

（1）拔伸髋关节：受术者仰卧位，一侧下肢平放于床上，另一侧屈膝屈髋。术者右手托住其小腿后部，左手托住腘窝处，并以单脚足弓压于受术者髂前上棘，手足同时向相反方向用力使髋关节得以拔伸，3~5次（图5-20）。

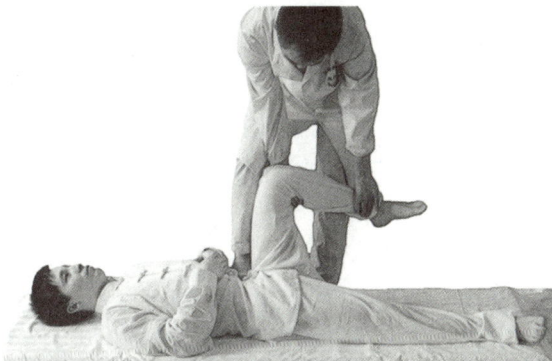

图 5-20　拔髋法

（2）拔伸膝关节：受术者俯卧位，屈膝，术者站于床面，一足踩于大腿下端后侧，术者先快速搓揉数十次，后摇动膝关节5~10圈（图5-21）。再以双手握足，与踩踏之足同时向相反方向用力，使膝关节得以拔伸（图5-22）。

（3）摇踝关节：受术者俯卧位，屈膝。术者先以双手按住受术者双脚足掌，用力向下，使踝关节背屈3~5下，摇动5~8圈。

（4）跪背法：受术者俯卧、屈膝、两脚相互交叉。术者立于受术者大腿之后，双小腿跪于受术者屈曲与交叉的小腿之上，做屈膝（下压）与伸膝（上抬）的节律跪背运动，10次左右。

4.放松与收式

（1）搓下肢：从上而下分别横搓下肢3~5遍，纵搓下肢两侧1遍（图5-23）。

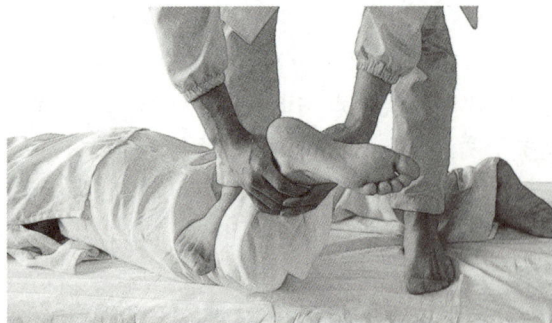

图 5-21 摇膝法

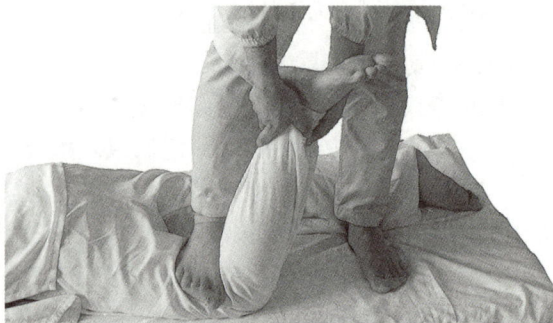

图 5-22 拔伸膝法

（2）伸展坐骨神经：搓毕，就其势，一脚之足弓卡于受术者脚后跟上，另一足后跟蹬于大腿根部，两足同时反方向用力，以伸展坐骨神经3～5次。

（3）擦法：局部施以擦法，以透热为度。

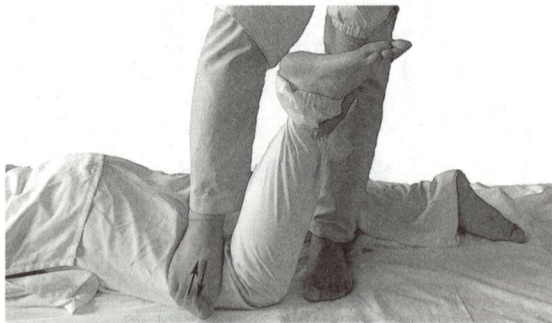

图 5-23 搓下肢法

【临床应用】

本操作可疏经活络、强筋壮骨、蠲痹止痛，多用于下肢保健，以及下肢痿痹、偏瘫、膝关节炎、小腿肌肉疲劳等病证的治疗。

三、脘腹部

【基本程式】

1. 放松与准备

（1）分推：术者坐位，从剑突至脐，以两足掌成正"八"字形分推3～5遍（图5-24）。

（2）直推：从剑突至脐下，两足交替向下直推，先中间后两侧，各推10～30次。

（3）摩腹：术者站于床上，以全脚或足掌摩全腹，先顺时针后逆时针，各30～60圈。

（4）揉腹：以足掌揉全腹1～3分钟。

2. 消食化积与消脂排浊

（1）推荡法：术者站于受术者腹部一侧，以单足横置于腹部正中行推荡法3～5分钟。其法为先背伸踝关节，以足跟向对侧脘腹部斜推，随即足跖屈，以足掌将对侧脘腹反压回近侧。一般从上而下操作5～10遍，有良好的消食化积之功。

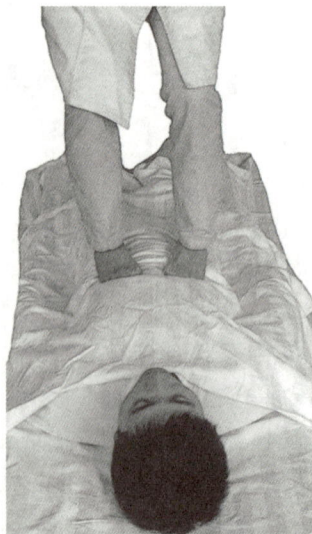

图 5-24 八字分推法

如欲减肥,则在脂肪堆积处反复推荡3～5分钟(图5-25)。

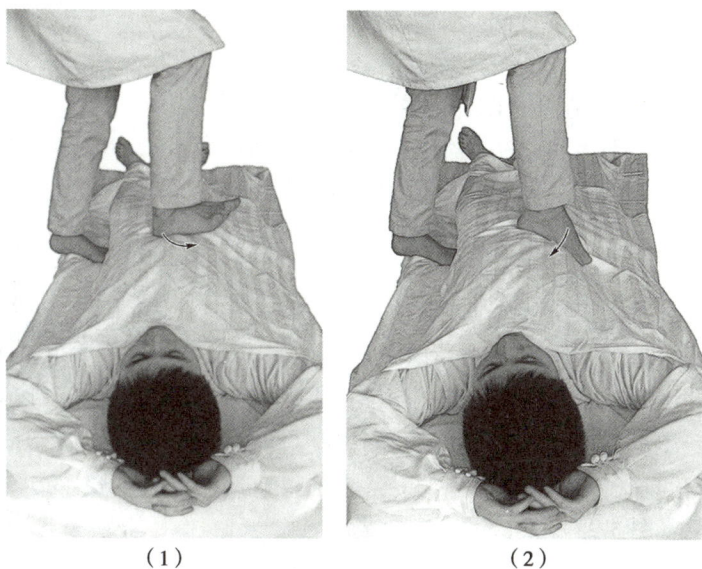

（1）　　　　　　　　　　　　　（2）

图5-25　推荡法

（2）挤压搓揉:两足分置两胁下,同时对称向脘腹中部用力,边挤压边搓揉(图5-26)。

（3）按压,小步走:在腹之正中和两侧,从上而下按压3～5遍,力度以受术者能忍受为度。从下而上行小步走3～5遍。

（4）鸡啄米:沿腹部任脉和足阳明经行鸡啄米法1～3遍。

（5）颠簸:嘱受术者仰卧,全身放松,术者双足跨于受术者腹之两侧,下蹲并弯腰,双手从两侧抄起其腰部,使腰刚好离开床面,同时向上颠簸,一般三轻一重(图5-27)。该法除能整复脊柱、放松腰部肌肉外,对食积腹胀也有良效。

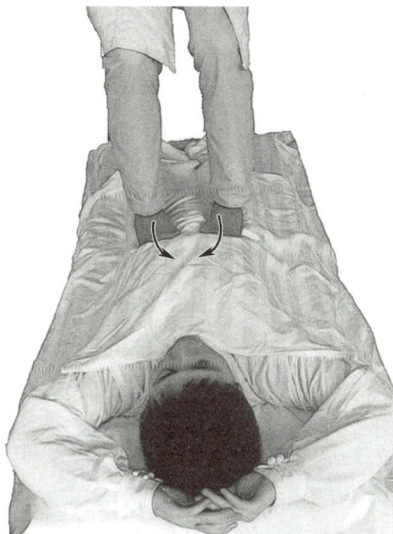

图5-26　挤压搓揉法

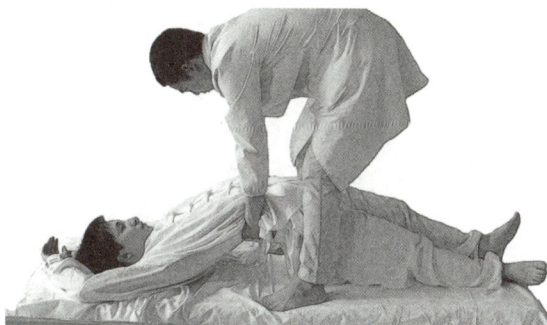

图5-27　颠簸法

（6）搓腹:术者以两臂支撑身体体重,双足站于腹部,进行快速搓动,之后纵搓两胁。

（7）横擦:横擦腹部或横擦脂肪堆积处,透热为度。

3. 点穴与重点治疗

（1）点穴：以蹈趾点揉巨阙、中脘、建里、阑门、气海、关元、梁门、滑肉门、天枢、气冲、章门、期门等穴，每穴得气后，停留10～20秒。

（2）重点治疗部位：一般在痞、满、胀、痛最为明显之处，先轻后重，渐次运力，分别运用摩法、揉法、压法，得气后，在保持其力度的前提下逐渐缩小接触面，改用点法，并配合振颤，整个操作3～5分钟。

4. 放松与收式

（1）揉：双足掌并列轻揉全腹约1分钟。

（2）擦：擦两少腹与小腹，透热为度。

（3）点压气冲穴：上肢支撑体重，两足分别站于髂前上棘，两足掌内叩，用蹈趾点压气冲穴，或用足跟按压气冲穴，闭其经气，待下肢有酸胀或麻木或冷感时，突然跳离至床面，反复操作3～5次（图5-28）。

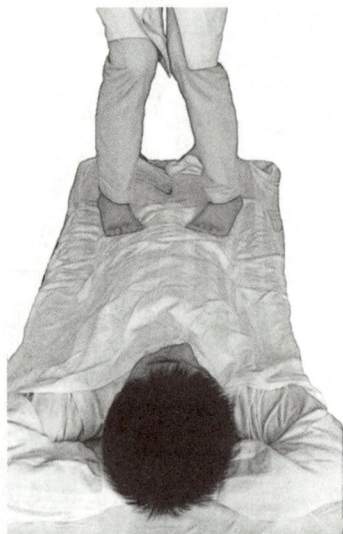

图5-28 点压气冲穴法

【临床应用】

本操作具有健脾和胃、理气止痛、消食化积、通腑排浊的作用，可广泛用于胃痛、腹痛、痞证、积滞、便秘、癃闭、高血压、高血脂、肥胖、糖尿病以及痛经、月经延后、产后康复等病证的治疗。

（丁　放　赵　菲）

ER-5-3
扫一扫，测一测

？ 复习思考题

1. 常用的踩跷脚法有哪些？
2. 踩跷法的注意事项有哪些？

第六章　人体各部位常用推拿操作法

学 习 要 点

掌握各部位常用推拿操作法的概念、要领、注意事项和常用推拿操作法的操作；熟悉各部位常用推拿操作法的临床应用。

人体各部位常用推拿操作法是在正确掌握成人基础手法基础上结合部位进行的应用性操作方法，它是由基础手法演化而来的。在手法具体应用过程中，人体不同部位的软组织及骨骼结构有不同的解剖特点，因此，同一手法在不同部位上操作时手法运用的方向及力量等方面各有特点和要求。但是，法无定法，关键要领会手法的作用机制，并和临床有机结合，才能手随心转，法从手出。这也是中医辨证论治原则在推拿手法上的应用。通过此类手法的练习，可以将各种基础手法应用于实践，它是推拿手法应用于临床非常重要的一个环节。

为便于理解和掌握，各部位常用操作手法的命名多数是手法与部位的结合，如推法在额部应用称"推前额法"，在背部应用称"推背法"。

知识链接

手法拾遗

推拿手法是一种技巧性很强的运动形态，是推拿治疗疾病的主要手段，是从事推拿医务工作者必备的一项专门技术。手法的优劣直接关系到治疗效果，因此谈到推拿，则必须重视手法在各部位的运用。《医宗金鉴·正骨心法要旨》记载："夫手法者，谓以两手安置所伤之筋骨，使仍复于旧也。但伤有重轻，而手法各有所宜，其痊可之迟速，乃遗留残疾与否，皆关乎手法之所施得宜，或失其宜，或未尽其法也。盖一身之骨体，既非一致，而十二经筋之罗列序属，又各不同，故必素知其体相，识其部位，一旦临证，机触于外，巧生于内，手随心转，法从手出。"又云："法之所施，使患者不知其苦，方称为手法也。"也就是说推拿是一种专门的技术，若无熟练的手法技能则无法将病人治愈。为提升推拿水准，既要掌握中医理论及西医学的解剖生理等知识，更须注重推拿手法的培训。只有勤学苦练，才能达到"手随心转，法从手出"的境界。

凡前面章节介绍过的本章不再列入。本章将手法按照头面部、颈项部、胸腹部、腰背部和上肢部、下肢部划分。

第一节　人体各部位常用操作法

一、头　面　部

（一）推前额法

操作：受术者取坐位或仰卧位，术者位于其前方或头端。受术者坐位时，术者一手固定其头部，另一手拇指螺纹面从印堂穴至前发际直推，其余四指固定于颞部；若受术者取仰卧位，可用双手拇指螺纹面从印堂穴至前发际交替直推，其余双手四指固定于颞部。反复操作10～20遍。此法也可用一指禅推法操作。

适应证：前头痛，头昏，眼花，鼻塞等。

（二）压三经法

操作：受术者取仰卧位。术者位于其头端，以双手拇指螺纹面为着力点，先从印堂穴密集按压至神庭穴，也可按压至百会穴，再用两手拇指同时从两侧鱼腰穴密集按压至头维穴。反复操作20～50次。

适应证：前头痛，头昏，眼花等。

（三）分抹前额法

操作：受术者取仰卧位或坐位。术者用双手拇指从其额部正中向头两侧分抹至太阳穴，仰卧位时也可用双手大鱼际着力。反复操作5～8次。

适应证：感冒头痛，头昏眼花，目视模糊等。

（四）按压眉弓法

操作：受术者取仰卧位。术者位于其头端，用双手拇指外的四个手指螺纹面力，从其攒竹穴分别沿眉弓向两边按压至太阳穴，力量不可过大。反复操作3～5次。

适应证：眉棱骨痛，头昏眼花，目视模糊等。

（五）揉眉弓法

操作：受术者取仰卧位。术者以双手示、中指或拇指螺纹面着力，从其攒竹穴沿眉弓向两侧揉至太阳穴。拇指揉也可应用于坐位。反复操作5～10次。

适应证：头痛，眼花，鼻塞，预防近视等。

（六）揉前额法

操作：受术者取仰卧位或坐位。术者一手扶住其头部，另一手以大鱼际着力在其前额部揉动，用力要柔和适中，操作1～2分钟。

适应证：头痛，失眠等。

（七）指腹叩前额法

操作：受术者取仰卧位或坐位。术者位于其头端或头侧后方，用示、中、环和小指指腹轻叩，先从眉间叩向前发际，再分别从左右叩向前发际，多用单手操作，操作约2分钟。

适应证：头痛，失眠，头昏眼花等。

（八）抹眼球法

操作：受术者取仰卧位，闭目。术者位于其头端，用双手拇指指腹着力，从目内眦经眼睑抹至太阳穴，手法要轻快、柔和。反复操作30～50次。

适应证：头痛，失眠，头昏眼花，目胀，心悸等。

（九）揉睛明法

操作：受术者取仰卧位。术者位于其头端，用双手中或示指螺纹面着力勾揉睛明穴30～50

次。如受术者坐位,术者可立于其前方,双手交叉,两手拇指指腹着力按揉睛明穴,也可用单手拇指、示指螺纹面拿揉睛明穴。

适应证:头痛,目胀,目痛,眼花,流泪,失眠等。

（十）分抹眼眶法

操作:受术者取仰卧位。术者位于其头端,用两手示、中、环指螺纹面或拇指螺纹面着力,分别从其睛明穴开始,沿眶上缘分抹至瞳子髎穴,并可再做轻轻揉摩,反复操作 5～10 次;再分别从目内眦开始,沿眶下缘分抹至瞳子髎穴,并可再做轻轻揉摩,反复操作 5～10 次。

适应证:眉棱骨痛,假性近视,失眠等。

（十一）手背叩前额法

操作:受术者取仰卧位。术者位于其头端,两手交叉相合,以下方手背着力轻叩其前额部,叩击时可击出清脆响声。反复操作 10～20 次。

适应证:前头痛,鼻塞等。

（十二）指振前额法

操作:受术者取仰卧位。术者位于其头右侧,左手掌轻按于其额部,虎口下方对准印堂穴,并用虎口夹住右手中指末节,中指指腹着力,然后右手中指振动,同时左手缓慢地向前发际移动。反复操作 3～5 遍。

适应证:前头痛,头晕,头胀,失眠等。

（十三）揉太阳穴法

操作:受术者取仰卧位或坐位,取仰卧位时术者位于其头端,取坐位时术者位于其前方或后方。术者以拇指、示指、中指或示中环指螺纹面着力,在其两侧太阳穴同时揉动。操作 1～3 分钟。

适应证:头痛,失眠,目疾等。

（十四）勾抹两颞法

操作:受术者取坐位。术者立于其身后,双手张开,拇指在后抵在其枕骨两侧,余四指自然屈曲,以双手示指桡侧着力,在太阳穴上环旋抹揉 3～5 次,再逐渐向上方沿少阳经做弧线推抹。

适应证:头痛,头昏,头胀,失眠,耳鸣等。

（十五）指揉面穴法

操作:受术者取仰卧位。术者位于其头端,用双手拇指或中指螺纹面着力于穴位做按揉法操作,依次为睛明→迎香→人中→地仓→承浆→大迎→颊车→下关→听宫→太阳等。每穴操作 20 秒。反复操作 2～3 遍。

适应证:头痛,鼻塞,牙痛,耳鸣,目疾,面瘫等。

（十六）振耳法

操作:受术者取仰卧位或坐位,取仰卧位时术者位于其头端,取坐位时术者位于其前方或后方。术者用两手掌分别按其两耳孔或将其耳郭自后向前压倒堵住耳孔,然后做有节律快速按抖半分钟,耳中可感觉嗡鸣声,然后松开。可反复操作 2～3 遍。也可用示或中指分别塞入耳孔松紧适度,然后做振法 1 分钟左右,操作完两手快速拔出。可反复操作 2～3 遍(图 6-1)。

适应证:耳鸣,耳聋等。

（十七）揉耳法

操作:受术者取仰卧位或坐位,取仰卧位时术者位于其头端,取坐位时术者位于其前方或后方。术者用拇指腹侧和屈曲示指桡侧着力从其耳垂至耳尖揉捏 5～10 遍。结束时用拇指腹侧和屈曲示指桡侧着力向外下方轻拉耳垂 5～10 遍。

适应证:耳鸣,耳聋,失眠等。

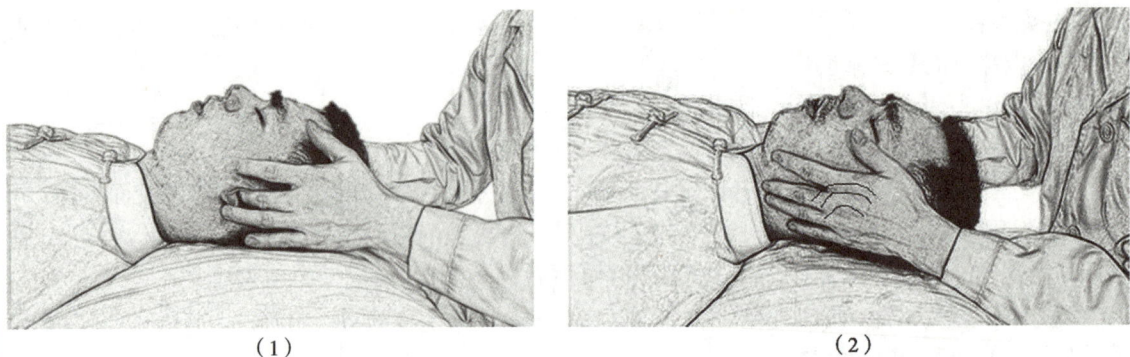

（1）　　　　　　　　　　　　（2）

图 6-1　振耳法

（十八）拿头法（亦称拿五经法）

操作：受术者取仰卧位或坐位，取仰卧位时术者位于其头端，取坐位时位于其后方。术者以五指指腹着力拿其头顶督脉和两旁的足太阳、少阳经分布区，从前发际经头顶向后拿至枕部，止于两侧风池穴。操作 5～8 遍（图 6-2）。

适应证：头痛，头胀，失眠等。

（十九）头部梳理法

操作：受术者取坐位，术者位于其前方。术者五指屈曲自然分开，指峰着力其头前，从前向后两手同时或交替轻快地梳擦，反复操作 20～30 遍。此法受术者在俯卧位和侧卧位也可进行。

适应证：头痛，头胀，头痒，失眠，健忘等。

（二十）搔头法

操作：受术者取仰卧位或坐位。术者五指屈曲并自然分开，指腹着力，手指插入其发中触及皮肤，然后进行轻快的抓挠。操作 3～5 分钟（图 6-3）。

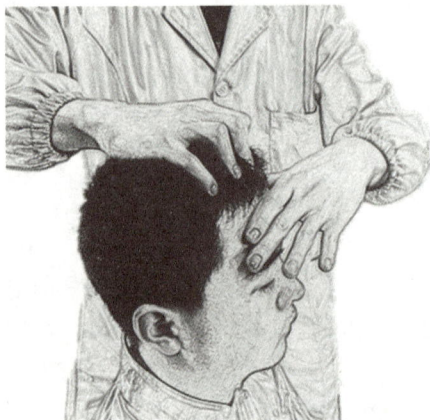

图 6-2　拿头法（拿五经法）

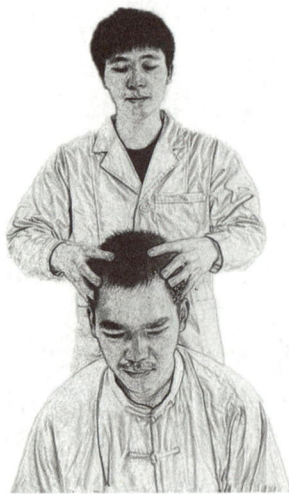

图 6-3　搔头法

适应证：头痛，头胀，头痒，头麻等。

（二十一）擦头法

操作：受术者取仰卧位或坐位，取仰卧位时术者位于其头端，取坐位时位于其前方。术者一手固定其头部，另一手五指屈曲并自然分开，指腹着力，腕部快速摆动做擦法，也可用大鱼际进行操作。操作 3～5 分钟。

适应证：头痛，头胀，头痒，头麻等。

（二十二）头部对压法

操作：受术者取坐位，术者位于其后方。两手掌分别按压于其两颞部，相对按压半分钟，力量不可过大。

适应证：头痛，头昏，失眠等。

（二十三）提头皮法

操作：受术者取坐位或卧位。术者掌心向下四指屈曲略分开插入其发中，以指间隙贴紧头皮，夹紧发根后向上提拉2次，不可过于用力。在两颞部操作时用力要小一些。

适应证：头痛，头昏，失眠，头麻等。

（二十四）头部叩击法

操作：受术者取坐位或卧位。术者用四指指腹或小指尺侧轻快叩击其头部2～3分钟。

适应证：头痛，头胀，头麻，失眠等。

（二十五）推少阳法

操作：受术者取仰卧位或坐位。术者用双手拇指桡侧面或示、中、环、小指四指指腹着力，从其两鬓开始沿颞部少阳经向枕后部推。反复操作20～30次。

适应证：偏头痛，失眠，健忘，头胀等。

ER-6-3-1

头面部手法操作
视频

课堂练习

任务1：患者，男，21岁，头部前额疼痛1天。请叙述并演示大鱼际揉前额法。

任务2：患者，女，28岁，头部颞侧太阳穴疼痛1天。请叙述并演示揉太阳穴法。

二、颈项部

（一）拿揉风池法

操作：受术者取坐位。术者位于其后方，一手扶其头前部，另一手拇、示、中指指腹着力，拿揉风池穴3～5分钟。

适应证：风寒感冒，头项强痛等。

（二）按揉风池法

操作：受术者取坐位。术者位于其后方，一手扶其头前部，另一手拇指按一侧风池穴，由轻到重按揉2～3分钟。

适应证：风寒感冒，头项强痛等。

（三）勾揉风池法

操作：受术者取仰卧位。术者位于其头端，用微屈的两手示指或中指指腹着力，勾揉风池穴2～3分钟（图6-4）。

适应证：风寒感冒，头项强痛，头痛，失眠等。

（四）一指禅推项韧带法

操作：受术者取坐位。术者位于其后方，一手固定其头部，另一手从其风府穴用一指禅推法向下推至大椎穴，反复操作5～7遍。

适应证：颈椎病，落枕，头痛等。

（五）一指禅推项肌法

操作：受术者取坐位。术者位于其后方，一手固定其头部，另一手从一侧风池穴用一指禅推

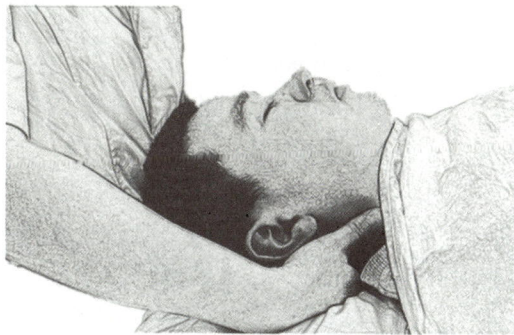

图6-4　勾揉风池法

法向下推至同侧肩井穴，同法操作另一侧，反复操作5～7遍。

适应证：颈椎病，落枕，前斜肌颈痛，头痛等。

（六）拿揉颈项法

操作：受术者取坐位。术者位于其后方，一手固定其头部，另一手拇指和示中环指指腹着力，从风池穴向下拿揉至项根，反复操作10～20遍（图6-5）。

适应证：颈椎病，落枕，前斜肌颈痛，头痛等。

（七）拿颈项法

操作：受术者取坐位。术者位于其后方，一手固定头部，另一手拇指与其余四指分置于项部两侧，从风池穴向下至肩中俞，缓慢将颈部肌肉提拿，反复操作10～20遍。

适应证：头痛，眩晕，颈椎病，落枕等。

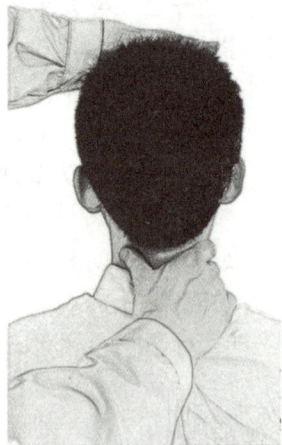
图6-5　拿揉颈项法

（八）捏项肌法

操作：受术者取坐位。术者位于其后方，用拇指和其余四指指腹着力，将其一侧斜方肌捏起，从风池穴捏至肩中俞，反复操作5～8遍。

适应证：头痛，眩晕，颈椎病，落枕，高血压等。

（九）推桥弓法

操作：受术者取仰卧位或坐位，取仰卧位时术者位于其头端，取坐位时位于其后方。术者用一手固定其头部，另一手大拇指指腹或大鱼际着力，从翳风穴向下推向缺盆穴，左右相同，反复操作10～20遍。

适应证：高血压等。

（十）归挤颈项法

操作：受术者取俯卧位或坐位。术者位于其前方或后方，两手十指交扣夹住其颈部肌肉，掌根着力，从风池向下合挤至项根3～5遍。亦可用两大拇指从两侧合挤。

适应证：颈椎病，颈椎小关节紊乱，落枕，感冒头痛等。

（十一）擦颈项法

操作：受术者取坐位。术者位于其侧后方，一手扶其头部，另一手用小鱼际擦法或掌背擦法从一侧肩部向上擦至风池穴，左右相同；再于后方正中从颈根部擦至风府穴，反复操作5～8遍。左侧颈部用右手操作，右侧颈部用左手操作。

适应证：颈椎病，落枕等。

（十二）项后分推法

操作：受术者取坐位。术者位于其后方，用双手拇指及大鱼际着力，从其颈椎棘突向两侧分推20～30次（图6-6）。

适应证：头痛，恶心，呕吐，颈椎病，落枕等。

（十三）拨颈项法

操作：受术者取坐位。术者位于其侧后方，一手固定其头部，另一手拇指端着力于其一侧颈肌外缘或项韧带旁，从上而下缓慢拨动，用力要深沉适中。反复操作3～5遍。

适应证：颈椎病，落枕，项韧带劳损，头痛，眩晕，心悸等。

（十四）提拿肩井法

操作：受术者取坐位。术者位于受术者后方，以双手示中环指着力于其肩井穴，与掌根相对用力提拿肩井穴3～5遍。

适应证：感冒初期，颈椎病，落枕，后头痛，高血压等。

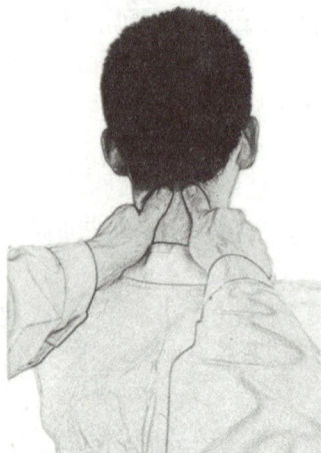
图6-6　项后分推法

（十五）鱼际轮推法

操作：受术者取坐位。术者立于受术者前方，两手自然屈曲，以两手小鱼际分别按在其两耳根下，然后内旋前臂，转为大鱼际着力向下推至锁骨上窝。反复操作8～18次（图6-7）。

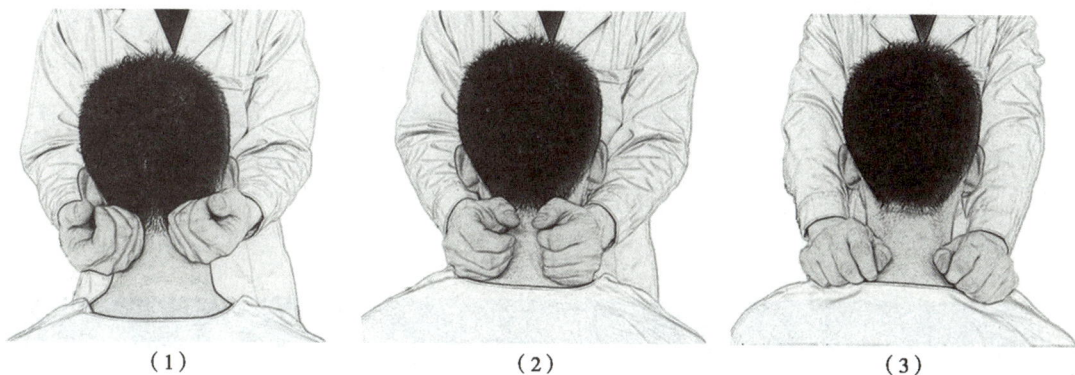

|（1）|（2）|（3）|

图6-7 鱼际轮推法

适应证：颈椎病，落枕，高血压，头痛，感冒等。

（十六）卧位仰头摇正法

操作：受术者仰卧、低枕。术者一手托其下颌，另一手托其枕部，将其头上仰、侧转，缓慢摇动2～3下，嘱其放松颈部后，将头转至较大幅度，稍加有限度的顿挫力，此时多可听到关节复位时的弹响（咯噔）声。一般先向健侧，后向患侧摇正为好。

适应证：此法多用于枕寰、寰枢关节错动者。有时在第3～5颈椎的关节微小移位中也采用本法。

（十七）卧位低头摇正法

操作：受术者侧卧、平枕、低头位（中段颈椎，前屈约20°；下段颈椎，前屈大于30°）。术者一手轻拿其后颈，拇指按于错位横突隆起处之下方作为"定点"，另一手托其面颊部作为"动点"，以枕部作为圆心，将头转动。当摇至最大角度时，托面颊的手稍用闪动力，"定点"的拇指同时加力按压，使关节在动中因"定点"有压力而复位，可重复2～5次。

适应证：多用于第2～6颈椎的棘突偏歪或颈椎后关节的旋转移位。

（十八）侧卧摇肩法

操作：受术者侧卧、平枕。术者一手拇、示二指置于其颈椎横突隆起处的前后方作"定点"，另一手扶其肩部做前推后拉的摇动。"定点"处的手要配合用力，使关节在摇动中复正。此法与低头摇正法原理及适应证相同，只是"动点"改为摇肩，使作用力易于达到颈胸交界处，可避免上位颈椎受损伤。

适应证：适用于第6颈椎至第2胸椎旋转式关节错位。

（十九）卧位成角定点旋转复位法

操作：受术者仰卧位，头平齐床沿。术者立于床头，一手掌托住其枕部，拇指轻轻定位于患椎横突（勿需用力顶推）。在手力牵引下，令其自动侧向转头至最大限度，另一手将下颌继续向一侧轻巧用力，双手调整屈颈度数，使屈曲成角点落于患椎（指下可感到受力支点），稍用力顿挫旋转，即可听到"咯噔"声音，拇指下亦有关节滑动到位感觉，此时复位即告成功。各患椎可按同法逐一复位。其成角度数：上段（$C_{1\sim2}$）略低头0°～15°；中段（$C_{3\sim5}$）轻度屈颈15°～35°；下段（$C_{6,7}\sim T_1$）中度屈颈35°～60°。

此法的要求：受术者仰卧位，安静放松，有安全感，能很好地配合术者；术者动作精炼准确，高效轻巧，符合人体生物力学要求。

适应证：多用于颈椎三维复合旋转偏歪者。

（二十）掌托端提旋转复位法

操作：受术者取端坐位，颈部自然放松，向颈部旋转受限制的一侧主动旋至最大角度。术者一手拇指顶推其高起之棘突，余四指扶住颈部；另一手掌心托住下颌，五指握拿住下颌骨（或术者前臂掌面紧贴下颌体，手掌心抱住后枕部）。施术时抱头之手向直上方牵提，并向受限侧旋转头颅，与此同时，另一手拇指向颈前方轻微顶推棘突高隆处（若手法熟练，棘突偏歪患者用该法复正时，拇指可向对侧水平方向顶推棘突），此时多可听到弹响声，指下可感到棘突轻度滑移。操作完毕后，使受术者头颈部回到中立位，若单拇指触诊已感觉正常，则宣告手法操作成功。

适应证：此法多用于老年人血管硬化者；棘突偏歪较小者；脊间韧带较松弛者；颈曲明显反张或后凸畸形者；颈部活动明显受限者。

课堂练习

任务1：患者，女，19岁，后枕部疼痛1天。请叙述并演示按揉风池法。

任务2：患者，男，23岁，颈项疼痛2天。请叙述并演示颈项部拿揉法。

三、胸 腹 部

（一）摩胸中线法

操作：受术者取仰卧位。术者位于其右侧，以单手掌面横放于其胸骨柄上部，并以大小鱼际与掌根部着力为主，从上而下旋摩50～100次。

适应证：胸痛，胸闷，哮喘，呕吐等。

（二）疏胸法

操作：受术者取仰卧位。术者位于其右侧，先以右手全手掌着力轻放于其胸骨部，四指端朝向天突穴，然后全掌沿胸中线向下作快速左右摆动，至右肋弓下缘改为弧线抹法，势如蛇行；然后，左手紧接右手路线，以四指腹和掌前部着力抹动。以双手做完计为1次，反复操作20～50次（图6-8）。

适应证：胸痛，胸闷，哮喘等。

（三）分推抹前胸法

操作：受术者取仰卧位。术者位于其头端，以双手全掌着力，指端朝向腹部，两拇指并列于其胸骨柄处，先作直线下推，至剑突时两手分抹向两边，双手小指侧达腋前线时，再沿侧胸回升至原位，再作第二次推摩。如此反复操作30～50遍（图6-9）。

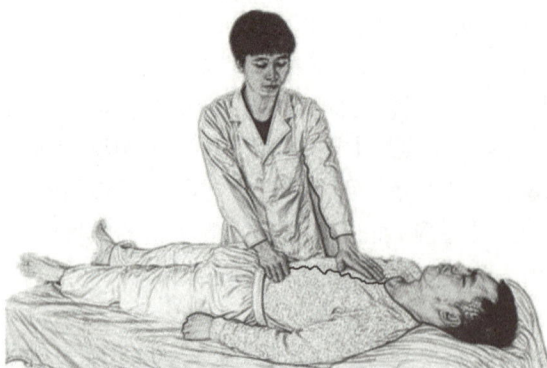

图6-8　疏胸法

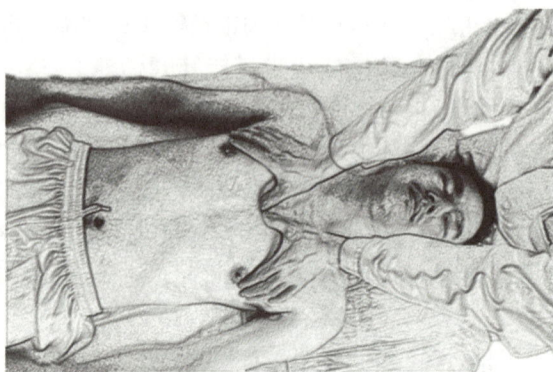

图6-9　分推抹前胸法

适应证：咳嗽，胸痛，胸闷，哮喘，胸部进伤等。

（四）梳肋间法

操作：受术者取仰卧位。术者位于其右侧，双手五指微屈分开，以十指指腹着力，分置其肋间隙，自中间向两侧分抹，从第一肋间隙开始依次向下分抹至十二肋间。反复操作 3～5 遍。

适应证：胸痛，胸闷，咳嗽，岔气等。

（五）横擦胸部法

操作：受术者取仰卧位。术者以全掌着力，由上而下横擦其胸部，以透热为度。或反复操作 20～30 次。

适应证：咳嗽，胸闷等。

（六）疏理肋肋法

操作：受术者取坐位，双手扣于脑后。术者立于其身后，四指微屈，双手同时从上向下在两胁部向前平推。反复操作 30～60 次（图 6-10）。

适应证：肋间神经痛，胸胁进伤，咳嗽，腹胀等。

（七）腹部推抹法

操作：受术者取仰卧位。术者位于其侧方，以双拇指及大鱼际着力，双手平掌并列，并以拇指掌面着力为主，从其上腹鸠尾穴向下直推至关元穴时，向两边分抹，当拇指达髂前上棘后，再回升至原位，作第二次推摩。反复操作 30～50 次。

适应证：胃脘痛，腹胀，便秘，消化不良等。

（八）指分腹阴阳法

操作：受术者取仰卧位。术者位于其侧方，以双拇指腹着力，从其剑突下沿肋弓下缘分抹至腰旁。反复操作 30～50 次。

适应证：腹胀，消化不良，神经衰弱，高血压，胸闷，冠心病等。

（九）双掌摩腹法

操作：受术者取仰卧位，暴露腹部，或只穿内衣。术者位于其右侧，以两手平掌着力，作顺时针方向旋摩。左手始终贴于其腹部环转不起手，右手从左手尺侧落下跟随左手环转近一圈时，再从左手桡侧抬起。如此反复操作 30～50 次（图 6-11）。

适应证：便秘，腹胀，腹泻，消化不良，失眠等。

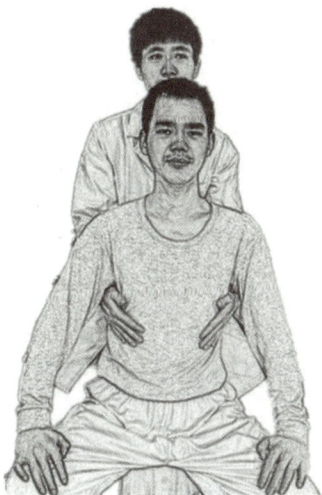

图 6-10　疏理肋肋法

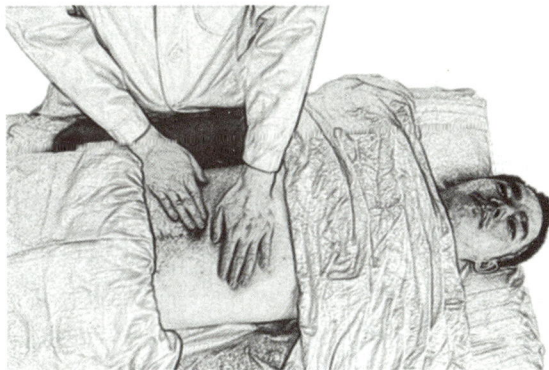

图 6-11　双掌摩腹法

（十）摩腹法

操作：受术者取仰卧位。术者位于其右侧，以右手全掌、掌根、四指、大鱼际等着力，在其腹部作摩法2~5分钟。

适应证：腹痛，腹胀，消化不良，便秘，失眠等。

（十一）肋弓下梳法

操作：受术者取仰卧位。术者位于其右侧，以双手四指腹着力，沿其肋弓下缘从左向右交替作曲线梳理30~50次。手法要求轻缓柔和。

适应证：上腹隐痛，呃逆，腹胀，食欲不振，失眠，高血压等。

（十二）按上腹法

操作：受术者仰卧位。术者以一手或两手的示指、中指、环指和小指并置于其季肋下缘，从上而下逐步按压胃部幽门、阴都穴，至肓俞穴止，反复操作3~5分钟。本法操作时，最好配合腹式呼吸，操作要有节奏性，轻重适度。

适应证：胃脘痛，食少纳呆，恶心呕吐等。

（十三）点中脘法

操作：受术者仰卧位。术者以拇指或中指端持续点其中脘穴1~2分钟，用力宜由轻到重，以受术者能耐受为度。

适应证：胃脘痛，食少纳呆，恶心呕吐等。

（十四）点天枢法

操作：受术者仰卧位。术者以双手拇指端持续点其左、右天枢穴1~2分钟，用力宜由轻到重，以受术者能耐受为度。

适应证：腹胀，腹痛，肠鸣，泄泻，痢疾，便秘，倦怠乏力，食欲不振等。

（十五）按下腹法

操作：受术者仰卧位。术者以一手或两手的示指、中指、环指和小指并置于其脐旁肓俞穴处，从上而下逐步按压，经四满、大赫至横骨穴止，反复操作3~5分钟。本法操作时，最好配合腹式呼吸，操作要有节奏性，轻重适度。

适应证：小腹疼痛，月经不调，痛经，闭经，阳痿，遗精，早泄，腰骶疼痛等。

（十六）点关元法

操作：受术者仰卧位。术者以拇指或中指端持续点其关元穴1~2分钟，用力宜由轻到重，以受术者能耐受为度。

适应证：少腹疼痛，泄泻，痢疾，遗尿，小便不利，遗精，阳痿，月经不调，痛经，闭经，带下等。

（十七）推上腹法

操作：受术者仰卧位。术者以两手拇指桡侧缘着力于其剑突下鸠尾处，余四指分别置于腹部两侧，从鸠尾穴处始，自上而下经上、中、下三脘至水分穴止，反复进行直线推动3~5分钟。本法亦可用双掌交叉重叠，以大鱼际及掌根部进行推动，则推动力更加沉稳着实，覆盖面亦广。

适应证：胃脘痛，呕吐，呃逆上气，胸闷胁胀等。

（十八）推下腹法

操作：受术者仰卧位。术者以两手拇指掌侧对置于其脐下阴交穴处，余四指分置于腹部两侧，从上而下逐渐推动，经石门、关元、中极至曲骨穴止，反复操作2~4分钟。

适应证：小腹胀痛，月经不调，痛经，闭经，遗精，阳痿，早泄等。

（十九）腹部推托法

操作：受术者取仰卧位。术者位于其右侧，以右手掌附着于其脐下，以手掌尺侧面着力为主，四指相并，拇指分开。然后自下而上向左肋弓方向缓慢推托，反复操作20~30次。

适应证：胃下垂，内脏下垂等。

（二十）侧掌逆摩法

操作：受术者取仰卧位。术者位于其右侧，以右手小鱼际面着力，从其脐下关元穴处开始作环形向上摩动，直至中脘穴处止。反复操作20～30次。

适应证：胃下垂，腹胀，腹痛，慢性腹泻等。

（二十一）脐周蝶运法

操作：受术者取仰卧位。术者坐于其右侧，双掌重叠着力于其脐部，并于脐周围作顺时针方向转动，使着力点的掌根、大鱼际、掌前部、小鱼际四点轮序着力，势如蝶形。反复操作30～50次（图6-12）。

适应证：便秘，尿潴留，腹痛，慢性腹泻，肠粘连，慢性盆腔炎，痛经等。

（二十二）提抖腹壁法

操作：受术者取仰卧位。术者位于其右侧，先用两手将其右腹壁提起。

1. 术者一手做向里拉，另一手做外推动作，使腹壁呈S形扭转，并逐渐向左侧腹壁移动。

2. 揉扭至左侧腹壁时，两手或一手将肌肉提起，作上下方高频率抖动5～10秒钟（图6-13）。然后再以上述动作返回右侧腹壁操作。反复3～5遍。

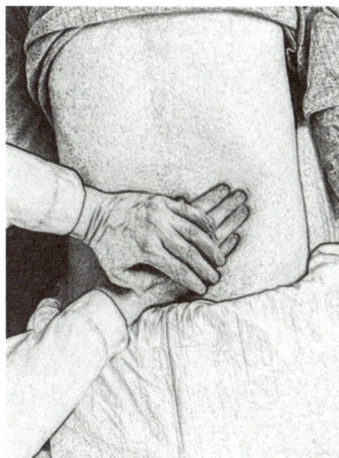

图6-12　脐周蝶运法

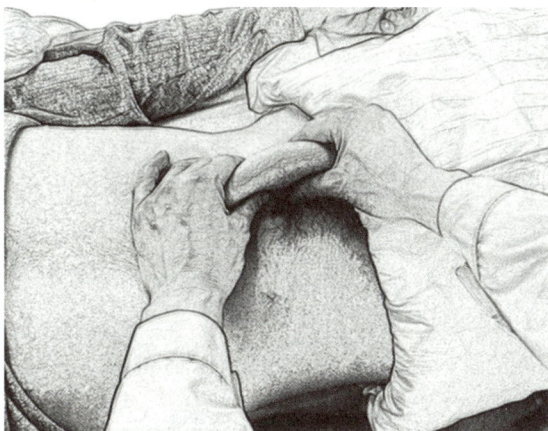

图6-13　提抖腹壁法

适应证：肠粘连，腹胀，便秘，尿潴留，慢性结肠炎等。

（二十三）揉拿腹壁法

操作：受术者取仰卧位。术者位于其右侧，双手并列以拿法手式，在腹部从上而下、由左至右，双手交替性边拿边揉3～5分钟，或根据病情揉拿至使腹肌完全松软为度。

适应证：便秘，腹胀，腹痛，肠粘连，不完全肠梗阻，慢性结肠炎，神经衰弱，高血压等。

（二十四）脐周抖法

操作：受术者取仰卧位，两腿屈曲，使腹壁肌肉放松。术者立于其侧方，用手将脐周一侧腹壁捏起后，作上下方向高频率抖动5～10秒钟，然后依序在脐周上下左右各抖动2遍，痛处增加2～3次。

适应证：蛔虫性肠梗阻，肠粘连，便秘，腹痛，腹胀等。

（二十五）叠掌运颤法

操作：受术者取仰卧位，术者双掌交叉重叠置于其腹部，运用内力使双手边运边颤。操作3～5分钟。

适应证：腹胀，腹痛，便秘，肠扭转，肠粘连等。

（二十六）腹部拢放法

操作：受术者取仰卧位，腹部暴露。术者位于其右侧。

1. 术者以双手四指分别插入其两侧腰后，两拇指按于脐旁，先以四指螺纹面着力在腰后横突端揉按几次，再将腰肌向上提托，双手向脐部合拢，两拇指稍加压力按揉脐旁天枢穴5～10次后，双手突然松开，使腹肌归回原位。反复3～5遍（图6-14）。

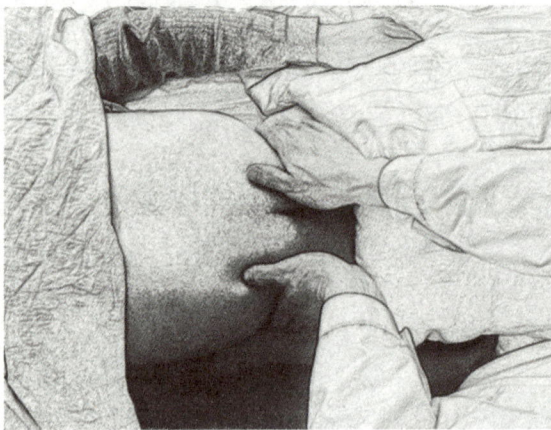

图6-14　腹部拢放法

2. 按上势两手向中央合拢，最后使腹前壁肌肉归拢于右手，左手从剑突下开始向下推抹腹部，当接近右手时，双手突然松开，使腹肌复原。反复2～3遍。

适应证：便秘，腹胀，腹痛，肠粘连，肠扭转，不完全肠梗阻等。

（二十七）掌振小腹法

操作：受术者取仰卧位，术者立于其身侧方。用手掌掌面着力于小腹部，用振法振动1～2分钟，以产生温热感和舒松感为佳。

适应证：痛经，月经不调，肠痉挛等。

（二十八）腹部振赶法

操作：受术者取仰卧位。术者位于其右侧，右手小指与环指自然屈曲，其他三指自然伸直，然后以侧掌小鱼际面为着力点，手腕作屈伸式高频率摆动，自脐下开始向左肋弓下缘缓慢移动，一口气施完。反复3～5遍。

适应证：胃下垂，虚寒腹痛，慢性腹泻，消化不良等。

（二十九）腹部十字弹拍法

操作：受术者取仰卧位，腹部暴露。术者位于其侧方，以双手中指、环指、小指指腹为着力点，从其对侧腹部侧方开始双手交替进行弹拍。动作要轻快。然后再到另一侧作这一侧腹部。每侧操作1～2分钟。

适应证：腹胀，便秘，肠粘连，胃肠蠕动减弱，呃逆，腹部肥胖等。

（三十）髂嵴推揉法

操作：

1. 受术者取仰卧位。术者位于其侧方，以双手四指或拇指螺纹面着力，先从左右侧髂嵴最高点开始，沿其前内缘按揉至腹股沟。反复5～10遍，再改用双拇指重叠推压法反复操作5～10次。此法也可用两手分置两侧同时操作。

2. 受术者取侧卧位。术者先用双拇指分法，从髂嵴最高点开始，向其前后缘分别抹至髂前上棘与腰骶角处，反复30～50次。再改用双拇指揉法操作3～5遍。

适应证：便秘，慢性结肠炎，尿潴留，遗精，遗尿，肾虚腰痛，慢性盆腔炎，月经不调等。

（三十一）胸、肋椎关节对抗整复法

操作：受术者仰卧，背部垫一弹性垫子，使其身体略向前上倾斜，双臂交叉于胸前，手抓住其对侧肩部而相抱，使胸廓组成一个整体而更趋稳定。术者站于其，一手握拳，垫于错位之胸椎后关节或肋椎关节下缘，一手推压其胸前相抱之手臂，使脊柱后伸至极限位；随后嘱受术者深呼吸，待呼气期末，肌肉放松时，适时作一突发有控制的推压，扩大脊柱后伸幅度3°～5°，即可完成整复。

适应证：本法适用于年老、体弱多病患者胸椎错位或肋椎关节错位的整复。

ER-6-3-3
胸腹部手法操作
视频

课堂练习

任务1：患者，女，39岁，胃脘疼痛1天。请叙述并演示点中脘法。

任务2：患者，男，23岁，小腹隐隐疼痛2天。请叙述并演示点关元法。

四、腰 背 部

（一）后背推摩法

操作：受术者取俯卧位或坐位。术者位于其头端或背后，以双手平掌着力，拇指分别按于其第二胸椎棘突两旁，余四指分别附着于肩胛骨上方，操作时以拇指用力为主，向下沿肩胛骨脊柱缘直推至肋角时，两手向外分摩，再沿肩胛骨外缘上升返回原位，作第二次推摩，反复30～50次。若受术者坐位，术者位于其背后操作此法时，术者两手指端朝上做回拉运力。拇指在肩胛骨脊柱缘推动时，应加大压力（图6-15）。

适应证：肩背肌筋膜炎，颈椎病，胸痛，胸闷，胃脘痛，肋间神经痛，肺虚咳嗽，感冒等。

（二）肩背部合掌击法

操作：受术者取坐位。术者立于其后方，双手合十，手腕放松，以双手掌尺侧着力击打肩背部3～5分钟。本法作用力小，但渗透力强。

适应证：颈椎病，背肌劳损，慢性支气管炎等。

（三）振击大椎法

操作：受术者端坐挺胸，头朝前屈。术者位于其背后，左手扶住其左肩，以右手仰拳捶法猛击3次。

适应证：胸闷，胸痛，神经衰弱，感冒初起，项背酸痛等。

（四）叩击肩背法

操作：受术者取俯卧位或坐位。术者位于其背后，用双手侧拳叩击或侧掌叩击法，连续叩击1～2分钟，频率应超过200次/分。

适应证：颈椎病，高血压，神经衰弱，肩背酸痛，头痛，胸闷等。

图6-15　后背推摩法

（五）菱形肌弹筋法

操作：受术者取俯卧位或坐位。术者位于其侧方或背后。拿左侧菱形肌者，将其左肩向后扳，使其肩胛骨脊柱肌肉放松，然后术者以右手在局部做弹筋法1～3次。再以同方法操作右侧。

适应证：肩背肌筋膜炎，颈椎病，胸闷，胸痛，腹胀，感冒初起等。

（六）按揉背四穴法

操作：受术者取俯卧位或坐位。术者位于其侧方或背后，一手扶其肩部，另一手拇指螺纹面着力，点揉肩外俞、神堂、天宗、肩贞四穴各10～20次。一般点揉患侧，病情需要时也可两侧同时操作。

适应证：落枕，肩周炎，肩背肌筋膜炎，颈椎病，感冒，胸痛，哮喘，咳嗽，腹胀等。

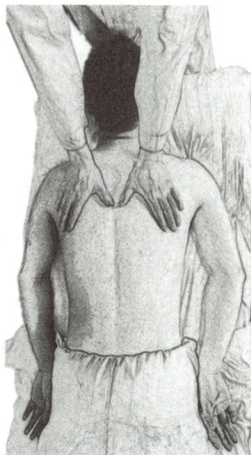

（七）指插肩胛法

操作：受术者取俯卧位或坐位。术者位于其侧方或背后，一手扶按其肩部，另一手以示指、中指、环指、小指四指并拢伸直，由肩胛内下缘斜向外上方插入，两手相对用力，使指尖自肩胛与肋骨间插入 1～2 寸，持续约 1 分钟，然后将手缓缓收回。可重复操作 2～3 次，然后插对侧。操作此手法要注意修指甲，勿伤皮肤。

适应证：胃下垂等。

（八）横擦背部法

操作：受术者取俯卧位或坐位。术者立于其身后，从肩胛部开始横擦至腰部，反复操作 10～20 次，或以透热为度。

适应证：肺虚咳嗽，胸痛，胸闷，背痛，腹胀，哮喘，感冒畏寒等。

（九）推脊柱法

操作：受术者取俯卧位或坐位。术者位于其头端右侧方，以右手掌掌根处及掌心部位着力，从上而下反复直推 20～30 次。操作时棘突线上应涂以润滑剂，以保护皮肤。用力要求均匀，压力不可太重。频率为 30～60 次 / 分。

适应证：外感发热，阴虚内热，神经衰弱，消化不良，强直性脊柱炎等。

（十）肘压膀胱经法

操作：受术者取俯卧位，或面向椅背骑坐，低头弓背。术者立于其侧方，以右肘尖着力，从上而下推压，左右各 3～5 遍。推压速度要缓慢，压力不可太重，操作前皮肤要涂以润滑剂。

适应证：胸痛，胸闷，腹胀，腰背酸痛，感冒畏寒，失眠，消化不良等。

（十一）按揉夹脊法

操作：受术者取俯卧位。术者位于其侧方，双拇指重叠，以拇指螺纹面为着力点，在操作线上自上而下移动按揉，每一移动点按揉 3～5 次，痛点处增加力度和次数。每一移动距离等于术者的拇指宽度。用力方向要始终朝向受术者脊柱的前内方。两侧路线各操作 3～5 遍。

适应证：强直性脊柱炎，胸痛，胸闷，肋间神经痛，腹胀，腹痛，消化不良，失眠等。

（十二）抱滚夹脊法

操作：受术者取俯卧位。术者位于其侧方，两手并列握空拳，并将其中一手拇指被另一手握住，然后以双手抱滚操作。在夹脊部从上而下，由内而外操作。遇到痛点或敏感点，适当增加压力。

适应证：强直性脊柱炎，颈椎病，腰背部筋膜炎，胸痛，便秘，痛经等。

（十三）掌拍脊柱法

操作：受术者取俯卧位。术者位于其侧方，以右手空掌拍法，从上而下快速拍击。反复 3～5 遍。每掌下拍移动距离，约等于受术者两个棘间长度，从上而下拍一遍 8～10 次。拍力要以腕劲为主，频率较快，声音清脆，富有节奏感。

适应证：肋间神经痛，强直性脊柱炎，腰痛，便秘，腹胀，胸闷等。

（十四）提拿夹脊法

操作：受术者取俯卧位。术者位于其侧方，双手并列，掌心向下，以掌根部与其他四指对挤用力，于其背腰部从上而下，将皮下组织普遍提捏一遍，或每提 1 次抖动 3 次，痛点处适当增加刺激量。重复 2～3 遍。

适应证：腰背肌筋膜炎，胸痛，胸闷，腹痛，腰痛，消化不良，神经衰弱等。

（十五）抓揉背肌法

操作：受术者取俯卧位或坐位，暴露背腰部。术者位于其侧方或背后，双手并列，掌心朝下，以十指端着力，或以单手五指端着力，或双手指端重叠着力。在受术者背腰部由上而下，从左至右，移动抓揉。每抓住一处肌肉后不松手，以前臂及腕部用力做旋转或左右晃动 3 次，痛点处适当增加刺激量。重复 2～3 遍。

适应证：腰背肌筋膜炎，肋间神经痛，胸痛，胃脘痛，腹胀，失眠，感冒等。

（十六）掌擦膀胱经法

操作：受术者取俯坐位或俯卧位，暴露腰背部。术者立于其右前方，以右手小鱼际掌侧面为着力点，在其脊柱两旁膀胱经来回运力擦，各20～30次，或以透热为度。术者手掌着力面应蘸少量润滑剂，来回用力要均匀，压力要适当。

适应证：岔气，胸痛，胸闷，腰扭伤，腰肌劳损，胃脘痛，感冒，失眠，腰背肌筋膜炎等。

（十七）擦腰骶法

操作：受术者取俯卧位或坐位，暴露腰骶部。

1. 横擦法 术者位于其侧方，以单手平掌擦法，在其腰骶部做左右方向横擦3～5分钟，频率为160～200次/分，或以透热为度。

2. 直擦法 术者立于其右侧方，以右手小鱼际擦法或大鱼际擦法，分别在其腰骶部脊柱两旁做上下方向各擦3～5分钟，或以透热为度。频率要求同上法。

摩擦用力不宜重，局部要涂以少量润滑剂。一般认为，横擦为补，直擦为泻。

适应证：腰肌劳损，腰扭伤，腰臀肌筋膜炎等。横擦法对肾虚腰痛、风湿性腰痛、遗精、阳痿、遗尿、便秘、痛经、月经不调、慢性盆腔炎等有较好疗效。

（十八）按揉腰眼法

操作：受术者取俯卧位或坐位。术者位于其侧方或后方，以两拇指螺纹面着力，于受术者两侧腰眼处分别深按至第三腰椎横突外端，然后做相对静力挤压和揉动，交替应用3～5分钟。虚证者压力宜轻。

适应证：风湿性腰痛，坐骨神经痛，腰椎间盘突出症，腰扭伤，腰臀肌筋膜炎，便秘等。

（十九）腰部分抹法

操作：受术者取俯卧位或坐位。术者位于其侧方或背后，以双手掌根或大鱼际为着力点，分别自腰椎棘突线开始，向两边分抹30～50次。实证者压力宜重，虚证者宜轻。

适应证：慢性腰痛，腰扭伤，腹胀，便秘，遗精，遗尿，月经不调，慢性盆腔炎等。

（二十）脊柱颤压法

操作：受术者取俯卧位。术者立于其侧方，以重叠掌为着力点，上身前俯，两肘挺直，以上身体重加手臂按力，从上到下按压受术者脊柱。按压时手臂要做小幅度快速弹性颤压。有胸腔及脊柱器质性疾病患者，此法忌用或慎用（图6-16）。

适应证：强直性脊柱炎，脊柱功能性生理弧度异常，胸痛，胸闷，腰痛，棘上与棘间制带劳损等。

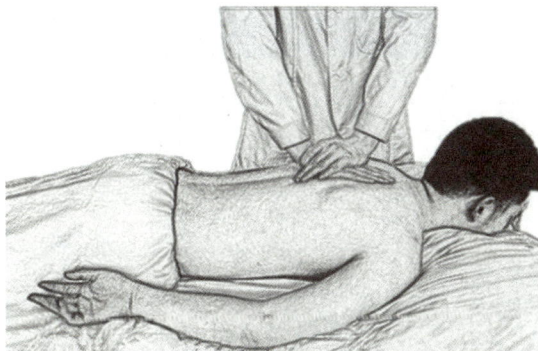

图6-16 脊柱颤压法

（二十一）击腰骶法

操作：受术者取俯卧位，或坐位挺腰，术者位于其侧方或背后。

1. 方法一 用仰拳法击腰骶关节处3～5次。

2. 方法二 击两侧腰骶角的三角凹陷区，宜应用侧拳法，并以小鱼际面为着力点，左右各击3～5次。

适应证：腰骶痛，坐骨神经痛，腰椎间盘突出症，慢性盆腔炎，腰扭伤，遗精，遗尿等。

（二十二）理腰三击掌法

操作：受术者取俯卧位，术者在其腰部施以擦、揉、按、点等手法后，以一手掌根部置于四、五腰椎处，做连续的快速推揉，并突然中止，扬掌用力连续击拍3次，然后再推揉再击，反复3～5次。

适应证：腰椎间盘突出症，腰肌劳损，腰扭伤等。

（二十三）屈髋屈膝摆臀拉腰法

操作：

1. 方法一 受术者仰卧位，双手交叉放置头枕部，全身放松，屈髋屈膝，两膝之间相距10cm。术者嘱其左右有节奏的摆动至弹性限制位。达到摆臀拉腰，解除肌痉挛及滑膜嵌顿，使腰椎小关节动中求正，达到松解减压的目的。该法做20～30次为宜，一日2次。

2. 方法二 受术者俯卧位，双臂分别放于治疗床两侧，腹部垫枕并屈膝90°，大腿放松平置床上，嘱其柔和用力，小腿呈左右摆动或屈膝约150°，逆时针、顺时针转动至弹性限制位达到摆臀拉腰，解除肌痉挛及滑膜嵌顿，使腰椎小关节动中求正达到松解减压治痛的目的。该法做20～30次为宜，一日2次。

适应证：腰椎多关节多型式错位，腰椎间盘突出症及老年肥大性脊柱炎，腰骶部慢性软组织损害等。

（二十四）屈髋屈膝冲压法

操作：受术者仰卧位，双下肢伸直，术者站于其患侧，一手抓住患侧踝部，另一手抓住扶膝部，将患肢做屈髋屈膝动作。在屈髋至最大角度时，术者将扶膝之手改用前臂屈肘按压其小腿（向腹部对侧按下），再向上、向外各按压1～2次，每按压1次，术者双手紧握踝部向下用力牵拉抖动一下。

适应证：骶髂关节前错位者。

（二十五）按骶扳髂整复法

操作：受术者侧卧位，贴床一侧下肢屈髋屈膝，离床一侧下肢向后伸直，术者站立于其后，一手掌根按其骶椎中部作"定点"，另一手抓住髂前上棘部，嘱其放松腰臀腿部，术者用爆发力扳髂骨向后，"定点"与"动点"为一拉一推，可重复2～4次。若为双侧错位，则另一侧也用同样手法治疗。

适应证：骶髂关节向后错位者。

ER-6-3-4

腰背部手法操作视频

👥 **课堂练习**

任务1：患者，男，39岁，腰背疼痛3个月加重1天。请叙述并演示按揉夹脊法。

任务2：患者，女，46岁，腰骶疼痛2天。请叙述并演示按揉腰眼法。

五、上 肢 部

（一）肩部蝴蝶双飞法

操作：受术者取坐位。术者立于患侧，将一脚踏于其患侧凳边，使患肢肘部放于抬起的大腿上，然后术者以双手做一指禅推法，在患肩前后相对操作2～3分钟。

适应证：肩关节周围炎，肱二头肌肌腱炎，冈上肌肌腱炎，肩关节扭伤等。

（二）对揉肩法

操作：受术者健侧卧位或坐位，暴露患侧肩部。健侧卧位时，术者位于其背后。坐位时，术者立于患侧，将一脚踏于其坐凳边，使患肢肘部放于抬起的大腿上。然后术者以双手掌分别置于其肩关节前、后，呈抱揉式，反复对揉3～5分钟（图6-17）。

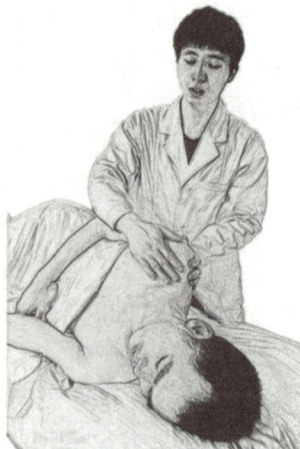

图6-17　对揉肩法

适应证：肩周炎急性期，肩峰下滑囊炎，肩关节扭挫伤等。

（三）搓肩及上肢法

操作：受术者取坐位。术者立于患侧，以双手掌分别置于其肩前、肩后，呈对抱状，然后双手用力搓揉肩部10～20次。肩部搓揉后，顺势自上而下搓上肢，反复操作3～5遍。

适应证：肩关节周围炎，肱二头肌肌腱炎，冈上肌肌腱炎，肩关节扭伤，神经根型颈椎病等。

（四）掌根对击肩法

操作：受术者取坐位或健侧卧位。术者立于患侧或头端，以双手掌根部着力，对击其肩关节前、后10～20次。对击时腕关节要放松，使掌根起落富有弹性。

适应证：肩关节周围炎，肩臂僵痛酸麻等。

（五）拿腋后法

操作：受术者取坐位。术者一手握其前臂并上举，暴露腋部，另一手以拇指置于腋后肩贞穴处，余四指置于腋下，有节奏地拿腋后肌肉2～5分钟。

适应证：肩周炎，胸胁痛，头枕部疼痛等。

（六）按揉肩四穴法

操作：受术者坐位或健侧卧位。术者位于其患侧或背后，以右手拇指螺纹面着力，点揉其肩前、肩髃、臑俞、臂臑四穴，每穴按揉半分钟。按揉肩髃时，应将患侧上部外展约80°。

适应证：肩关节周围炎，肱二头肌腱炎，冈上肌肌腱炎，肩臂痛，肩部扭伤等。

（七）双手压肩法

操作：受术者坐位。术者位于其背后，双手分别按于其两肩上部，嘱其做呼吸动作，吸气时受术者两肩上耸，术者不用力，待其呼气时做快速下压动作。反复5～10次。

适应证：斜方肌劳损，岔气，肋间神经痛，肩背僵痛等。

（八）指拨极泉法

操作：受术者取坐位或卧位。术者位于患侧，一手拉患肢肘部，另一手以中指或示指螺纹面着力，在腋窝极泉穴由内向外拨动臂丛神经3～5次。部位选准后，宜用腕力带动手指轻微拨动，忌用手指粗暴勾拉，以免损伤神经血管。拨动准确时，受术者应有触电样感觉放射到手指。

适应证：上肢瘫痪，麻痛，神经根型颈椎病，头痛，牙痛等。

（九）理臂肌法

操作：受术者取坐位或仰卧位。术者位于患侧，一手握患肢腕部，使其肘关节微屈，上臂抬高约60°；另一手以拿法手式，将上肢肌肉逐块拿住后，作一捏一松移动操作。可将上肢分为内、外、后三条线，由上而下依序操作。此法也可两手分置上肢内外侧，同时或交替操作。

适应证：上肢肌肉劳损，酸胀无力，疼痛麻木，萎缩，瘫痪，功能受限等。

（十）抹臂法

操作：受术者取坐位或仰卧位。术者位丁患侧，一手握患肢腕部，将其肘关节伸直；另一手五指微屈，以平掌抹法反复做同向抹动。在屈侧做向心性抹动，伸侧做离心性抹动者为补，反之为泻；屈伸侧均为同向抹动者，为平补平泻。屈伸侧各抹20～30次。

适应证：神经衰弱，冠心病，上肢肌肉劳损，酸软无力，疼痛麻木，功能受限等。

（十一）抖摇上肢法

操作：受术者取坐位或仰卧位。术者位于患侧，双手握住患肢腕关节上端，双拇指并按于腕上背侧，将其上肢边抖边摇，环摇幅度由小渐大。反复2～3遍。

适应证：肩关节周围炎，上肢肌肉劳损，肩肘屈伸不利，颈椎病等。

（十二）动肘按曲池法

操作：受术者取仰卧位或坐位。术者位于患侧，一手握其患肢肘部，拇指按于曲池穴固定不动；另一手握患肢腕部将前臂，做连续屈伸10～20次。此法是利用前臂的屈伸动作使曲池穴得到滑动按压，以加强按曲池的得气感应，既省力又可活动肘关节。

适应证：肱骨外上髁炎，肘关节劳损及功能受限，牙痛，腹痛，颈肩痛等。

（十三）按揉手阳明三穴法

操作：受术者取坐位或卧位，术者一手握患手，另一手以拇指螺纹面分别按揉其肩髃、曲池、合谷三穴，每穴按揉1~3分钟。

适应证：上肢麻木，神经根型颈椎病，偏瘫等。

（十四）击掌面法

操作：受术者取坐位或仰卧位。术者立于患侧，一手握患肢腕部，并将其上肢抬高约120°，肘关节伸直，腕关节背伸，手指伸直略分开。术者将另一手五指与受术者手五指交叉相握以掌根击受术者手心3~5次。

适应证：失眠，上肢痛麻，头痛，胸痛，胸闷，心烦，呃逆等。

（十五）劈指缝法

操作：受术者取坐位或仰卧位。术者立于患侧，一手握患肢腕部，将其腕关节略背伸，指端朝上，五指伸直分开。术者另一手以平掌的小指侧为着力点，依序劈五指间隙部3~5遍（图6-18）。

适应证：头痛，牙痛，胸痛，腹胀，失眠，多梦，肩颈痛等。

（十六）理五指法

操作：受术者取坐位或卧位。术者一手托患侧腕部，另一手以拇指螺纹面与示指桡侧面握住其手指根部，捏而即松，松而即移，移而再捏，直至指端。五指依次理之。

适应证：手指麻木，关节功能障碍，手指逆冷等。

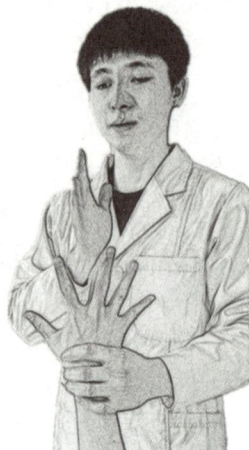

图6-18　劈指缝法

ER-6-3-5

上肢部手法操作
视频

👥　**课堂练习**

任务1：患者，男，35岁，上肢酸痛麻木1周，加重1天。请叙述并演示搓肩及上肢法。

任务2：患者，女，56岁，上肢麻木1天。请叙述并演示抖摇上肢法。

六、下　肢　部

（一）掌根击环跳法

操作：受术者取健侧卧位，屈患腿，伸健腿。术者立于其后方，以右掌根捶法对准环跳穴猛击5~10次。

适应证：腰椎间盘突出症，坐骨神经痛，梨状肌综合征，臀肌筋膜炎，下肢屈伸不利等。

（二）揉环跳法

操作：受术者取俯卧位或健侧卧位。术者立于其侧方或后方，根据病情和对手法的耐受性，采用拇指揉或肘揉法，在其环跳部由上而下、由内而外，往返操作3~5遍。痛点处适当增加刺激量。

适应证：腰臀肌筋膜炎，臀上皮神经炎，坐骨神经痛，腰扭伤等。

（三）扭揉股内侧法

操作：受术者仰卧位或患侧卧位，患腿半屈，健腿伸直。术者位于患侧，双手并列将患腿股内侧肌肉拿住后，做一手向前推，另一手向后拉的交替性运动，使肌肉呈现S形扭曲移动，上下往返操作5~10遍（图6-19）。

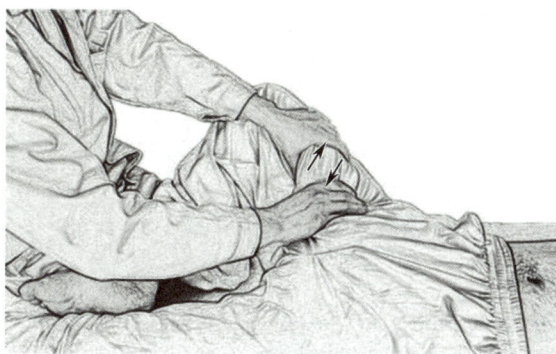

图6-19　扭揉股内侧法

适应证：股内收肌劳损、挛缩、酸痛，月经不调，遗精，遗尿，小便不利等。

（四）拳揣大腿法

操作：受术者取仰卧位。术者位于患侧，以一手拳背的近端指间关节为着力点，做从上而下、由内而外移动按压大腿前侧及外侧，势如揣面。反复5～10遍。若要加强手法强度，可在每一按压点做揉动3次，或另一手重叠加力。

适应证：股四头肌劳损、麻痹，风湿症，股神经炎，股外侧肌肉筋膜炎，腰膝酸痛、功能受限等。

（五）理腿肌法

操作：受术者俯卧或仰卧，屈患腿，伸健腿。术者位于患侧，按照理臂肌的手法，在大腿前内侧和下肢后侧，由上而下反复3～5遍。若受术者下肢肌肉丰满而紧张，单手不便操作时，可改用双手同时操作。

适应证：下肢瘫痪，肌肉萎缩，风湿症，肌肉劳损，坐骨神经痛等。

（六）下肢平推法

操作：受术者先仰卧后俯卧，患腿伸直，健腿半屈稍外展。术者位于患侧足端，以单手平掌推法，按照下肢的外、前、内、后操作顺序，自上而下反复平推30～50次。

适应证：下肢肌肉营养不良，肌肉萎缩，肌肉劳损，腓肠肌痉挛，小便不利，失眠，心悸，腰腿痛等。

（七）抱膝团揉法

操作：受术者取坐位，屈膝。术者以两手掌侧分别置于患侧下肢的膝关节内外侧环抱之，上下进行团揉，持续3～5分钟。

适应证：退行性膝关节炎，腰膝冷痛等。

（八）髌骨拿揉法

操作：受术者仰卧或坐位，屈健腿伸患腿。术者位于其侧方，以一手五指拿住患侧髌骨周缘，做顺、逆时针方向各环转30～50次。

适应证：髌骨软化症，半月板损伤等。

（九）擦膝眼法

操作：受术者仰卧或坐位，患肢膝关节微屈。以单手小鱼际或大鱼际擦法，分别从股骨内外上髁沿髌骨内外下缘经内外膝眼擦至犊鼻下方，内外各擦30～50次。此法也可以双手分置膝关节内外侧，做一上一下交替性操作。

适应证：膝关节风湿症，半月板损伤，创伤性滑囊炎，侧副韧带损伤，膝关节屈伸不利，髌下脂肪垫劳损等。

（十）搓膝法

操作：受术者仰卧或坐位，患侧膝关节微屈。术者位于其侧方，用搓法吸定其膝关节两侧，操作约1分钟，使膝关节内有酸胀振动感和热感为佳。反复操作2～3次。

适应证：膝关节风湿症，髌骨下滑囊炎，侧副韧带损伤，半月板损伤，髌骨软化症，髌下脂肪垫劳损等。

（十一）掌振膝眼法

操作：受术者仰卧。患侧膝关节微屈。术者位于其侧方，以单手侧掌振法，做屈伸式高频率摆动10～20秒，一口气施完。反复操作2～3次。

适应证：股四头肌劳损，髌骨下滑囊炎，膝关节风湿症，半月板损伤等。

（十二）髌下掐法

操作：受术者仰卧或坐位，患侧膝关节半屈位。术者位于其侧方，以双手或单手拇指掐法，在髌骨下缘压痛点处，向髌骨内上方运力掐揉2～3分钟。指甲要剪短，用力要适当。

适应证：半月板损伤，髌骨下脂肪垫劳损，髌骨下滑囊炎，髌骨软化症等。

（十三）双掌揉小腿后侧法

操作：受术者俯卧位，两下肢伸直。术者双手掌并置于其小腿后部，由上而下进行双掌对揉，至三阴交穴止。反复操作3～5分钟。

适应证：腓肠肌痉挛，下肢痿、痹等。

（十四）叩击小腿外侧法

操作：受术者俯卧或健侧卧，患腿微曲稍内旋。术者立于患侧，以单手侧拳击法或掌根击法，或以拳背的掌骨头或近端指间关节为着力点的击法，由上而下移动叩击3～5遍。叩击力量要适当，不可碰击胫腓骨，痛点处适当增加叩击次数。

适应证：胫腓骨间隔综合征，小腿外侧麻木、酸痛、感觉迟钝，下肢痉挛性瘫痪，腰痛，腹痛等。

（十五）拿足三阴法

操作：受术者取仰卧位。术者以双手示、中、环指和小指并置于其下肢内侧，双手拇指置于与其相对应的下肢外侧，以置于其下肢内侧的四指施力为主，自上而下循足三阴经拿至内踝部。反复操作5～7遍。

适应证：风寒湿痹，下肢瘫痪，腿痛，胸胁胀痛，月经不调，遗精，阳痿等。

（十六）拿足三阳法

操作：受术者取俯卧位。术者以双手示、中、环指和小指并置于其外侧，双手拇指置于与其相对应的下肢内侧，以置于其下肢外侧的四指施力为主，自上而下循足三阳经拿至外踝部。反复操作5～7遍。

适应证：腰椎间盘突出症，梨状肌综合征，下肢瘫痪，胸胁胀痛，风寒湿痹等。

（十七）指掐足背法

操作：受术者取坐位或仰卧位，患腿膝关节半屈，足部稍垫高。术者位于患侧，用双手拇指并列掐法，第一次沿其肿胀部位的中线掐过去，将肿胀部位分为两半，中线形成一条凹陷的浅沟，然后再从浅沟的两侧逐渐向两边分掐，直至肿胀的边缘为止。可重复2～3遍。指掐要连续而密集地向前推挤，用力及操作方向要始终由肢体远端掐向近端，并达到踝关节上方。指甲要剪短，用力要适度，以免掐破皮肤。

适应证：踝关节外侧韧带扭伤后，足背外侧瘀血肿胀者；踝关节内侧韧带扭伤及其他原因引起足背肿胀者。

（十八）擦足底法

操作：受术者卧位。术者位于其足端侧方，以单手平掌或小鱼际擦法，作横向摩擦100～300次。一般选用单足，男左女右。

适应证：失眠，高血压，头痛，头昏，虚热盗汗，二便不利等。

（十九）按揉涌泉法

操作：受术者仰卧。患腿伸直，或俯卧患腿屈膝。术者位于其足端后方，以拇指或中指螺纹面着力,做连续揉动300～500次,或3～5分钟。一般选用单穴,也可双穴同时操作。

适应证:足底痛,失眠,高血压,头痛,便秘,盗汗等。

（二十）捶击足底法

操作:受术者俯卧,患肢屈膝90°。术者位于其足端侧方或后方,用侧拳叩击法对准部位捶击3～5次,捶击力要求狠、稳、实。

适应证:跗骨关节滑囊炎,足底痛,腰痛,失眠,多梦,高血压等。

> **课堂练习**
>
> 任务1:患者,男,35岁,膝关节冷痛1周,加重1天。请叙述并演示搓膝关节法。
>
> 任务2:患者,女,56岁,小腿酸胀疼痛1天。请叙述并演示双掌揉小腿法。

ER-6-3-6

下肢前侧部手法
操作视频

ER-6-3-7

臀及下肢后侧部
手法操作视频

第二节　人体各部位操作组合练习

在正确掌握基础手法和各部位常用操作法的基础上,进行组合练习是所学的手法应用于实践的重要一环。通过组合练习,一方面强化前面学过的手法,另一方面可以练习手法的合理连接、手法的顺序组合等。此处介绍的组合只是手法组合中的一小部分,掌握下列组合手法可以运用其进行常规的保健推拿操作和一些常见病的常规手法治疗。但在具体应用过程中还需灵活运用,正所谓"手随心转,法从手出"。

在练习中可将一组手法反复练习,也可增加每个手法的操作次数来达到练习目的。在课堂练习中,可根据学生数量和实际情况来调整每组练习时间,原则上每人每次实训课练习时间不少于30分钟。

一、头　面　部

操作组合:被操作者取仰卧位,术者坐于其头端。按压印堂30秒→一指禅推前额5～10遍→压三经5～10遍→分抹前额5～10遍→按压眉弓3～5遍→揉太阳1～2分钟→指揉面部穴位2～3遍→推少阳10～20遍→勾揉风池2～5分钟→拿揉颈项5～8分钟→擦头侧1～2分钟→搔头1～2分钟→提头皮3～5次→击头1～2分钟→揉耳1～2分钟→振耳一次→梳理头3～5遍→结束。

适应证:头痛,失眠,头昏,面瘫及头面部保健等。

二、颈　项　部

操作组合:被操作者取坐位,术者位于其侧后部。拿揉风池1～2分钟→从风池至项根拿揉颈项10～20遍→掌揉项肌3～5分钟→从风池至缺盆一指禅推颈项3～5分钟→从风池至缺盆拨内侧项肌3～5遍→擦颈部5～8分钟→拨颈项1～2分钟→摇头部左右各5～8次→斜扳颈部法左右各一次→颈项旋转定位扳左右各一次→归挤颈项3次→抹颈部→结束。

适应证:颈椎病,落枕,颈部疲劳及颈项部保健等。

三、胸　腹　部

操作组合:以同性之间练习为宜。被操作者取仰卧位,术者先立于其头上方。分推抹前胸部 10～20 遍→点按天突、璇玑、华盖、紫宫、玉堂、膻中、中庭、中府、云门，每穴点按 20 秒，重复 3～5 遍→摩胸中线 10～20 遍→疏胸 10～20 遍→梳肋间 20～30 遍→腹部推抹 10～20 遍→点按上脘、中脘、下脘、水分、气海、关元，每穴点按 20 秒，重复 3～5 遍→双掌摩腹 2～5 分钟→腹部推托 2～5 分钟→叠掌运颤 2～5 分钟→提抖腹壁 3～5 次→腹部十字弹拍 3～8 分钟→腹部推抹 10～20 遍→结束。

适应证：胸闷，胸痛，腹胀，咳嗽，便秘，肥胖及胸腹部保健等。

四、腰 背 部

操作组合：被操作者取俯卧位，术者位于其侧方。后背部推摩 20～30 遍→拿揉肩部 2～5 分钟→揉背部肌肉 5～15 分钟（可分开完成）→擦背部 10～20 分钟（可分开完成）→从肩至腰拿背肌 3～5 遍→拨背部骶棘肌 3～5 遍→点按华佗夹脊穴 5～8 遍（每穴按压 10 秒）→点按背部膀胱经二线各腧穴 5～8 遍（每穴按压 10 秒）→一指禅推背部膀胱经 3～5 遍→从上至下分抹背部 5～8 遍→脊柱颤压 3～5 遍→从上至下推背肌 5～10 遍→擦背部及腰部 2～5 分钟→叩击背部 2～5 分钟→结束。

适应证：各种原因引起的背腰部疼痛及腰背部保健等。

五、上 肢 部

操作组合：被操作者取坐位或卧位，术者位于其侧方。一手轻托其腕部，另一手拿揉肩部 3～5 分钟→拿揉上臂至腕部 10～20 遍→对揉肩部 3～5 分钟→按揉肩四穴每穴 10 秒→擦肩部 3～5 分钟→拨肩部肌肉 1～3 分钟→摇肩部 1～2 分钟→擦上肢 3～5 分钟→按揉手阳明三穴每穴 10 秒→理臂肌 10～20 遍→搓上肢 3～5 遍→抖上肢 1～2 分钟→抹臂 10～20 遍→击掌面三次→分抹手背、手心 2～5 分钟→捻五指→结束。

适应证：肩周炎，上肢疼痛，上肢麻木及上肢部保健等。

六、下 肢 部

操作组合：被操作者取卧位，术者位于其侧方。从上至下双手对揉下肢 5～8 遍→擦下肢 8～15 分钟→从上至下拿揉下肢 8～15 遍→扭揉股内侧 5～8 遍→掌根击环跳→拿足三阳经→屈压委中穴 3～5 次→平推下肢 5～8 遍→叩击下肢 2～5 分钟→提拿跟腱 3 次→抖下肢 1～2 分钟→按揉涌泉 1～3 分钟→捶击足底 3～5 次→理下肢 5～8 遍→结束。

适应证：下肢疼痛，下肢麻木，下肢酸痛及下肢部保健等。

（刘常逊　王　静）

？复习思考题

1. 试分析基本手法在各部位操作中的变化，并体会同一手法在不同部位操作时的感受。
2. 试分析手法操作造成受术者皮肤发红，甚至破损的原因，以及防护的措施。
3. 根据所学手法，试编写头、颈、背、四肢等部位的手法操作组合。

第七章　其他保健按摩手法介绍

ER-7-1

课件

ER-7-2

知识导览

学习要点

　　掌握足部按摩各反射区的分布、作用及操作方法和操作顺序；熟悉减肥、美容按摩的操作方法；了解泰式、日式、港式保健按摩的基本操作。

　　在社会主义市场经济体制下的中医药高等职业技术教育也应面向基层，面向社区服务。随着改革开放的不断深化，人们的物质生活和精神生活都发生了很大的变化，同时，生活节奏不断加快，亚健康人群也越来越多，因此，大家越来越注重自身保健。近十年来，随着国内各种休闲保健业的蓬勃发展，按摩这一古老的保健方法又多了一个与经济市场接轨的阵地，保健按摩异军突起，社会需求日益迫切。在市场因素作用下，除了传统的中式保健按摩，其他保健按摩也迅速渗入市场，与中式按摩互为补充。本着去粗取精、去伪存真的原则。本章介绍几种在国内保健市场使用较为广泛，又受消费者欢迎且较为符合国情的保健按摩方法，即足部按摩、泰式按摩、日式按摩、港式按摩、美容按摩、减肥按摩等。

第一节　足　部　按　摩

知识链接

足部按摩国内外现状

　　足反射疗法，又称足部反射区病理按摩法、脚部按摩疗法、足穴按摩健康法、足道养生等，它源于中国古代传统医学观趾法。20世纪初，美国医生威廉以现代医学方法研究整理反射疗法，于1917年发表了《区域疗法》一书。所谓的"反射"并不是神经学说的反射，而是将人的整体缩小、投影，"反射"到人的足部。他将人体垂直划分为十个反射区域，从头部延伸到四肢末端。

　　西方国家越来越多的人意识到过分依赖化学药物产生的弊端，转而寻求各种自然疗法和替代疗法。中国传统医学的针灸、推拿等方法日益受到重视，足部按摩也应运兴起，在许多国家和地区都有人在学习和传播。

　　1980年，瑞士籍神父吴若石在中国台湾地区大力推广足部反射区健康法，被称为"若石健康法"。改革开放以后，足部反射区健康法通过各种渠道传到大陆。1990年4月，在北京举行了首次全国足部反射区健康法研讨大会。1990年12月24日，卫生部批复同意成立"中国足部反射区健康法研究会"，并指出："足部反射区健康法是一种简便易行、效果显著、无副作用的防病治病自我保健方法，尤其对中老年人的自我保健更有其现实作用。"

一、足部按摩手法简介

1.足部按摩手法和特点 足部按摩的手法继承了中国传统按摩的操作手法,两者间有很多相似之处。足部按摩主要着力于足部。因为足部的面积比躯干、头颈以及四肢的肩、臂、髋、股等部位的面积小,所以足部按摩可应用的手法种类也比一般按摩少了很多。主要有点法、按法、揉法、搓法、捏法、刮法、敲法、叩法、拍法、推法、夹法等。

按摩的着力点小,一般只用手指,而整个手掌或手掌的大、小鱼际、肘部等都不用。但是,操作手法比一般按摩更为细腻。根据各反射区的不同位置、所需操作力度的大小,应用手指的不同部位着力于足部,如指端、指腹、指侧部、指关节等。

2.足部按摩具体操作要求 定位准确是产生疗效的首要条件。熟记各反射区的位置、掌握各反射区表面特征和操作方法尤为重要。

姿势正确包括施力手和辅助手的姿势。姿势不正确则掌握不好力度,增加术者的劳动强度和操作困难,引起受术者的不适和痛苦,影响疗效。

力度的使用要适度。力度太小则不起作用,力度过大,使受术者产生剧烈疼痛也是不适当的。认为力度越大越有效果是一种误解。

反射区一般呈片状,面积相对较大。不论面积大小,都不应施力于其中的一部分,而应施及反射区的全部面积。

另外,除予以适当的力度和频率外,还需要有足够的时间。操作时间过短也将影响疗效。

二、足疗的原理

关于足疗的原理有以下几种学说:

1.循环学说 由于心脏有节律的搏动,血液不停地在全身循环流动,是机体内外物质运输和交换的重要通道。当人体某个器官功能异常或发生病变时,就会产生一些对人体有害的代谢产物沉积在循环通道上。由于足部处于远离心脏的部位,加之地心引力的影响,这些有害物质就很容易在足部沉积下来,造成局部皮肤组织变异的现象,如皮肤变色、皮下颗粒、条索硬结节等。通过足部按摩,可促进局部循环、血流通畅,最终通过肾脏等排泄器官将这些沉积物排出体外,恢复脏腑器官的正常功能。

2.反射学说 人体各个系统能彼此保持密切的联系、合作与协调,是依靠复杂的体液、神经等系统来完成的。人体的体表和内脏到处都有丰富的感受器,当感受器接受外界或体内环境的变化就会引起神经冲动,沿传入神经到中枢神经,中枢神经进行分析综合产生新的冲动,再沿传出神经传至器官、腺体或肌肉,使之做出相应的反应。这就是神经反射的过程。足部分布着许多由神经末梢构成的触觉、压觉和痛觉等感受器,它处于人体最远离中枢神经的部位,其信息传递的途径是足部—脊髓—大脑,而脊髓又与各个脏腑器官连接。因此,足部存在着人体各个部位和脏器的信息,同样,足部受到的刺激也可以传递到全身,是反应最敏感的反射地带。所以当人体各部位脏腑器官发生异常时,足部就会出现某些相关的信息。

3.全息胚学说 "全息",原是物理学中的概念,指运用激光拍摄下照片,其底片的一个部分仍可以复制出整体的影像。即每一个局部都包含着整体的信息,只不过局部越小,包含的整体的信息越少,复制出的整体形象越模糊而已。任何多细胞的生物体都是由一个受精卵或起始细胞通过细胞的有丝分裂而来的。因此生物体上任何一个相对独立的部分,都包含着整体的信息,把这样相对独立的部分称为"全息胚"。例如植物的枝叶,人体的手、足、耳等。这些全息胚上存在着与整体各个器官相对应的位点,而位点的排列则遵循着人体解剖图谱。因人的双足与其他全息胚相比,面积大而包含的信息也丰富,复制的整体形象也较清楚,容易辨认和掌握,而且操作简单,故足部按摩作为防病、治疗、保健的一种方法,具有一定的优越性。

三、足部按摩注意事项

1. 按摩室要空气新鲜,温度适宜,避免受术者受风着凉。夏天按摩时不可用风扇吹受术者双足。

2. 按摩前,保健按摩师与受术者要洗净手、足,剪短指(趾)甲,以防损伤皮肤及交叉感染。并备好按摩巾、按摩膏等所需用品。

3. 按摩开始时,必须先探查心脏反射区,并按轻、中、重 3 种手法力度进行按压。在了解心脏情况后,再决定按摩力度及施术方案,以免发生意外。

4. 饭前 0.5 小时及饭后 1 小时内不宜做足部按摩。饥饿易引起低血糖、虚脱;进食后进行足部按摩会影响胃肠蠕动,加重胃肠负荷,引起胃肠功能紊乱。

5. 足部有外伤或感染时,可按摩对侧足部的相应部位或同侧手部对应区域。若因手法不当引起局部红肿、瘀血,可涂一些红花油或樟脑酊等,待局部恢复正常后再进行按摩。

6. 按摩时尽量避开骨骼突起处,以防止损伤骨膜。对敏感区应避免重度刺激,对儿童及多数女性,宜用轻手法刺激。

7. 按摩后 0.5 小时内,嘱受术者饮用 300～500ml 温开水,以促进代谢产物及时排出体外。儿童、老人、体弱多病者,可适当减少饮水量,以 150～200ml 为宜。

8. 按摩的时间,以受术者需要而定。一般以 30～45 分钟为宜,不宜过久。

9. 按摩后可短暂出现下列反应,受术者不必惊慌,坚持数日后,反应可自行消失,如 5～7 日后反应仍未消除,建议到相关科室就诊。

(1)按摩后尿量增加,气味变浓,颜色变深。

(2)出现低热、发冷、疲倦、全身不适等症状。

(3)按摩后踝部肿胀,有淋巴阻塞现象者更为明显。

(4)下肢静脉曲张者静脉曲张更明显。

(5)反射区疼痛明显或器官功能失调现象加重。

10. 长期接受足部按摩的受术者,痛觉的敏感逐渐降低,为提高其敏感性和按摩效果,按摩前可嘱受术者用 1% 的热盐水(水温 45℃左右)浸泡双足 20～30 分钟。

11. 按摩后,术者要用温水洗手。冬天外出应戴手套,保护手部。每月可用活血化瘀、通经活络的中药煎水熏洗、浸泡双手 20～30 分钟。常用的泡洗处方为:当归、木瓜、苏木、细辛、生姜、红花、骨碎补、生地黄、泽兰各 10g。

12. 女性月经期及妊娠期,一般应慎用或禁用足部按摩。

13. 局部皮肤感染、溃烂、出血性疾病、急性传染病、肺结核活动期、性病、食物中毒、急性心肌梗死,以及严重的心肾衰竭、肝坏死等危重病人,禁用足部按摩。

14. 术者要根据不同受术者的足部特征找准反射区,按摩的施力方向要正确,力度要适宜,均匀并有深透感。

四、足部按摩常用手法

(一)单示指叩拳法
【操作要领】
一手握扶足部,另一手握拳,示指弯曲,拇指固定,以示指的近端指间关节为施力点压刮足部反射区（图7-1）。适用反射区：额窦、垂体、头部、眼、耳、斜方肌、肺、胃、十二指肠、胰脏、肝脏、胆囊、肾上腺、肾脏、输尿管、膀胱、腹腔神经、大肠、心脏、脾脏、生殖腺、肩关节、肘关节、膝关节、上身淋巴结、下身淋巴结等。

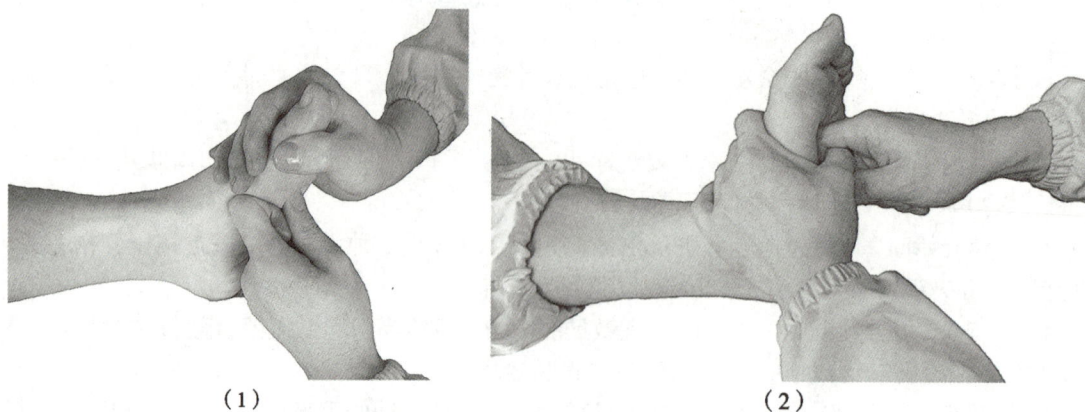

（1）　　　　　　　　　　　　　　　（2）

图7-1　单示指叩拳法

（二）拇指指腹按压法

一手握足，以另一手的拇指指腹为施力点，按压足部反射区（图7-2）。适用反射区：心脏（轻手法）、胸椎、腰椎、骶椎、外生殖器和尿道、髋关节、肛门和直肠、腹股沟、坐骨神经、下腹部等。

（三）拇指尖端施压法

一手握足，另一手拇指尖端施力按压。适用反射区：小脑及脑干、三叉神经、颈项、支气管、上颌、下颌、扁桃体等。

（四）双指钳法

手握足，另一手示指、中指弯曲呈钳状，夹住被施术的部位，拇指在示指中节上加压施力按摩（图7-3）。适用反射区：颈椎、甲状旁腺、肩关节等。

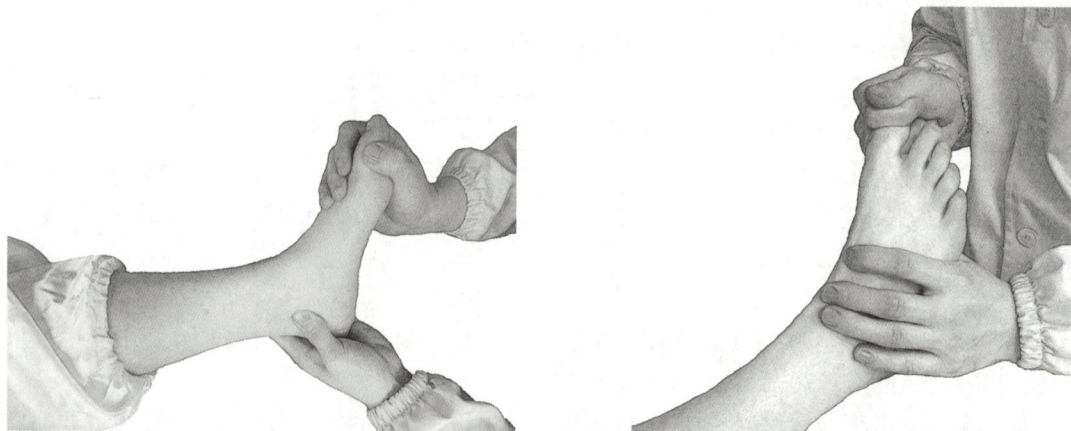

图7-2　拇指指腹按压法

图7-3　双指钳法

（五）双拇指指腹推压法

用双手拇指指腹同时施力推压（图7-4）。适用反射区：肩胛骨、胸（乳腺）等。

（六）双指扣拳法

用一手握扶足部，另一手半握拳，以示指、中指的近端指间关节顶点施力按摩。适用反射区：小肠、肘关节等。

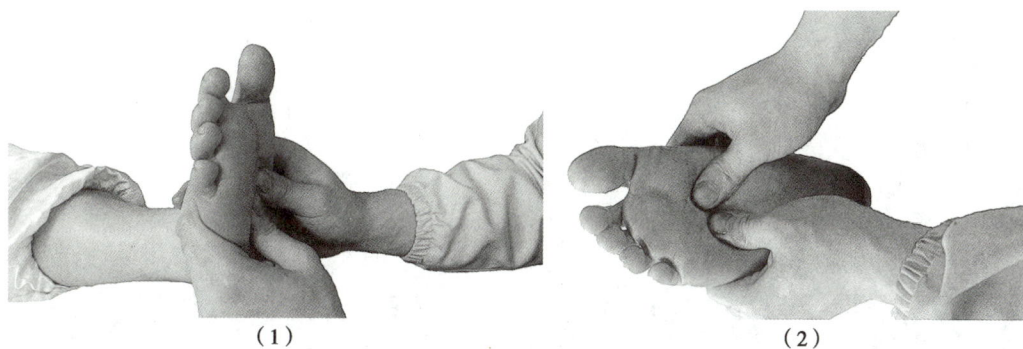

（1）　　　　　　　　　　　　　　　　（2）

图 7-4　双拇指指腹推压法

（七）单示指刮压法

手握扶足部，另一手拇指固定，示指弯曲呈镰刀状，桡侧缘施力刮压按摩。适用反射区：生殖腺、子宫或前列腺、尾骨（内侧）、尾骨（外侧）、胸部淋巴结、内耳迷路。双手同时操作可用于膈（横膈）等（图 7-5）。

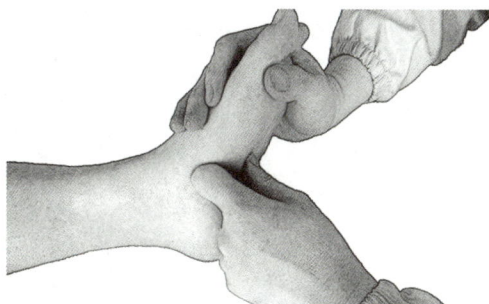

图 7-5　单示指刮压法

五、足部反射区的定位

足部反射区图谱如下图所示（图 7-6～图 7-8）。介绍足底、足背、足内外侧反射区所对应的脏腑器官。

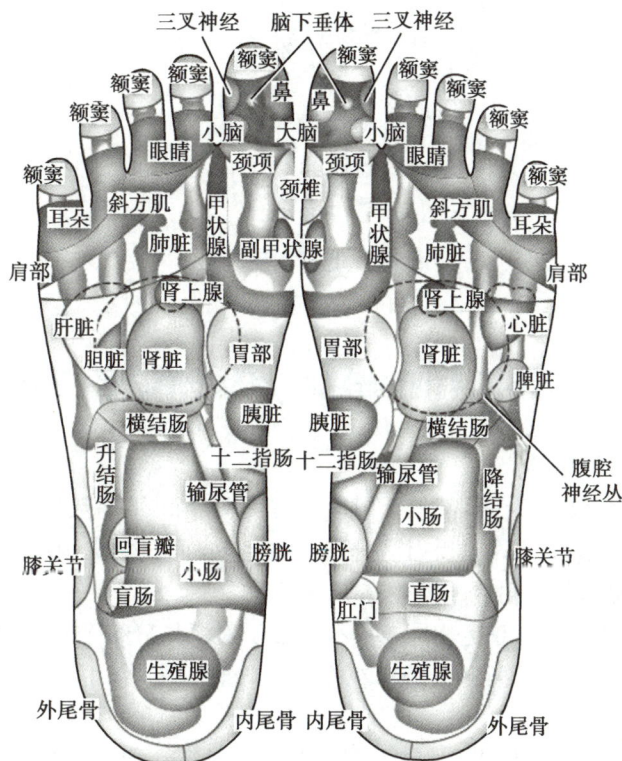

图 7-6　足底反射区

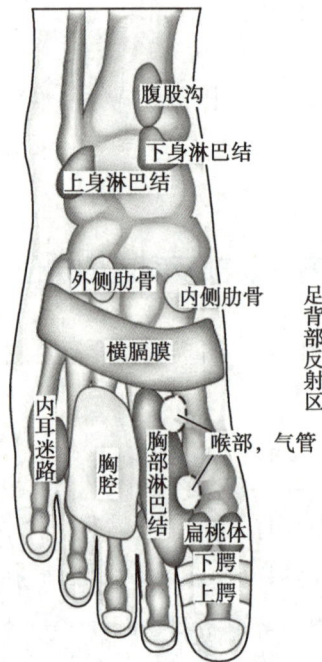

（1）

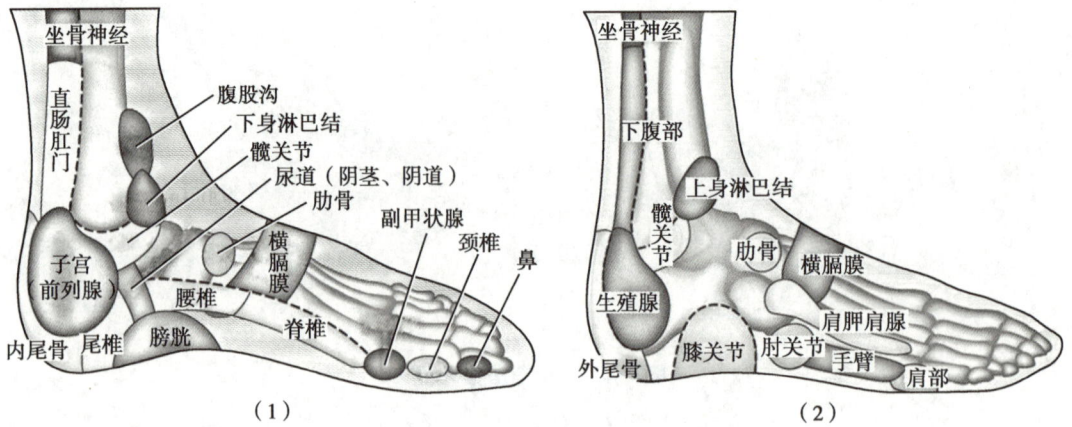

（2）

图 7-7　足内(外)侧反射区

图 7-8　足背部反射区

六、足部反射区的分布特点及按摩选区、配区

（一）足部反射区分布特点

1. 人体颈项以上组织器官在足部的反射区左右交叉分布，即左侧的额窦、三叉神经、小脑及脑干、鼻、大脑半球、颈项、眼、耳等反射区分布于右足上，而右侧头颈部的同名反射区分布在左足上。颈项以下组织器官的反射区不发生交叉分布。

2. 绝大多数反射区的分布双足相同。仅有少数反射区只分布于左足或右足上，如心、脾、降结肠、乙状结肠及直肠、肛门反射区只分布在左足上，而肝、胆囊、盲肠及阑尾、回盲瓣和升结肠反射区只分布于右足上。

3. 多数反射区在同一足部只有一个位置，少数反射区在同一足部有两个或两个以上的位置，如眼、耳、生殖腺、肋骨、尾骨、髋关节、坐骨神经、扁桃体、额窦等反射区有多个位置。

（二）足部反射区按摩的选区、配区

对于机体某一组织或器官功能失调引起的不适，一般也应采取"全身按摩，重点加强"的办法，即把足部所有反射区都按摩一遍，以促进血液循环，增强全身各组织器官的功能；在此基础上，根据具体症状，选取重点反射区，增加按摩的次数与力度加强刺激，以收到较好的效果。对于严重的不适，只选取重点反射区进行重手法刺激，可收速效。

重点反射区包括基本反射区、主要反射区、相关反射区3部分。

1. 基本反射区　即肾脏、输尿管、膀胱这3个反射区。主要作用是增强泌尿系统的排泄功能，将体内有毒物质及代谢产物排出体外。无论是保健按摩或是消除不适的按摩，在开始和结束时都要反复按摩基本反射区3遍。

2. 主要反射区　是指产生不适的组织、器官或系统在足部相对应的（同名）反射区。也就是说，只认反射区不认症。如腰部的椎骨、关节、韧带、肌肉、筋膜等组织的结构功能异常所出现的腰痛不适可有很多种，无论是哪种腰部不适，主要反射区都是腰椎反射区。

3. 相关反射区　根据不适症状的性质，可选用与不适症状有密切关系的反射区，如各种炎症和发热，可选用免疫系统及内分泌系统的有关反射区。

七、足部按摩一般操作程序

足部按摩操作时，一般按照足底部→足内侧→足外侧→足背侧的顺序进行施术，先左足，后右足，具体如下。

（一）左足顺序

1. 用拇指指腹或单示指叩拳以轻、中、重3种不同力度在心脏反射区处定点向足趾方向推按，定点按压3～5次，用于检查心脏功能。

2. 用拇指指尖或单示指叩拳在肾上腺反射区处定点向足趾方向按压5～7次。

3. 用单示指叩拳在肾反射区处定点按压并由前向后推按5～7次。

4. 用单示指叩拳在输尿管反射区处开始端深压，并从肾脏反射区推按至膀胱反射区5～7次。

5. 用单示指叩拳在膀胱反射区处定点按压，并由前向后推按5～7次。实际施术中，肾上腺、肾脏、输尿管、膀胱4个反射区可作为一组反射区一次操作完成。

6. 用拇指指腹或拇指指间关节背侧屈曲在三叉神经反射区处，由趾端向趾根部方向推按5～7次。

7. 用单示指叩拳在蹬趾额窦反射区由内向外推压5～7次，其余的趾额窦反射区由前向后推压5～7次。

8. 用拇指或单示指叩拳在鼻反射区推压5～7次。

9. 用拇指指腹或单示指叩拳在大脑反射区由前向后推压5～7次。

10. 用拇指指端或单示指叩拳在小脑反射区定点按压，再由前向后推压5～7次。

11. 用双指钳法在颈椎反射区由后向前推压5～7次。

12. 用拇指指端在颈项反射区由外向内推压5～7次。

13. 用单示指叩拳在眼、耳反射区定点按压5～7次，或由趾端向趾根方向推压5～7次。

14. 用单示指叩拳在斜方肌反射区由内向外压刮5～7次。

15. 用单示指叩拳在肺反射区由外向内压刮5～7次。

16. 用拇指桡侧在甲状腺反射区由后向前推按5～7次。

17. 用单示指叩拳在食管反射区由前向后推压5～7次。

18. 用单示指叩拳在胃、胰脏、十二指肠反射区定点按压，或由前向后推压5～7次。实际施术中，胃、胰脏、十二指肠反射区可为一组反射区一次操作完成。

19．用单示指叩拳或拇指指腹在横结肠、降结肠、乙状结肠及直肠反射区压刮5～7次。

20．用单示指叩拳在肛门反射区定点按压5～7次。实际施术中，横结肠、降结肠、乙状结肠及直肠、肛门反射区可作为一组反射区一次操作完成。

21．用双示指叩拳在小肠反射区定点按压，并由前向后刮压5～7次。

22．用单示指叩拳在生殖腺反射区定点按压5～7次。

23．用单示指桡侧在前列腺或子宫反射区由后上向前下方刮推，或用单拇指指腹推压5～7次。

24．用拇指指腹或拇指指端在胸椎、腰椎、骶椎反射区由前向后推压5～7次。实际施术中，胸椎、腰椎、骶椎反射区可作为一组反射区一次操作完成。

25．用双示指桡侧在横膈反射区由反射区中点向两侧同时刮推5～7次。

26．用单示指叩拳在上身淋巴结反射区定点按压5～7次。

27．用双示指桡侧在生殖腺（输卵管）反射区由反射区中点向两侧同时刮推5～7次。

28．用单示指叩拳在下身淋巴结反射区定点按压5～7次。实际施术中，上身淋巴结、下身淋巴结反射区可作为一组反射区双手同时操作完成。

29．用示指桡侧在尾骨（外侧）反射区由上而下再向前刮、点、推压5～7次。

30．用单示指叩拳在膝关节反射区定点按压，并环绕反射区半月形周边压刮5～7次。

31．用单示指叩拳或双示指叩拳在肘关节反射区第五跖骨基底部从前、后各向中部按压5～7次。

32．用单示指叩拳在肩关节反射区分侧、背、底3个部位由前向后各压刮5～7次，或双指钳夹肩关节反射区的背部和底部5～7次。

33．用拇指指端在躯体淋巴结反射区背面点状反射区定点按压，并用单示指叩拳在底面点大反射区定点按压，各5～7次。

34．用双拇指指端或双示指指端在扁桃体反射区同时定点向中点挤按5～7次。

35．用拇指指端或示指指端在喉和气管反射区定点按压或按揉5～7次。

36．用双拇指指腹在胸部反射区由前向后推按，双拇指平推1次，单拇指补推1次，各做5～7次。

37．用单示指桡侧在内耳迷路反射区由后向前刮压5～7次。

38．用拇指指腹在坐骨神经反射区（内、外侧）由下向上推按5～7次。

39．重复肾脏、输尿管、膀胱3个反射区手法操作3～5次。

（二）右足顺序

右足与左足有相同的反射区，也有不同的反射区。相同反射区的按摩方法同左足，不同反射区的按摩方法如下。

1．用单示指叩拳在肝脏反射区由后向前压刮5～7次。

2．用单示指叩拳在胆囊反射区定点深压5～7次。

3．用单示指叩拳在盲肠及阑尾、回盲瓣反射区定点按压5～7次。

4．用单示指叩拳或拇指指腹在升结肠反射区由后向前推按5～7次。

附：足部按摩套路程序

此套手法介绍的是全身保健按摩和足部按摩相结合的整体套路。在学习此套手法时，可根据手法操作时间的要求进行选择和调整。

一、泡足15分钟

（一）泡足时全身按摩顺序

左上肢—左大腿—右上肢—右大腿—双小腿—足底的点、按、搓、擦等。

（二）动作及要领

1.拿捏上肢

【操作要领】

（1）捏而提之，虎口紧贴，指腹对称用力，指关节伸直。

（2）操作2遍。

（3）三角肌—肱三头肌—肱二头肌—曲池。青灵—肘关节—肱桡肌—前臂尺侧肌肉—腕关节。

2.按揉上肢

【操作要领】

（1）操作揉法时，肉动皮不动，全手紧贴。

（2）操作2遍。

（3）三角肌与胸大肌交界处—肱二头肌—肘关节—前臂肌肉。

3.按揉五筋捻提法

【操作要领】

（1）拇指捻揉手背掌骨之间和手指，再用指甲轻刮手指，用拇指和示指捻提受术者手指。

（2）操作1遍。

4.推热手心按压内关

【操作要领】

（1）用拇指推热受术者手掌，再按压内关穴5～10秒，慢放，使手掌发热。

（2）操作1遍。

5.抖动上肢

【操作要领】

（1）握住手腕，频率要快，幅度要小，前臂微用力，做连续小幅度上下或左右抖动。

（2）呼吸自然，均匀，深长。不得屏气，意念集中两手。

（3）被抖动的肢体要放松，不可牵拉，使肢体有松动感。

6.叩击上肢

【操作要领】

（1）手握空拳，侧腕，小鱼际着力，前臂用力，动作要求轻快。

（2）叩击要密、快，操作2遍。

7.拿股前肌

【操作要领】

（1）拇指与其余四指指面着力部，对称用力，将肌肉向上提起。

（2）操作2～3遍，要求柔和、均匀。

8.叩、击、拍下肢

【操作要领】

（1）动作轻而快。先叩，后击，再拍；有节奏感。

（2）操作2遍。

9.捏小腿内外缘

【操作要领】

（1）用拇指与其余四指指腹将小腿肌肉向内捏起。以酸胀舒适为度。

（2）操作1遍。

10.足底点、按、搓、擦

【操作要领】

（1）点按足背、足两侧反射区。

（2）搓、擦足趾、趾腹、足背、足两侧、足后跟等。

11. 双足同时起水,用干毛巾擦干

【操作要领】

（1）用单手托住受术者双足,另一手拉走木桶和搬运足垫。

（2）毛巾擦足程序:足跟—足背—足两侧—足趾缝—足趾—足底。

（3）要求以擦干为度。

二、足底按摩 30～45 分钟

1. 引摇踝关节

【操作要领】

（1）沉肩,沉腕,肘微屈 130°。

（2）掌根紧贴涌泉,全掌紧贴前足掌,先外再内进行有规律摇动。

（3）摇动自然、均匀,使膝、髋关节及大小腿肌肉均匀具有舒适感。动作干脆利落。

（4）外内各摇 5 次。

2. 振动前足掌

【操作要领】

（1）引摇踝关节后迅速连贯地使足掌前推,受术者舒适后再进行振法。

（2）振法,用静止性强力持续振动。

（3）时间 1～2 分钟。

3. 按压前足背

【操作要领】

（1）振动前足掌后迅速连贯地将手掌翻越五趾,紧贴前足背逐渐按压到受术者舒适时,再用寸劲按压。

（2）动作要干脆、操作 2 遍。

4. 掌压足内弓

【操作要领】

（1）按压前足背后迅速连贯地侧转手腕,把手掌放在骶骨反射区将足外翻,连贯按压至胸椎反射区。

（2）再从胸椎按压到骶骨。

（3）达到酸胀和舒适感。

（4）来回为 1 遍,重复 2 遍。

5. 指压足内三线

【操作要领】

（1）掌压足内弓后迅速连贯地侧转手腕,用拇指指腹对足内三线进行指压。

（2）足内三线:前列腺、子宫到胸椎反射区,胃反射区,肾上腺反射区三线。

（3）按压时用内劲,动作连贯干脆。

（4）均匀移动,对称用力,操作 1 遍。

6. 按揉足筋

【操作要领】

（1）指压足内三线后迅速连贯地将拇指指腹移到五趾根部。

（2）按揉法:由动到不动(先揉后按),顺或逆时针方向进揉动。要求幅度、力度恰当,移动度均匀柔和。

（3）从第五趾骨→第一趾骨为 1 遍。操作 1 遍。

（4）按摩到趾关节,再用寸劲和内力按压。

7. 先外再内交叉压足

【操作要领】

（1）用手掌紧贴受术者前足掌内侧面按压到有舒适感,再加寸劲。

（2）然后左足在上,右足在下向内下压,加寸劲。

（3）重复（1）;右足在上,左足在下向内下压,加寸劲。

（4）上述动作为1遍,重复2遍。

8. 抖动下肢

【操作要领】

（1）按揉足五趾后迅速连贯地将手移到足后跟肌腱处。

（2）将受术者下肢抬至一定高度,进行抖法。

（3）操作3～5遍。

9. 搓揉跖趾关节

【操作要领】

（1）将手掌夹住第1、5跖趾关节内外侧面。

（2）上肢自然放松,进行连贯、快速、均匀柔和地搓动。要求达到受术者舒适为度。

（3）来回为1遍,操作5～10遍。

10. 直推五趾腹

【操作要领】

（1）用拇指指腹从趾根推至额反射区。

（2）推法:单方向直线运动,要求紧贴皮肤,动作干脆而迅速。

（3）达到发热舒适为度。

（4）操作3～5遍。

11. 旋推头颈淋巴结

【操作要领】

（1）术者握四指、用第二指间关节从外向内进行旋推。

（2）动作要求紧贴、连贯、有力、均匀、柔和、深透。

（3）达到酸胀舒适为度。

（4）操作3～5遍。

12. 掌推前足掌

【操作要领】

（1）用手掌向上推前足掌快速推至发热。

（2）动作迅速果断,5秒内推热,用内力加寸劲。

13. 掌握太极

【操作要领】

（1）用手掌握住足背,倒腕用掌根一内一外向前推动前足掌加寸劲。

（2）先外侧再内侧,操作2～3遍。

（3）达到放松舒适。

14. 推摇踝关节

【操作要领】

（1）掌根紧贴涌泉,全掌紧贴前足掌,另一只手托住足后跟。

（2）摇动踝关节,先外再内,达到舒适,再用内力加寸劲推足掌。

（3）内外摇法各3遍,加寸劲推1遍。

15. 内外扳足

【操作要领】

（1）一手托住足跟，另一手压于前足内侧或前外足背，压到位后再加寸劲。

（2）先内侧后外侧，换手扳足。

（3）内外为1遍。操作1遍。

16. 指压振法

【操作要领】

（1）用双拇指从失眠点推至涌泉。

（2）叠指按压涌泉达到舒适时，再静止性强力振动。

（3）使膝髋关节有振动舒适感。

（4）操作2～3遍。

17. 点按反射区

（1）点按要求

[足底]

1）要求屈示指，掌指关节伸直与第二掌骨和手腕及前臂成水平线。

2）操作时，先屈示指用第二指间关节，顺时针或逆时针轻揉一遍，让皮肤适应，再用轻、中、重手法进行点按，达到酸胀舒适。

3）第一个轻中重和第二个轻中重加振法为1遍，每反射区操作1遍。

4）加一定推法、揉法等手法。

5）振法3～6秒。

[足两侧]

1）要求用单拇指腹或叠拇指腹进行轻、中、重按压加振法。

2）操作1～2分钟，操作2遍。

[足背]

1）要求用拇指指腹进行按压加振法，重点穴位同足两侧操作。

2）操作1遍。

（2）反射区点按程序

[足底]

1）点按左侧心脏。点按右侧时为肝脏。

2）点按头颈淋巴结。

3）点按脑垂体。

4）推鼻、三叉神经。

5）拇指叠压颈项。

6）拇指叠压甲状旁腺。

7）拇指叠压降压点。

8）推甲状腺。

9）点按甲状腺。

10）点按胃、肠、十二指肠、横结肠。

11）推胃、肠、十二指肠、横结肠。

12）点按肾上腺、肾、输尿管、膀胱、尿道。

13）推肾上腺、肾、输尿管、膀胱、尿道。

14）点按心、脾，右侧为肝、胆。

15）点按失眠点。

16）点按生殖腺。

17）点按坐骨神经。

[足两侧：先内后外]

1）按压胸椎、腰椎、骶骨、前列腺、子宫，以及太溪、照海。

2）按压肩、肘、膝、睾丸、卵巢、昆仑穴。

[足背]

1）喉、胸部淋巴结、气管、内肋骨，以及行间、太冲、中封。

2）内耳迷路、胸、膈、外肋骨，以及侠溪、地五会、足临泣。

3）悬钟、三阴交、商丘、丘墟、解溪。

18. 打介质（由于北方气候干燥等原因，打介质一般放在足底反射区点按操作之前进行）。

【操作要领】

（1）将介质放于手掌间用力搓热，再把介质涂抹在足部。

（2）顺序：足趾，足底、足背对揉，足背两侧的足跟先内后外。

（3）动作要快而流畅。

19. 擦热全足

【操作要领】

（1）直线往返运动，动作要均匀，不能忽慢忽快、时轻时重，动作始终如一、快而干脆。

（2）顺序：足两侧，应先内后外，足背，足底，足跟肌腱。

20. 运踝理五筋

【操作要领】

（1）术者用四指指腹顺、逆时针运踝周，动作要快而有力、自然而均匀。

（2）四指指腹在商丘、丘墟按揉2遍。

（3）四指指腹从跖骨跟理到跖趾关节，操作3～5遍。

（4）动作要快而有力。

21. 合掌对压足两侧

【操作要领】

（1）从跖趾关节对压到跖骨跟部，再从跖骨跟滑到跖趾关节。

（2）动作连续自如，操作2遍。

22. 搓五趾

【操作要领】

（1）从大足趾到小足趾，每一个足趾进行单独搓动。

（2）动作快而干脆。

（3）操作1遍。

23. 竖刮擦五趾

【操作要领】

（1）术者屈拇指用关节面从趾跟刮擦到趾腹端，分成内、外、趾腹三面。

（2）刮擦要求频率要快，幅度要长，移动要密，达到发热为度。

（3）跖趾擦刮20次，其余足趾15次为1遍。操作1遍。

24. 横刮擦五趾

【操作要领】

（1）术者屈拇指用关节面在趾腹端横刮擦，分成内、外、趾腹三面。

（2）要求幅度要长，移动要密，速度要快。

（3）以发热舒适为度，跖趾40次，其余四趾30次为1遍，操作1遍。

25. 掌擦五趾

【操作要领】

（1）一手固定足五趾，另一手掌干脆而快速进行额窦擦法，以发热舒适为度。

（2）来回为1遍，操作5～10遍。

26. 掌推摇五趾

【操作要领】

（1）一手掌紧贴足背保温，另一手掌放在足趾端进行前后推摇放松。

（2）来回为1遍，操作3～5遍。

27. 搓擦足趾缝

【操作要领】

（1）一手掌紧贴足背保温，另一手拇指与示指或中指，对足趾缝快速搓擦到发热酸胀。

（2）来回为1遍，每一趾缝操作3～5遍。

28. 捻提足五趾

【操作要领】

（1）用第2、第3指节面捻提法。

（2）要求用力着实，但不能夹得太紧，捻提要快速灵活，不可呆滞。

（3）操作1遍。

29. 刮擦足底足背

【操作要领】

（1）屈拇指用关节面，速度快，幅度长，移动密，紧贴皮肤，以发热舒适为度。

（2）来回为1遍，操作1遍。

（3）顺序

1）横刮前足掌内侧，来回各30次，操作1遍。

2）竖刮前足掌内侧，来回各20次，操作1遍。

3）横刮前足掌外侧，来回各30次，操作1遍。

4）竖刮前足掌外侧，来回各20次，操作1遍。

5）横刮足底内侧，来回各30次，操作1遍。

6）竖刮足底内侧，来回各20次，操作1遍。

7）横刮足底外侧，来回各30次，操作1遍。

8）横刮足跟，来回各30次，操作1遍。

9）竖刮足跟，来回各30次，操作1遍。

10）竖刮全足底，先内后外，操作2～3遍。

11）横刮全足底，2～3遍。

12）示指竖刮足底中线，2～3遍。

13）竖刮擦全足底，先内后外，来回各20次，操作1遍。

14）横刮擦全足底，先内后外，来回各30次，操作1遍。

15）示拇指竖刮足底中线，各操作3～5遍。

16）横推足内外侧，先内再外，来回各30次，操作1遍。

17）横推足底，来回各40次，操作1遍。

18）竖刮前足掌，来回各40次，操作1遍。

19）拳竖刮足底，操作5～10遍。

20）拳旋刮足底，操作1～2遍。

21）推热足后跟，操作3～5遍。

22）屈四指刮擦足面到足背，操作 1～2 遍。

23）拇指指腹竖推足两侧，先内后外，操作 3～5 遍。

24）拿捏推热足后跟肌腱，操作 3～5 遍。

25）拳竖推、擦足背，操作 1～2 遍。

26）拇指顺擦足背，操作 1～2 遍。

27）屈四指擦足两侧，先内再外，操作 5～10 遍。

28）屈四指擦足背，操作 5～10 遍。

29）四指切拨足背，操作 3～5 遍。

30）合掌对擦足底足背，操作 5～10 遍。

31）掌推足两侧，先内后外，操作 1 遍。

32）掌擦足两侧，操作 5～10 遍。

30．结束手法

（1）掌擦足背。

（2）拍打足背。

（3）叩击足背。

（4）推擦叩击足底。

（5）毛巾擦干足部并包扎。

31．同样操作方法按摩右足

32．用清脚液清洁足部，用毛巾包扎足反射区，按摩结束

三、前下肢按摩 15 分钟

1．拿提小腿

（1）拿提小腿内三线。

（2）拿提小腿外三线。

（3）拿提小腿后线。

（4）操作要领：①用拇指指腹与其余四指指腹对称均匀用力，进行提而捏之操作；②操作 2～3 遍；③从腘横纹到踝关节。

2．切拨小腿

（1）切拨小腿内外三线。

（2）切拨小腿后线。

（3）操作要领：①用拇指指腹固定在小腿前缘，其余四指指腹进行左右交替拨动；②从腘横纹到踝关节；③来回为 1 遍，操作 1 遍。

3．按揉小腿

（1）按揉小腿内线。

（2）按揉小腿外线。

（3）按揉小腿后线。

（4）操作要领：①行揉法时肉动皮不动；②从腘横纹到踝关节；③来回为 1 遍，操作 1～2 遍。

4．挤推小腿　用双手分别握住小腿两侧腓肠肌用力挤捏推压。

操作要领：①从膝关节到踝关节上段，用双手分别握住小腿两侧腓肠肌用力挤捏推压；②操作 3 遍。

5．点按小腿

（1）点按委中、承筋、承山。

（2）点按阴陵泉、地机、三阴交。

（3）点按阳陵泉、丰隆、悬钟。

（4）点按膝眼、足三里、下巨虚。

（5）操作要领：①操作2遍；②达到酸胀为度。

6．合掌对揉小腿　操作要领：①对称、均匀用力，从腘横纹到踝关节；②操作2~3遍。

7．搓擦小腿　操作要领：①搓动要快，移动要慢；②以掌面或指掌面对称地夹住小腿；③前臂发力，做快速搓揉；④操作2~3遍。

8．叩击拍打　操作要领：①在小腿部叩击拍打；②轻而快，以虚拳或虚掌着力；③操作2~3遍。

9．推拨小腿外三线　操作要领：①用拇指指腹推拨小腿外三线；②动作要快，连贯自如，操作2~3遍。

10．切拨小腿内三线　操作要领：①用指腹切拨小腿内三线；②动作连贯自如。

11．切压小腿内线　操作要领：①用四指指腹切压小腿内线；②动作连贯达到酸胀舒适，操作2~3遍。

12．拿提小腿　操作要领：①用拇指与其余四指指腹在小腿对称均匀地进行提拿；②操作2~3遍。

13．叩击小腿　操作要领：①用虚拳叩击小腿内外侧，频率要快，达到酸胀目的；②操作1~2遍。

14．点按膝周　操作要领：①用拇指指腹对膝关节周围进行点按，达到酸胀舒适；②操作2~3遍。

15．切提委中。

16．切拨委中　操作要领：①用四指指腹切提、切拨委中穴，达到酸胀舒适；②操作2~3遍。

17．拿抖膝关节　操作要领：①拇指与其余四指对称均匀用力拿住髌骨，再将髌骨提起而抖动，达到抖动放松感；②操作1遍。

18．搓揉膝关节　操作要领：①双手对挤在内外两侧髌骨下缘，要紧贴，同时均匀用力进行搓揉；②来回为1遍，操作3~5遍。

19．叩击膝股前侧　操作要领：①用虚拳轻而快，从膝关节沿股骨前侧面进行均匀快速叩击；②操作1遍。

20．分拨股前肌　操作要领：①用拇指指腹交替、均匀、有力地分拨股骨前侧面正中线；②频率快，操作2遍。

21．摇拨股前肌　操作要领：①用手掌从上至下均匀有力地交替推拨股骨前侧面正中线；②第一次慢，第二次快，第三、四次最快。

22．拿股前肌　操作要领：①用拇指指腹与其余四指指腹对称、均匀、快速地进行连贯操作；②操作2遍。

23．掌擦梁丘，血海　操作要领：①用手掌同时对梁丘、血海进行交替擦法，以发热为度；②来回为1遍，操作3~5遍。

24．切拨股前肌　操作要领：①用四指指腹切拨股骨前面正中线；②来回为1遍，操作1遍。

25．推拨股后肌　操作要领：①用拇指指腹推拨股后肌后面正中线；②来回为1遍，操作1遍。

26．拿提大腿内外侧　操作要领：①在大腿内外侧用拇指指腹与其余四指指腹进行有力、均匀、对称地用力拿捏；②来回为1遍，操作1遍。

27．挤揉股前侧　操作要领：①在股前侧用手掌对称、均匀、用力揉动；②来回为1遍，操作1遍。

28．搓揉股肌　操作要领：①用双手掌夹住大腿两侧，沉肩垂肘，前臂用力，进行均匀，快速而慢移的搓动；②达到肌肉放松舒适；③操作2遍。

29．叩击拍打股肌　操作要领：①用虚拳或虚掌快速进行叩击拍打；②上肢放松，肘关节微压,腕部背伸;③手指自然并拢,掌指关节微压呈虚掌;④以肩关节活动为主,拍打股部肌肉;⑤操作1遍。

30. 压髋压膝压腿　操作要领:①屈髋屈膝,一只手掌压左膝关节,另一只手掌从膝关节开始向下压直到足背;②用内力加寸劲,操作1遍。

31. "4"字压腿　操作要领:①将踝关节外侧面压到另一下肢膝部,一手掌压在踝关节上,另一手掌压在膝关节上用力向下压;②用寸劲,操作2遍。

32. 侧腿下压　操作要领:①屈膝,将腿向内侧旋,一手掌压在踝部,另一手掌压在膝关节,用力下压;②用寸劲,操作2遍。

33. 提腿下压　操作要领:①一手握住踝关节将下肢提起,另一手进行拿、揉、按下肢,再摇,内外扳足,前后压足操作;②用寸劲;③操作1遍。

34. 屈膝屈髋摇腿　操作要领:①一手握住踝关节,另一手握住膝关节,屈膝、髋关节90°,进行顺、逆时针摇动各3遍,力度由小到大,速度由慢到快;②再压腿,活动膝、踝关节,最后由轻到重拉伸下肢;③操作1遍。

35. 屈腿扳腰　操作要领:①将足底压在另一侧下肢膝关节上,上身平卧位,一手压在膝关节上向对侧斜推,另一手压在同侧中府穴上,先用力压下到一定位置后,再用寸劲(压在中府穴位上一手力度不宜太大);②操作1遍。

36. 压气冲摆动下肢　操作要领:①先用双掌均匀对称按压在气冲穴上,停留30秒,再慢慢收回,使下肢有一种热流感;②双手连贯从气冲穴滑动到足背,进行节律摆动;③操作1遍。

以上操作作为足部按摩部分已经完成,如工作需要可加入下列手法。

四、颈背腰部按摩

1. 振左风池穴　操作要领:①前臂用力,拇指指腹紧贴左风池穴上,振动;②操作1遍,振法5～10秒。

2. 拨揉左颈项　操作要领:①用拇指腹拨揉左侧颈项,3～5遍;②连贯、均匀地用力,达到酸胀而舒适。

3. 振右风池穴　操作要领:同振左风池穴一样。

4. 拨揉右颈项　操作要领:同拨揉左颈项一样。

5. 拨揉颈椎　操作要领:①用拇指腹拨揉颈椎3～5遍;②连贯、均匀地用力,达到酸胀而舒适感。

6. 挤捏颈项　操作要领:①拇指指腹与其余四指指腹对称均匀用力,挤捏颈项;②达到酸胀舒适感,操作3～5遍。

7. 按揉斜方肌　操作要领:①双掌分别紧贴于左右侧斜方肌上进行按摩;②操作揉法时肉动皮不动,达到酸胀舒适感;③操作1遍。

8. 推拨左侧肩部　操作要领:①叠拇指指腹或单拇指指腹推拨左侧肩部肌肉,达到酸胀发热舒适感;②操作1遍。

9. 小鱼际按揉左肩部　操作要领:①全掌紧贴左肩胛提肌,小鱼际着力按揉,达到酸胀舒适感;②操作3～5遍。

10. 推拨右侧肩部　操作要领:①叠拇指指腹或单拇指指腹推拨右侧肩部肌肉,达到酸胀发热舒适感;②操作1遍。

11. 小鱼际按揉右肩部　操作要领:同小鱼际按揉左肩部。

12. 掌压左侧膀胱经第一侧线　操作要领:①手掌从第一胸椎压到腰骶部,垂直用力,逐渐下压达到酸胀舒适,持续2～3秒,用内力振拨;②动作要干脆,振动幅度要大;③操作2遍。

13. 指压左侧膀胱经第一侧线　操作要领:①叠拇指指腹或单拇指指腹向下逐渐用力,达到酸胀舒适为度，持续 2～3 秒，用力推拨振动，动作要干脆连贯；②操作 2 遍。

14. 左手掌根揉背腰　操作要领：①左手全掌紧贴背腰部皮肤，掌根着力揉动，频率 120～160 次 / 分；②操作 2 遍。

15. 双手掌根按揉摆动左侧背腰　操作要领：①双手紧贴左侧背腰皮肤，掌根着力揉动，加内力，将受术者臀部摆动自如；②操作 2 遍。

16. 拇指推拨左侧腰部　操作要领：①双拇指推拨左侧腰部，再加内力，将受术者臀部摆动自如均匀；②操作 2 遍。

17. 掌压右侧膀胱经第一侧线。

18. 指压右侧膀胱经第一侧线。

19. 右手掌根揉背腰。

20. 双手掌根按揉摆动右侧背腰。

21. 拇指推拨右侧腰部　操作要领：17、18、19、20、21 分别同 12、13、14、15、16 操作要领。

22. 点按腰后诸背俞穴　操作要领：①用拇指指腹分别紧贴两侧腰部背俞穴，从上到下，由轻到重；②加内力点按，每穴操作 2 遍。

23. 挤压腰肌　操作要领：①用双手掌紧贴腰部，掌根着力向下按压，同时向内挤压，达到腰部肌肉酸胀感，加内力振动 2～3 秒；②操作 2 遍。

24. 束分腰　操作要领：①用双手掌紧贴腹两侧，同时对称均匀地用力上滑动加内力振动，到腰椎，再一字分推腰部至腹部两侧；②操作 2 遍。

25. 温补肾气　操作要领：①用双手掌小鱼际互相搓擦发热再迅速把小鱼际紧紧贴压到第二腰椎旁开 1.5 寸的肾俞穴上，停留 3～5 秒；②操作 2 遍。

26. 温补肾阳　操作要领：①用双手或单手掌紧贴命门进行搓擦；②以命门穴及腰部发热为度。

27. 按压背腰　操作要领：①用双手掌交叉紧贴按压背腰部，用内力加寸劲；②操作 1 遍。

28. 小鱼际击背腰。

29. 虚拳叩背腰。

30. 虚掌拍打背腰。

操作要领：①要求三个手法连贯完成，每一个手法要轻而快，有清脆的声音；②来回为 1 遍，操作 3～5 遍。

五、后下肢按摩

1. 掌压左侧下肢外侧　操作要领：①全掌紧贴，从股骨大转子按压到足后跟肌腱；②加振法，动作干脆自如；③操作 2 遍。

2. 掌压左侧下肢内侧　操作要领：①全掌紧贴，从臀横纹按压到足后跟肌腱；②加振动，动作干脆自如；③操作 2 遍。

3. 分拨左侧下肢后侧　操作要领：①双拇指指腹交替分拨后下肢正中线，从臀横纹到足跟肌腱；②动作要快，操作 2 遍。

4. 推拨左侧下肢后侧　操作要领：①用双手紧贴左侧下肢后侧，掌根着力，交替推拨后下肢；②慢、快、最快顺序动作。

5. 拿左侧下肢后侧　操作要领：①拇指与其余四指指腹对称均匀用力，虎口紧贴，频率 80～120 次 / 分，将肌肉提起；②操作 2 遍。

6. 全掌揉左侧下肢后侧　操作要领：①全掌紧贴皮肤，频率 120～160 次 / 分，进行揉法；②指关节伸直，对称均匀用力，虎口紧贴；③操作 1 遍。

7. 掌压右侧下肢外侧　操作要领：同掌压左侧下肢外侧。

8.掌压右侧下肢内侧　操作要领：同掌压左侧下肢内侧。

9.分拨右侧下肢后侧　操作要领：同分拨左侧下肢后侧。

10.推拨右侧下肢后侧　操作要领：同推拨左侧下肢后侧。

11.拿右侧下肢后侧　操作要领：同拿左侧下肢后侧。

12.全掌揉右侧下肢后侧　操作要领：同全掌揉左侧下肢后侧。

13.抓揉臀肌双掌揉下肢后侧　操作要领：①指节伸直，指腹用力抓揉臀肌，再左右分别用全掌揉两侧后下肢；②操作1遍。

14.单膝压腿　操作要领：①屈膝关节，一手按压委中，一手按压足背，逐渐用力下压，操作1遍；②先左再右；③拿捏小腿，点、按、搓、擦、叩、扳足底。

15.双膝压腿　操作要领：①屈膝，双膝交叉向腹部按压，先左小腿在上，再左小腿在下，操作1遍；②先左再右，双手分别按压两足背。

16.吉庆有余　操作要领：①下肢伸直叩、击、拍两侧下肢，要求连贯、轻快；②操作1遍。

第二节　泰式按摩

泰式按摩是流行于泰国的一种按摩方法，它起源于中国的传统按摩手法，并融入泰国独特的按摩方式和手法。泰式按摩以活动关节为主，无穴位之说，左右手交替进行操作，且用力柔和均匀，操作快慢适中，按照不同体位有顺序地进行，操作者多采用的按摩体位是跪式按摩。泰式按摩的手法以推、拉、扳、按、压等为主，通过活动关节部位、伸展肌肉，达到舒筋活络、滑利关节的目的。手法刚中有柔、柔中有刚，能使人很快解除疲劳，达到防病保健的作用。其手法简便易学，难易适中，实用性强，是集防治与保健于一身的较佳手法。

一、泰式按摩的要领

泰式按摩主要是跪式服务，左右手交替动作，用力柔和、均匀，速度适中，按顺序进行。

【操作顺序】

1.仰卧位　足部→下肢部→上肢部。

2.侧卧位　下肢部→背部→上肢部。

3.俯卧位　进行腰及下肢后侧操作。

4.特殊体位　反向背→同向背等需特殊体位的动作。

5.头部按摩　眶下点压→轮推印堂等，直至结束式。

全套动作约需120分钟，也可根据具体情况酌情加减手法和时间。

二、泰式按摩基本操作方法

（一）仰卧位按摩

1.足部按摩　预备式：被按摩者仰卧，双腿分开略宽于肩；按摩师面向被按摩者，跪在被按摩者双腿之间。

（1）足背下压法：按摩师双手大拇指放于被按摩者足部趾尖内缘，其余四指自然放在足背，手掌扇形扣住足五趾，左右手交替下压。

（2）点压足心法：按摩师双手大拇指被按摩者放于足心部，其余四指自然放在足背，虎口扣住足部内缘，大拇指用力点压足心，左右手交替动作。

（3）点揉足背法：按摩师双手大拇指放于被按摩者近踝关节的足背上端，其余四指自然下垂，左右手交替点揉足背并向足趾方向缓慢移动。

（4）牵拉足趾法：按摩师双手大拇指和示指夹住被按摩者足趾，从小趾依次牵拉到大趾，左右手交替进行牵拉动作。

（5）推扳足趾法：按摩师双手五指扣住被按摩者双足五趾，做往返的推、扳动作，左右手交替进行。

2.下肢部按摩　预备式：被按摩者仰卧，双腿分开略宽于肩；按摩师面向被按摩者，两腿跪在被按摩者双腿之间。

（1）指压双侧小腿内侧法：按摩师双手大拇指指腹作用于被按摩者小腿内侧（靠胫骨后缘），其余四指自然放于胫骨外侧，从内踝向上至胫骨内侧髁，左右手交替按压。

（2）按揉膝部法：按摩师双手掌心作用于被按摩者髌骨上，身体略前倾，用力做按、揉动作。

（3）掌按大腿前侧法：按摩师双手掌面作用于被按摩者大腿前侧，从膝上部开始，逐渐按到大腿根部，左右手交替进行。

（4）指压单侧小腿内侧法：先将被按摩者的一条腿摆成屈膝90°外展位，按摩师面对其弯曲的一条腿而跪。然后用拇指指腹作用于被按摩者小腿内侧胫骨内侧缘，另一手扶住膝部，从内踝至胫骨内侧髁做单侧按压。

（5）双手指压单侧大腿内侧法：按摩师双手拇指并拢，按压被按摩者大腿从膝部至大腿根部的内侧肌肉。

（6）双手拿大腿内侧法：按摩师双手拿住被按摩者大腿内侧肌肉，从膝内侧依次提拿至大腿根部。

（7）下肢单侧叩打法：按摩师双掌相合，五指呈扇形分开，自然放松，叩打被按摩者大腿、小腿内侧肌肉，从大腿根部至小腿下端，往返操作。

（8）肘小臂点按大腿法：按摩师将被按摩者的一侧大腿放在按摩师的对侧腿上，同侧腿压住被按摩的小腿，从大腿内侧上端至大腿内侧下端用手臂、肘点按后，手臂外旋下压。

（9）肘小臂点按小腿外侧法：按摩师双膝跪在床上，将被按摩的一侧小腿支起，放在自己的两腿之间并夹住被按摩的小腿。用手臂、肘点按小腿外侧（在胫、腓骨之间），然后从小腿上端至小腿下端，用小臂伸直下压。

（10）抹足背法：按摩师背向被按摩者并跪坐其两腿之间，将其一侧小腿放在自己的大腿上，双手扶住其足的两侧，两大拇指分别由内向外做倒"八"字抹的动作。

（11）向内扳足法：按摩师背向被按摩者并跪坐其两腿之间，将其一侧小腿放在自己的大腿上，双手扣住其足底的前端，向内用力做扳的动作。

（12）肘点按足心法：按摩师面向被按摩者双膝而跪或双膝跪在足部一侧，一手托住被按摩者足，然后用肘臂、肘尖点按足心。

（13）蹬大腿内侧法：按摩师双腿伸直，坐在被按摩者两腿之间，双手握住其足部，将其膝关节弯曲成直角。然后，按摩师双足蹬其大腿内侧，一足蹬住腘窝上不动，另一足由大腿根部依次蹬至大腿内侧近腘窝处。

（14）指按小腿内侧法：按摩师双腿盘曲坐在受术者双腿间，将被按摩的腿成直角屈曲。然后，一手扶住被按摩腿的膝盖，另一手的拇指按压小腿内侧，从内踝按压至小腿内侧近腘窝处。

（15）搂大腿外侧法：按摩师的双腿盘曲，面向受术者。将被按摩的腿成30°角屈曲，放于床面上，一手扶住被按摩腿膝盖，另一手扣住被按摩大腿外侧肌肉，向内做搂的动作，依次由大腿根部按至膝部。

（16）掌按大腿内侧法：按摩师双膝跪在受术者双腿之间，面向被按摩肢体一侧，一手扶住膝部，另一手的掌面按于被按摩的大腿内侧，由大腿根部按至大腿近腘窝处。

（17）叩打大腿内侧法：按摩师盘腿坐于按摩床上，将被按摩的大腿放于自己的大腿上。然后，按摩师双手握空拳，叩打大腿内侧，由大腿根部叩打至大腿近腘窝处。

（18）小腿外侧按法：将被按摩的下肢屈膝直立，按摩师双腿跪压在被按摩腿的足面上，以一手轻扶住膝部，另一手拇指指腹自下至上依次按压小腿胫、腓骨之间的骨缝。

（19）大腿外侧按法：将被按摩的下肢屈膝直立，按摩师双膝跪压在被按摩腿的足面上，以一手轻扶住膝部，另一手拇指指腹自腘窝外侧部至大腿根部外侧按摩。

（20）大腿正侧夹法：按摩师双膝跪在床上，面向被按摩者，将被按摩的下肢屈膝直立，双手十指交叉，夹住大腿正侧部肌肉，自下至上，依次由松到紧用力。

（21）搂小腿法：按摩师双膝跪压在被按摩腿的足面上，将被按摩的下肢屈膝直立，一手扶住被按摩腿的膝盖，另一手以手掌搂住小腿后部肌肉群，由里向外用力。

（22）提足跟法：按摩师用双膝固定受术者的足面，将被按摩的下肢屈膝直立，十指交叉，以双手掌夹住足跟，用力向上提，使受术者足跟离开床面。

（23）拉蹬踩压法：按摩师取坐式，双手握住被按摩腿的踝关节部，一足蹬住被按摩腿的腘窝部，另一足自腘窝部至大腿根部进行踩压。

（24）提压股前肌肉法：按摩师一腿跪在床上，另一腿屈膝直立。将被按摩下肢的足跟搭在按摩师屈膝直立的膝上，一手握住被按摩腿的足踝部，另一手按压受术者大腿前部的肌肉群。

（25）屈膝屈髋下压法：按摩师双膝跪在受术者被按摩腿的一侧，一手扶住膝部，另一手握住踝部，屈膝屈髋然后压向腹部。

（26）弯腰双压膝法：按摩师直立，面向受术者。弯腰将被按摩的双腿抬起，让双足跟抵在自己的大腿根部，双手扶在被按摩者的下肢的双膝上，用力下压。

3．上肢部按摩

（1）肩部压法：按摩师双膝跪在被按摩上肢的一侧，以一手轻扶受术者的腕部，另一手以手掌根部用力按压受术者的肩窝部。

（2）手肩内侧按压法：受术者手臂伸平，自然放松。按摩师以一手轻扶受术者的腕部，另一手用大拇指指腹由上肢腋窝处依次按压至腕部内侧。

（3）掌心搓推法：受术者屈肘，后伸腕部，按摩师并齐双手拇指指腹，自被按摩手的掌根部用力呈"扇"形向掌心处搓推。

（4）环摇叩击掌心法：按摩师以五指分开，与受术者五指交叉，环绕摇腕，并向后倾压其手掌，用另一手握空拳叩击受术者掌心。

（5）前臂背屈压法：被按摩前臂背屈，按摩师一手扶住受术者肘部，另一手以拇指自肘部至腋部，依次按压上臂外侧。

（6）肘部屈伸压法：按摩师一手扶住受术者手掌部，另一手把持其肘部，用拇指点压肘窝，两手配合屈伸肘关节。

（二）侧卧位按摩

1．下肢部按摩

（1）腿部后侧压法：受术者侧卧位，靠近床面的下肢伸直，被按摩侧的腿屈膝。按摩师跪于受术者两腿之间，双手拇指相对，按压小腿侧面两骨缝之间，自下而上，沿着大腿侧后方至大腿根部，最后压到臀部大转子和坐骨结节两骨之间。

（2）足跟蹬压法：受术者侧卧位，靠近床面的下肢伸直，被按摩的腿屈膝。按摩师坐于受术者两腿之间，一手握住被按摩腿的足踝部，另一手扶住另一侧小腿部；一足抵于被按摩腿的腘窝上方，另一足踩压臀部肌肉和大腿后部肌肉。

2．背部按摩

（1）揉颈项部法：受术者侧卧位，按摩师跪在受术者的背面，一手扶在受术者肩上，另一手拇指及其他四指揉捏受术者之颈部肌肉。

（2）顶揉背部法：受术者侧卧位，按摩师双膝跪在受术者背面，两手分别扶住其肩部和髋部，并用单膝自上而下顶压受术者背部。顶压完毕后，按摩师用手掌放松揉摩背部。

（3）侧摇髋法：受术者侧卧位，按摩师跪于受术者的背后。以一手扶住其肩部，一腿的膝盖顶住其腰骶部，另一手持被按摩腿的腘窝处，将腿抬起，摇动屈曲的大腿，活动髋关节。

3. 上肢部按摩　拉臂法：受术者侧卧，按摩师站立于受术者背后。以一足踩踏在受术者的髋部，双手握住受术者下方手掌，向上牵拉。

（三）俯卧位按摩

1. 压腰法　受术者俯卧位，按摩师蹲跪在其臀部上方。以双手掌根相对，从腰正中开始同时向两侧用力按压，往返几次。

2. 单侧牵拉脚踩压法　受术者俯卧位，按摩师站其一侧。一手牵拉住受术者一侧手腕，另一手握住其同侧足掌，用足掌踩压其背部肌群。

3. 双侧牵拉脚踩法　受术者俯卧，按摩师站其两腿之间。双手握住受术者双足踝部，然后将大腿拉起，用足掌踩压受术者的背腰部，自上而下，依次踩压。

4. 后伸坐扳腰法　受术者俯卧，屈膝，两足掌并起，并且双手十指交叉置于脑后；按摩师坐于受术者并起的两足上，双足置于受术者身体两侧。双手握住受术者的两肘部，重心后移，四肢用力，使受术者腰部后伸。

5. 后伸站扳腰法　受术者俯卧位，两腿分开，按摩师双足踩于受术者的臀根部。双手握住受术者两手腕，受术者双手反手握住按摩师两手腕，按摩师身体重心向后移动，使受术者腰部大幅度后伸。

6. 顶压小腿法　受术者俯卧位，按摩师背向坐于受术者腰骶部。以两手扶住受术者两足踝部，使其两小腿直立，按摩师以双膝顶压小腿后部肌群，自上而下。

7. 倒提腿后伸腰法　受术者俯卧位，按摩师直立，背向受术者。以双手扶持受术者双膝部，使其双腿后伸，被倒提的双腿置于按摩师两侧肋部，使腰后伸。

8. 提腿敲击法　受术者俯卧位，按摩师直立，背向受术者。屈腰，以一手托起受术者膝部，另一手握空拳自膝部外侧至大腿根部外侧，依次叩击肌肉。

9. 踩足法　受术者俯卧位，按摩师直立，背向受术者。然后，按摩师双手握住吊杆或扶墙用足跟踩压受术者双足足心。

（四）其他体位按摩

1. 反向背法　受术者取仰卧位，按摩师面向受术者取跪位，使受术者屈膝，然后抬起受术者的双腿和腰臀部，使术者双膝抵于受术者腰部，双手扶持受术者双膝两侧。缓慢将自身重心后移，用自身的仰卧来带动受术者的身体由倒立式变成仰卧腰后伸式，受术者两腿自然分开置于按摩师身体的两侧，同时，按摩师双手自然握受术者双手，双膝顶住受术者的腰部，形成一个稳定的弓形。

2. 同向背法　受术者取坐位，双手交叉置于脑后；按摩师面向受术者背部取蹲位，双膝抵住受术者的腰部（腰眼穴位），双手自受术者的腋下穿过，手正握住其同侧腕部。并使自己重心后移，以臀部先着床，然后整个肩背着床，带动受术者屈膝仰卧后伸腰部，同时，四肢协调用力作将受术者向前方抛出状，将手迅速从受术者的臂弯中撤出，扶持受术者后头部，并且双膝顶住受术者的后腰部。

3. 腰前屈牵拉法　受术者取仰卧位，双腿屈曲交叉，按摩师面向受术者取坐位，同时双足跟抵于受术者两侧臀根部，双手交叉拉住受术者双手。并使自己重心慢慢后移，带动受术者被动前屈弯腰，至直立坐起。此动作俗称"划小船"。

4. 坐位斜扳腰法　受术者取坐位，双腿盘曲，双手十指交叉抱住后头部，按摩师单腿跪其背后,另一腿呈弓步跨于其身前。一手自其腋下穿过握住受术者的腕部,另一手扶持其屈曲的肘尖部,两手配合向一侧用力使其腰部斜向扳动,旋转幅度不大于30°。

5.倒拉踩背法　受术者取坐位,两手后伸,按摩师在其后取坐位,互相握住对方的手腕;并以一足抵住受术者腰骶部,另一足掌自其背部至腰部依次踩压。

(五)头部按摩

按摩师坐于床上,两腿屈膝并向两侧展开,双足部垫一枕头。受术者仰卧位。

1.眶下点压法　按摩师以两手拇指指腹自受术者眼眶内缘开始(相当于攒竹穴),依次沿眼眶上缘点压至眉梢处(相当于丝竹空穴),最后至太阳穴处。

2.轮推印堂法　按摩师以双手拇指指腹交替自受术者两眉心(即印堂穴)处,推抹至前发际处。

3.分抹额头法　按摩师以双手拇指指腹由受术者额部正中,分别向两侧太阳穴推抹。

4.搓擦鼻翼法　按摩师以示指、中指轻夹受术者鼻翼,上下反复搓擦。

5.唇周推抹法　按摩师以双手拇指指腹先从受术者人中穴开始,沿唇周环口推抹至唇下部(即承浆穴)。

6.搓耳揉面法　按摩师以双手拇、示指搓捻受术者整个耳郭,然后用双手示、中指夹住其双耳郭,做上下搓擦两耳的动作;最后以双手掌根放于两侧颧骨部,做回旋揉搓面部的动作。

7.头部按压法　按摩师以双手拇指指腹并拢先沿受术者头正中线发际处开始向后按压至头顶百会穴处;再从发角的发际处开始向后按压此侧线至耳尖上方。

8.头部叩打法　按摩师双手合并,五指相对应,略成扇形张开,用小手指和环指叩打受术者头部,顺序由左到右,由上到下。

第三节　日式保健按摩

日本的按摩分为三大类,一是日本传统的指压疗法;二是与中国医学相结合的整体疗法按摩术;三是和西洋医学结合的整脊疗法。

从秦汉开始,中医学即传入日本。经过日本医生的整理和继承,形成了现在日本所特有的医学——汉方医学。日本汉方医学中的整体疗法按摩术,就是根据中医的整体观念,结合日本传统的指压疗法创立的,即通过对全身的按摩指压,达到防病治病、保健强身的目的。

日式保健按摩是日本整体疗法按摩术之一,本套按摩方法共需做45～60分钟,如果身体某一部位有病或不舒服,可有针对性地增加手法或重复做一遍。

日式保健按摩基本操作方法如下。

(一)俯卧位按摩

1.头颈部按摩

(1)按压百会:按摩师用中指指腹,在受术者百会穴上先作向右旋转的按压,再作向左旋转的按压,各7次。然后将五指分开,每指间隔一指宽左右,从前头发际压至后头发际,反复按压3次。

(2)按压曲鬓:按摩师用两手的中指指腹,按揉受术者头部两侧的曲鬓穴,向前旋转揉压10次。再将示指、中指、环指和小指并列,沿发际向哑门穴处按压3次。

(3)按压哑门穴至第7颈椎:按摩师用单手拇指指腹按压受术者哑门穴7次。再由哑门穴按压至第7颈椎,由上至下反复5次。

(4)按压风池穴至第7颈椎两侧:按摩师用单手拇指和示指、中指指腹相合,揉按受术者风池穴10次。然后,沿颈椎向第7颈椎两侧揉按,由上至下反复5次。

(5)按压翳风穴:按摩师用两手的中指指腹,同时在受术者翳风穴上揉按压7次。

2. 肩背部按摩

（1）按压缺盆穴：按摩师位于受术者背后，用中指指腹在受术者两缺盆穴处作揉按手法 7 次。

（2）揉拿肩部：按摩师用拇指指根部放在受术者背部肩侧，其他四指放在受术者前面锁骨上部，用两手五指同时作揉拿手法，从侧颈部揉拿至肩部，反复 5 次。

（3）按压肩部诸经穴：按摩师用两手的中指和示指相重叠，同时在受术者肩部的肩中俞、天髎、肩井、秉风、巨骨、肩髎、臑俞和肩贞穴上各揉按 5 次。

（4）按压脊柱两侧：按摩师跨坐在腰部，或站在其一侧床边，将两手拇指指腹分别按压在受术者足太阳膀胱经循行内侧线上，同时由上至下按压 5 次。

（5）叠掌上推脊柱：按摩师位于床边一侧，左右手重叠，轻轻揉摩受术者脊柱两侧肌肉。然后，掌根向上用力推按 1 次，再向下移动，逐节推按各操作 1 次。

（6）叠掌推按背部：按摩师两手掌重叠，放在受术者一侧背部肌肉隆起处。然后，做向外侧推按，由第 1 胸椎按至第 12 胸椎，沿左右肋间隙进行，各 1 次。

（7）侧掌按揉腰部：按摩师用侧掌在受术者第 11 胸椎至腰骶部及两侧肌肉，边揉按边移动，由上至下反复 3 次。

（8）双掌分推脊柱：按摩师用两手掌根部同时按压在受术者脊柱上。然后，做同时相反方向的用力推按，边移动边按压，从第 7 胸椎按压至腰骶部，两手交替按摩各 1 次。

（9）双掌拉长背肌：按摩师一手掌放在受术者骶骨处，另一手掌放在第 1 胸椎处。然后，同时做反方向的推压，使其脊柱和肌肉伸展拉长。左右手交替，各做 3 次。

（10）揉按天宗穴：让受术者被按摩的上肢屈曲，按摩师将手放在腰背部，按摩师用掌根部揉按天宗穴，反复 5～10 次。

（11）按压肩胛骨内侧：按摩师沿受术者肩胛骨内上缘、脊柱外侧缘，先用侧掌按压至肩胛骨内下端，反复 3～5 次。用另一只手抬起肩胛骨，使肩胛骨内侧缘出现凹陷。用拇指指腹，沿受术者肩胛骨内侧缘，从肩胛内上缘，揉按压至肩胛骨内下缘，反复 3～5 次。

3. 腰及下肢部按摩

（1）指按腰骶部：按摩师用双手拇指指腹在受术者肾俞穴处揉按 7 次。然后，从大肠俞穴揉按至尾骨两侧，由上至下反复 3～5 次。

（2）掌按腰骶部：按摩师两手掌重叠，在受术者腰骶部进行揉按手法，由上至下，反复 5～7 次。

（3）双掌挤压腰骶部：按摩师双手五指交叉，以掌根部挤压受术者下腰部至尾骨处，反复 3 次。

（4）下肢部屈曲按摩：受术者侧卧位，上方的下肢屈膝屈髋。用手掌根部沿受术者下肢外侧胆经循行路线，做掌压 5 次。再用手掌根部从受术者膝下向下按压至小腿足踝部，反复 5～7 次。

（5）下肢后部经穴按压：按摩师用双手拇指指腹，同时按压受术者双下肢后面膀胱经诸穴（承扶、殷门、委中、委阳、承筋、承山），每个穴位各操作 5～7 次。

（6）按揉委中穴：按摩师用双手拇指指腹，在受术者两腘窝委中穴处做按揉手法。时间约半分钟。

（7）按揉三阴交穴：按摩师用拇指指腹在受术者三阴交穴处，做按揉手法，其余四指亦可助力相握，时间约半分钟。

（8）握拳按压足底：按摩师用握拳的拳面，在受术者足底部做从足跟按压至足尖部的手法，反复 3～5 次。

（9）按压足两侧：按摩师用拇指和示、中指相合，从受术者三阴交穴处合力按压至足踝两侧，反复 3 次。

（10）脚踩足底部：按摩师用双足掌前部，从受术者足尖踩踏至足跟部，反复 3 次。然后改用足跟部从受术者足跟踩踏至足尖部，反复 3 次。最后用一足固定受术者一只足底，用另一只足踩其另一足跟部，并向两侧摇摆数次。

（11）踝与膝关节的旋转：按摩师用一手握住受术者足底部，另一手放在膝后，将膝关节屈曲向外回旋7次，再向内回旋7次。

（12）小腿屈曲按压：按摩师一手握住受术者足掌，另一手放在腘窝处，将足跟向臀部下压，反复3次。两腿交替进行。

（13）两小腿交叉屈曲按压：受术者两膝屈曲，两足左右交叉，紧靠近臀部，按摩师握住受术者两足掌，用力向下按压；然后，两足还原到原来的位置，同样向臀部按压。

（14）两脚分开屈膝按压：受术者双膝并拢，把两足分开，同时靠在大腿侧面，按摩师握住其足掌部，同时用力向下按压。

（15）髋关节回转牵拉运动：按摩师站于受术者腰骶部一侧，用双手握住其膝关节，做外旋3次，内旋3次，左右腿各施术1次。然后做下肢伸直运动各1次。

（16）跪压腰背部：按摩师屈膝，两膝相并拢，以膝部从受术者脊柱旁的大杼穴跪压至腰骶部的长强穴，由上至下，反复1～3次。

（二）仰卧位按摩

1. 肢部按摩

（1）足趾按压牵拉：按摩师坐于按摩床一侧，将受术者被按摩的一侧下肢放于自己大腿上，用一手扶住受术者足踝部，用另一手的拇指、示指、中指，从其足趾根部向足尖部一点一点地按压、牵拉、拔伸，1～3次。

（2）按压外侧足掌部：接上势，按摩师一手扶握受术者足踝部，而另一手的拇指、示指和中指，从其足小趾和足四趾间向足踝部外侧按压，反复3次。

（3）回转运动足踝部：按摩师一手握住受术者足踝部，用另一手握住其足掌部，做回转运动，左右各5次。

（4）屈曲足踝部：按摩师一手握住受术者足踝部，另一手握住其足掌部，做足踝部的屈曲、伸直扳按，反复3～5次。

（5）按压小腿：按摩师站位，用两手掌根夹住受术者小腿两侧，从足踝部向膝部按压，再从膝部向足踝部按压，反复3次。

（6）按揉小腿及膝部主要经穴：按摩师用拇指和示指指腹，按压三阴交、悬钟、丰隆、足三里、阴陵泉、阳陵泉、膝眼、血海、梁丘等穴位，每穴揉按5次。

（7）揉按膝部：按摩师用一手扶按膝上，另一手在受术者膝关节周围用拇指及示指指腹进行揉按。然后改用手掌心盖住膝盖，内旋和外旋各5次。

（8）揉按脾经、胃经：按摩师一手扶按在受术者髌骨前沿，用另一手的拇指和其他四指指腹在其大腿部的脾经、胃经部位进行持续揉按，反复3次。

（9）揉压腹股沟部：按摩师双手相互重叠，在受术者腹股沟处轻轻地揉动、按压，左右各压5次。

（10）揉压肝经：受术者一侧膝关节屈曲，足底紧贴另一侧膝关节。按摩师用一手固定下肢，用另一手掌根部从膝内侧向上沿肝经循行线做揉压动作，反复3次。

（11）按压肾经：接上势。按摩师用手掌根部按压肾经循行线，反复3～5次。

（12）调整按压髋关节：按摩师把受术者的足掌靠近大腿上部内侧，用一手按压其髂前上棘，用另一手按压膝部，反复按压3次。

（13）按压胆经：让受术者的膝关节直立屈曲，术者用一手扶按受术者膝部，另一手掌从其大腿根部向膝部方向沿足少阳胆经循行线按压，反复3次。

（14）回转膝部运动：将受术者两膝屈曲并压向腹部，按摩师用双手抱住其膝部，做左右方向回转各5次。

（15）捻拉调整足趾关节：按摩师用左右手拇指和示、中指同时捏住受术者两足上相同的足趾,做捻动牵拉手法,从小趾开始,逐个做至大踇趾,每趾做1～3次。

(16)抖动下肢:按摩师把受术者的两足握住,抬高至与术者心脏同高处,做上下抖动数十次。

(17)调整足踝部:按摩师两手握住受术者的两足掌前1/3处,先用两手将足跟按向内侧,然后再向内合拢,使足尖内翻,反复3～5次。

2.前胸及上肢部按摩

(1)指压胸肌:按摩师用示指、中指和环指的指腹部,从受术者锁骨处由内向外按压至肩锁关节处,反复数次。

(2)指压锁骨上部:按摩师四指呈钩状按在受术者锁骨上部的凹陷处,一边按压,一边从内侧向外侧加压力,往返数次。

(3)旋压肩部:按摩师把一手放在受术者肩前部,另一手放在肩胛骨下部固定,然后肩前之手做大幅度外旋按压,反复10余次。

(4)抚按侧颈部:受术者的脸偏向一侧,按摩师用小指根部沿其侧颈部,做抚摸按法,反复数次,再做另一侧。

(5)按压侧体部:按摩师一手持受术者肘部,另一手手指按压京门穴3次。用整个手掌根部按压至肩胛骨外侧,反复3次,再用手指按压极泉穴3次。然后一手握住受术者手腕,另一手拇指根部和其余四指相握,从受术者极泉穴抓握到肘部,反复3次。

(6)按压上臂经穴:按摩师一手握住受术者手腕,另一手的拇指指腹和其余四指相握,从其肩髃按压到臂臑、曲池(手阳明大肠经),从中府、肩髃、臑俞按压至侠白、消泺、尺泽、天井、小海(手太阴肺经、手少阳三焦经、手太阳小肠经),反复按压3次。然后用一手拇指、示指、中指指腹从曲池、小海按压到温溜、支正(手阳明大肠经、手太阳小肠经),反复3次。

(7)按压前臂经穴:按摩师一手握住受术者手腕部,另一手的指腹按压其手三阳经的天井、支沟、外关、阳池、阳溪、阳谷;按压手太阴经和手少阴经的太渊、神门、孔最、尺泽、少海;按压手厥阴经的大陵、内关、曲泽,反复3次。

(8)按压掌骨间隙:按摩师一手扶握住受术者掌侧,另一手的拇指指腹按压其手掌及各掌骨的间隙至根部,反复3次。

(9)按压手指:按摩师一手扶握住受术者手掌侧,另一手的拇指和中指相合,由受术者手指根部捏至指尖部,先由小指捏起,最后捏拇指,每节捏3次,逐手指按压1～3次。

(10)按压手掌部:按摩师一手握住受术者手掌侧,而另一手的拇指和示、中指相合,按压受术者整个手掌及手指,反复3次。同时按压鱼际、少商、劳宫,反复3～5次。

(11)回转手腕运动:按摩师一手与受术者一手交叉,再用另一手握住手腕,做顺时针或逆时针的回转运动,各7次。

(12)捻指拔伸:按摩师一手扶握受术者手腕部,用另一手的拇指和示指相合,先做捻转手指动作,然后再拔伸牵拉手指,从小指开始,反复3次。

(13)抖动上肢运动:按摩师将受术者示指、中指及环指、小指分开,用两手分别握住,让受术者上肢伸展,做上下抖动十余次。

3.腹部及颜面部按摩

(1)按推腹正中线:按摩师把右手指尖平放在受术者鸠尾穴上,左手重叠按压在右手上,随受术者呼吸按推至耻骨联合处,初按较轻,逐渐加重,反复7次。

(2)轮状掌压腹:按摩师两手重叠,呈碗状,右手在下,掌压受术者腹部,用力顺序为两手的掌根、左手的小指侧、两手的四指、右手的小指侧。旋转按压全腹50～100次,左右方向交替。

(3)按压前头部:按摩师用双手拇指或中指指腹按压受术者的攒竹、迎香、太阳、四白、睛明、人中、下关、听宫,各按压5次。

(4)按压眼窝周边:按摩师用双手中指指腹在受术者眼窝周围的攒竹、丝竹空,各按压5次。

（5）按压上腭部：按摩师用双手中指指腹在受术者上腭部按压迎香、下关,各按压5次。

（6）按压口唇周围：按摩师用双手中指指腹在受术者口唇周围按压人中、地仓,各按压5次。

（7）按压耳部周围：按摩师用双手中指或拇指指腹在受术者耳周围按压听宫、耳门,各按压5次。

第四节　港式保健按摩

港式保健按摩法,是随着香港地区二十世纪六七十年代经济的迅猛发展,生活水平的提高,而逐步形成的一种按摩手法。具有不同于其他按摩手法的特点,手法简单实用,是一种较为受欢迎的保健按摩方式。

港式指压按摩的基本操作方法如下。

（一）俯卧位

1.起式

（1）肩臀反向分推法：按摩师以双手掌面,自被按者背腰部正中处反向分推至一侧肩部及对侧臀部。

（2）压足、骶法：按摩师以一手抵住被按摩者尾骶部,以另一手按压住一侧足跟（足尖朝内,足跟朝外）,同时用力下压。

（3）双掌叠压上背法：按摩师站于被按摩者头部的正前方,双掌叠压其上背部,用力顿压后弹起。

2.颈肩部

（1）上背定位指压法：以双手拇指先在肩胛骨下角平胸椎处,依次沿着胸椎两侧与肩胛骨内侧缘之间上下相距1寸按压,最后双手拇指按压至肩胛骨上角与椎骨间隙处。

（2）点按肩三角法：以双手拇指由内向外双侧同时点按三点,即锁骨与肩胛骨、颈项根部所围成的锁骨上方凹陷的三角形的三个顶点,并依次点压。

（3）按颈三点法：以按摩师右手拇指指腹自上而下按压被按摩者之左侧颈部三点（三点即项韧带交斜方肌点与项韧带入发际点连线之起、中、终点）。同样以左手按压其右侧颈部。

3.后头部

（1）后发际一线三点法：双手拇指靠拢,并压后发际中点,即枕外隆凸下凹陷处分压乳突下凹陷处,及枕外隆凸与乳突连线中点下方凹陷处。

（2）指压后头正中线法：双手拇指并拢,自上而下,沿后正中线,从枕外隆凸上方开始,依次按压,每个按压点大约相距1寸,按至头顶处。

（3）指压双侧线法：双手拇指并拢,沿着平行后头正中线外2寸的地方,自下而上,从后发际处至耳尖上部,依次按压,每个按压点相距1寸左右。头的两侧手法取点一致,各按1次。

（4）十指耕梳法：以双手十指的伸屈动作,类似于耕种或梳头样,搓擦后头部皮层及头发。

（5）悬发刺骨法：以双手十指抓住后头部头发,迅速向上提拉,并瞬间松开,自下而上依次进行。

（6）头部叩击法：三指叩,即将两手的小指与环指交叉握好,并拢两手的中指和示指,指间分开,在双手大拇指叠压的配合下,向后头部沿正中线、旁侧线叩击。

4.肩胛及上肢部

（1）压肩胛骨缝法：将被按摩者的一侧手臂背至腰部,以按摩师靠近床尾的一侧腿屈膝抬至床上,抵住后背的肘部,双手拇指按压肩胛骨内侧缘与脊柱之间隙。

（2）点按冈下窝法：以拇指点压肩胛冈冈下窝。

（3）揉按肩胛法：以手掌接触肩胛部,用整个手掌,以掌根为主,揉按肩胛部。

（4）点按上臂内侧法：以双手拇指并拢自上而下按压上臂内侧。

（5）前臂压筋法：以双手拇指自肘部至腕部依次交替按压被按摩者前臂屈肌肌腱。

（6）推压掌法：双手拇指并拢压在掌根部，即大、小鱼际之间，用力推压至掌心处。

5. 背、腰、骶部

（1）压背法：按摩师弓步跨在被按摩者身上，左腿屈跪在床边，右腿弓形下压。双手虎口开张，以两拇指沿脊柱两侧，自肩胛骨下角平脊柱处开始，向下依次按压，每按压点间距2寸左右。

（2）压腰法：在压背动作完成后，按摩师需向下移位，整体姿势保持不变，在腰部从中间向两侧依次分三处点压。

（3）压骶法：以双手拇指分别点压髂后上棘下方凹陷处，然后双手拇指叠压骶管裂孔处，即近尾骨部。

6. 臀及下肢外侧、后侧部

（1）按压"臀三角"法："臀三角"由臀大肌下髂骨翼后凹陷中三个凹窝组成，按摩师站在被按摩者下肢一侧，用指依次按压三点。

（2）大腿外侧按法：将被按一侧下肢屈膝斜向外侧，在大腿外侧均匀取5个点，双手拇指并拢，自上而下依次按压。

（3）小腿外侧按压法：在小腿外侧，胫、腓骨之间，骨缝中自上而下，两拇指用力按压。

（4）大腿后侧按压法：将大腿后侧从臀横纹至腘窝处分成四份，双手拇指相对按压等分点，自上而下依次进行。

（5）点揉腘窝法：在腘窝正中，以拇指单独点压，然后缓缓揉动。

（6）小腿后侧按压法：将小腿后侧正中线划分5点，以双手拇指相对用力按压每处。

（7）掐捏跟腱法：以拇、示指相对用力，掐捏跟腱。

（8）搓足跟法：双手十指交叉，扣在足跟上方，夹住足跟，往返搓擦运动。

（9）指压足底法：以双手拇指按压足底上部正中之凹陷处，并下移按压足掌心部。

（10）屈膝按压足趾法：使被按摩者屈膝，小腿直立垂直床面，一手扶住足跟，另一手用拇指将被按摩者的足趾由小到大，依次向下扳压至一定限度，常可听到"咔咔"之响声。

（11）肘压足心法：被按者体位同上，按摩师以肘尖顶压其足心，并同时以另一手扶住足趾。

（12）空拳捶足法：接上势，按摩师以手握空拳，有节奏地捶击足掌中后部。

（13）摇踝法：接上势，按摩师以一手扶住足跟，另一手握住足趾及足背上部，由慢到快摇动足踝关节，分别做顺、逆时针方向运动。

（14）搬弹小腿法：接上势，按摩师以近床尾侧手掌握住踝关节，另一手在其膝内伸进，托在被按者膝上方并快速向上用力托起，而同时握踝关节手臂用力下压，两手配合使被按者关节伸直。

（15）卧位捶、敲法：捶法是两手握空心拳，敲击法主要是两手五指相对，指间关节放开。捶打、敲击背腰腿的各处肌肉组织，最好能发出捶击声或敲打声，并有节奏地产生各种乐感。

（二）仰卧位

1. 肩及上肢部

（1）掌根压肩法：按摩师一手扶住被按者上肢前臂部，另一手掌根压住被按者肩关节内侧部，身体略前倾重心前移，重力传给掌根，作用于肩部。

（2）指压肩关节法：以大拇指指点肩关节内侧三点凹陷处。

（3）松弛肩部法：按摩师一手握住被按者之手腕，另一手五指揉捏肩关节周围肌组织——三角肌区域。

（4）松弛上臂、前臂肌肉法：动作连贯地以五指及手掌自上而下抓揉上臂肱三头肌、前臂各伸肌。

（5）推抹掌心法：被按者肘部屈曲成90°，前臂与床面垂直，按摩师两手拇指在被按者掌心处，分别向手掌两侧推抹"倒八字"。

（6）叉手摇腕法：以一手握住被按者之臂腕部，另一手五指与被按者五指交叉环绕，并向后方压腕关节，然后摇动，并迅速向前牵拉。

（7）牵拉上肢法：将被按者上肢举过头部，施术者站其头上方，以双手握住其手指，向上方用力牵拉。

（8）捏揉虎口法：以手拇指点压被按者"虎口"处，然后捏揉。

（9）拔伸手指关节法：以一手托腕，另一手以示、中指指节夹住被按者的手指指节末端，迅速向上拔伸，由拇指至小指依次操作。

（10）抖臂法：以双手握住被按者的指掌，以自己手腕的抖动，带动被按者的臂部做上下传导性抖动。

2．下肢部

（1）指压下肢外侧法：以双手拇指并拢，按压大腿及小腿的外侧部，大腿外侧均匀分4点按压，小腿均匀分5点按压。

（2）指压大腿前部法：以双手拇指相对，手掌分开，以两拇指按压大腿前部肌肉组织，均匀分4点按压。

（3）揉髌骨法：以手掌掌根扣于髌骨之上，前后推移、揉动髌骨。

（4）屈膝外展按压法：被按摩者采取屈膝外展位，按摩师坐于床前，以近床侧腿屈膝置于被按者之膝下方，以双手拇指从两侧伸入大腿后部，按压后侧肌群，然后以双手按压大腿内侧的肌群，并以单手捏拿内侧肌肉，双手拇指按压小腿内侧肌肉，双手十指交叉，夹压小腿后侧肌肉。

（5）捏提足趾法：以拇、示指捏住足趾向上提拉，带动下肢上抬，从大趾至小趾依次进行。

（6）拉筋法：以一手手掌抵住被按者足跟，五指包住足跟及跟腱部，使手臂抵住被按者前足掌，另一手按住其膝部。下方之手臂发力抵住被按者之前足掌，五指紧抓住足跟，形成用力扳足趾之式，以牵压下肢后部大筋。

（7）曲蹬法：以一手扶住膝部，另一手握住踝部，使被按者屈膝屈髋，然后握踝之手迅速向下抻拉，绷直其腿部的动作。

3．头面部

（1）眶下点压法：按摩师坐在被按者头前进行按摩，以双手拇指指尖分别点压双侧眼眶下缘，由内向外，即眉头、眉中、眉梢三点。

（2）眼外侧三点法：以双手拇指分别点按双侧目外三点，即太阳、眉梢、眼角梢三处。

（3）轮推印堂法：以双手拇指交替自两眉心，即印堂穴处，推抹至前发际处。

（4）分抹额头法：以双手拇指指腹由额正中，分别向两侧太阳穴推抹。

（5）搓擦鼻法：以示中两指轻夹鼻部，上下搓擦。

（6）鼻旁点压推抹法：双手拇指在鼻根两侧点压，然后分向沿鼻翼两侧"倒八字"抹至鼻翼旁。

（7）唇周推抹法：双手拇指自鼻翼旁先推抹至人中处，然后再从人中处推抹至嘴角，再由嘴角抹至唇下中央处。

（8）搓擦双耳法：以双手拇指、示指搓捻整个耳郭，然后用双手示、中指夹住双耳根部，做上下搓擦两耳及耳根的往返动作。

（9）擦面法：以双手掌根夹压在双侧颧骨部，用双手十指轮替自面颊下方依次向上擦抹，做回旋擦面法。

（10）头部按压法：以双手拇指并拢合压头部正中线，自前发际处向上至头顶，然后一条一条地按压距正中线2寸平行于正中线的侧线。每个按压点约距2寸。

4．结束式　托头起身法：以双手前臂交叉，置于被按者头下，按摩师左手搭其右肩，右手搭其左肩，两臂用力将被按者头部及上半身抬起，并使被按者处于坐位。

第五节　减肥按摩术

一、按摩减肥术的基本手法

（一）颈部按摩减肥法

受术者取坐位。

1. 术者一手扶住受术者头部，另一手置于一侧风池穴上，用力来回推摩数次。

2. 术者两手拇指和其余四指相配合，将颈椎一侧斜方肌捏起，自风池穴由上而下边捏拿边移动至肩中俞穴止，反复5～10次，然后再做另一侧。

3. 术者一手拇、示指揉按大椎及两侧数遍，然后令受术者头稍前倾，术者立于受术者对面，双手五指交叉置于颈部两侧，双手同时用力合掌，夹提颈项肌，一紧一松，交替进行数次。

4. 术者双手示、中指分别置于对侧耳后高骨处交替用力，分别抚摩到同侧缺盆穴，每侧操作10次。

（二）腹部按摩减肥法

受术者取仰卧位。

1. 术者以双手全掌着力于脐部，由内向外顺时针团摩腹部3～5分钟，术后局部有温热感。

2. 术者用两手拇指与余四指指腹相对合，从上腹部至下腹部将腹肌提起，轻轻揉捏3～5分钟。

3. 术者右手四指并拢，用指端置于脐部，适当用力下压，左右各旋转揉动10次，然后再用四指向下点按至中极穴。

4. 术者一手拇指指端点揉上脘、中脘、下脘及天枢、关元、气海诸穴，点压时左右各揉转10圈。

5. 术者右手掌面置于右肋下缘，斜下推到左下腹的归来、气冲，然后换另一侧。两侧交替进行，反复推摩3～5分钟，推摩用力适中。

（三）腰部减肥法

受术者取俯卧位。

1. 术者以双手掌根紧按于同侧的腰眼处，一起用力上下推摩腰椎两侧，每侧1～3分钟，以腰有透热感为佳。

2. 术者一手拇指指端点揉膈俞、胆俞、脾俞、胃俞、三焦俞、肾俞、膀胱俞诸穴，点压时左右各揉转10圈。

3. 术者以双手全掌置于腰骶部，用力向下按压数次。而后用力向左右两侧分推至臀部的环跳穴处，反复分推5分钟。

4. 术者用一手掌根部用力推足太阳膀胱经，自大杼穴向下，推至下肢踝上部跗阳穴，反复各推20次。

5. 术者两手置大椎穴两侧，自上而下用全掌拍打背部、腰部及大小腿部，持续2～3分钟。

二、全身减肥按摩

（一）整体按摩

在对肩、背、腰、臀等部位进行按摩之前，应先做两节整体按摩，使受术者慢慢进入按摩状态。因此，这两节操作应从缓慢、轻柔入手，逐步加大力度与速度。

1. 术者站左侧卧位，双手横位，两中指相对，全掌着力，从臀部沿着脊柱向上推按至颈部，双手指尖向上、向外旋转180°,沿肩胛骨按摩至双腋内侧,手竖位向下拉抹到臀部。如此反复8～10次。

2.术者站左侧卧位,双手拇指指尖相对,由尾骨两侧沿着脊柱两侧用力慢推至大椎穴,然后用示指、中指、环指、小指分别勾住左、右肩胛提肌,迅速向下拉,再用全掌着力,沿脊柱两侧背部用力拉抹从肩到臀部。如此反复8～10次。

(二)肩部按摩

1.术者站立于头位,双手拇指分别置于双肩背部,示指至小指放于双肩上,卡住两肩三角肌的部位。双手示指至小指同时向内打圈至颈部,然后用力拉抹回位至双肩三角肌部位。如此反复10～12次。

2.术者站立于头位,双手指尖向下扣于双肩三角肌处,沿肩胛从外侧向内侧用力打一个大圈,拉抹至颈部,然后分别沿双肩向两侧用力拉抹至三角肌。如此反复10～12次。

3.术者站立于头位,右手拇指、中指分别从颈椎的隆突两侧沿颈椎打小圈至风池穴,在风池穴点揉6次后,将拇指、示指迅速滑至隆骨两侧。如此反复6～8次。

4.术者站立于头位,双手全掌着力扣于颈部两侧,从颈部向下推至肩胛骨下缘,沿肩胛骨外缘从两侧打大圈用力拉抹回位至颈部。如此反复10～12次。

5.术者站立于头位,双手置于颈部两侧,拇指在上,示指至小指在下,用虎口卡住肩胛提肌。两手同时用力将肌肉拿起,再松开。自颈部两侧沿双肩、上臂至肘部拿按,然后依原线路返回复位。如此反复叩击6～8次。

6.术者站立于头位,双手微握拳,拇指、小指略伸直,呈马蹄状。以拇指、小指、大小鱼际外侧着力,抖腕用爆发力叩击双肩、两臂。如此反复叩击6～8次。

7.重复第4节。

(三)背部按摩

1.术者站位,受术者左侧卧位。术者双手平扣于颈下,全掌着力,沿肩胛骨外缘自内而外打大圈按摩后复位。如此反复10～12次。

2.术者站位,受术者左侧卧位与右侧卧位交替。术者双手虚握拳,叩击背部,前后交错搓按背部。如此反复搓按30～40次。

3.术者站位,受术者左侧卧位。术者示、中、环、小指四指并拢,微握拳,与拇指配合恰似双手各拿一个茶杯形,其虎口向上,小指、大小鱼际与拇指形成一个马蹄形。腕部放松,反复扣捏背部。如此双手交替反复扣捏30～40次。

4.术者站位,受术者左侧卧位。术者双手虚握拳,腕部放松。两手交替用抖腕的瞬间叩击背部。其部位同3。如此反复叩击30～40次。

5.术者站位,受术者左侧卧位。术者左手按在右手上扣于尾骨上侧,用力推至颈部再复位。如此反复6～8次。

6.重复第1节。

(四)腰部按摩

1.术者站位,受术者左侧卧位与右侧卧位交替。术者用双手大鱼际和小鱼际用力,分别交错从腰部两侧向中间快速推按。

2.术者站位,受术者左侧卧位。术者屈肘分别置于腰椎两侧,以肩部带动肘部做均匀的环行运动。其动作要柔和而有节律。肘揉20～30次。

3.术者站位,受术者左侧卧位。术者双手握虚拳,交替叩击腰椎两侧部位,反复50～60次。

4.术者站位,受术者左侧卧位。掌面紧贴于腰部皮肤做环状摩擦至皮肤发热。

(五)臀部按摩

1.术者站位,受术者左侧卧位。术者双手扣于臀部两侧,全掌着力,沿臀大肌用力,做弧状运动拉抹至臀股沟中部用大鱼际小鱼际托住臀部,用爆发力快速用力向上推按以后,继续做弧状运动,沿臀大肌向上拉抹复位,反复16～20次。

2. 术者站位,受术者左侧卧位。术者双手分别向手背方向用力绷直,拇指与示指成V字形扣于臀部,分别用双手示指、拇指内侧作力,前后交错推按臀部。

3. 术者站位,受术者左侧卧位。术者右手拇指、示指的指腹分别点于尾骨两侧同时打圈20～30次。

4. 术者站位,受术者左侧卧位。术者掌根部着力,腕部放松,附着于臀部。以腕关节连同前臂做小幅度回旋运动。其力量要柔和深透。每侧30～40次。

5. 术者站位,受术者左侧卧位。术者手握空拳腕部放松,在抖腕的瞬间交替叩击臀部50～60次。

6. 重复第1节。

(六)全身整体按摩

全身整体按摩是肩、背、腰、臀按摩的结束动作,因此,在按摩时应注意力度越来越小,速度越来越慢至结束。

1. 左手压在右手上全掌着力,从臀部分别至肩颈部,依次分部按压,反复6～8次。

2. 术者站左侧,双手拇指指尖相对,由尾骨两侧沿着脊柱两侧用力慢推至大椎骨,然后用示指、中指、环指、小指分别勾住左、右肩胛提肌,迅速向下拉,再用全掌着力,沿脊柱两侧背部用力拉抹肩到臀部。如此反复8～10次。

3. 术者站左侧,双手横位,两中指相对,全掌着力,从臀部沿着脊柱向上推按至颈部,双手指尖向上、向外旋转180°,沿肩胛骨按摩至双腋内侧,手竖位向下拉抹到臀部。如此反复8～10次。

三、中式指压减肥法

穴位,是脏腑经络功能活动在体表的反应点。它们大多分布在经络上。穴位上汇集着充足的气血。通过点穴按摩的方法刺激经络和穴位,调整气血运行,改善内脏器官的功能状态,增强新陈代谢,从而达到防病治病、减肥健美的目的。

1. 拇指按压法要领 拇指指尖或指腹按压在穴位上,沉肩,垂肘,肘关节伸直或微屈,使力量经肩、肘、腕透达穴位。按处固定不移,用力由轻到重,持续深透。用力大小以受术者感觉酸麻胀为佳。切勿用暴力。

2. 常用减肥穴位

(1)腹部减肥穴位:中脘、天枢、大横、关元等。

(2)背部减肥穴位:肺俞、魄户、膈俞、膈关等。

(3)臀部减肥穴位:环跳、居髎、秩边、会阳等。

(4)大腿部减肥穴位:风市、伏兔、承扶、殷门等。

(5)小腿部减肥穴位:足三里、阳陵泉、阴陵泉、三阴交、委中、承山等。

第六节 美容按摩术

美容按摩是通过按摩手法而达到美化面容的目的。按摩是刺激和滋养皮肤最积极的方法,既能使粗糙的皮肤恢复光滑柔细,又能延缓面部皱纹的出现,使已经出现的皱纹变浅、变少,以及防治面部色斑,延缓老年斑的出现。

美容按摩的基本操作手法如下。

1．术者两手相搓发热，迅速将双手置于受术者颜面部，稍用力摩擦，使整个面部微热，反复操作3～5次。

2．术者双手拇指置受术者额头正中线，施螺旋形揉动向两侧至太阳穴，然后按压太阳穴，反复操作3～5次。

3．顺着眉毛的生长方向，术者用中指指腹在眼部周围打圈按摩，再用双手示指指腹由眉的内侧向外侧施推法10～15次，接着由两眼外角向鬓角处掌推30～40次，然后分别向鼻梁及外眼角侧左右移动手指，使眼眶上的皮肤跟着运动，如此反复操作数次。

4．在鼻两侧以手两指施上下摩擦5次，至鼻梁两侧时用力稍重。

5．术者以示指、中指、环指三指指腹，由下颌至耳垂，再由口角至耳中，最后由鼻梁至太阳穴，各做5次滑动按摩。

6．按揉印堂、攒竹、丝竹空、鱼腰、睛明、承泣、四白、瞳子髎、颊车、迎香、人中、地仓、听宫、翳风、合谷、足三里等穴。

7．从承浆穴起，以双手单指沿口唇按摩至人中穴，反复操作5～10次。

8．用双手掌搓两耳部5～10次，指揉耳郭1分钟，再用双手拇指揉捏3～5次，点按风池1分钟。如油脂分泌旺盛，加按揉上星穴。

9．重复操作第一步的手法，力量稍重，以面部红润温热为度，作为结束手法。

（谢　英　余雪琴）

？　复习思考题

1．足疗有哪些学说？

2．足部按摩主要操作手法及足部反射区的分布特点是什么？

3．足部按摩套路主要操作程序是什么？

4．腹部减肥一般主要取哪些穴位？常用哪些手法？

ER-7-3

扫一扫，测一测

附篇1 小儿推拿手法

学习要点

掌握小儿特定穴推拿手法的操作和主要作用;熟悉小儿特定穴的分布规律;了解小儿推拿的手法特点。

知识链接

小儿推拿源流

关于小儿推拿,早在 2 000 多年前即有这方面的论述。1973 年湖南长沙马王堆出土的西汉帛书《五十二病方》中即有这方面的描述;晋代葛洪的《肘后备急方》在治卒腹痛方法中介绍了捏脊法;唐代《备急千金要方》中有膏摩防治小儿疾病的方法;宋代《苏沈良方》记载用掐法治疗脐风撮口等证。明清时期,推拿疗法在儿科中得到了广泛的应用,并发展成为小儿推拿专科,逐渐形成了具有特色的专门体系,这一时期出版了近 30 多种小儿推拿专著。在现存的 10 余种著作中,有《小儿按摩经》《济婴宝筏》等。

小儿推拿手法是推拿手法的重要组成部分。小儿推拿常用手法与某些成人推拿手法在名称、操作要领等方面并无严格的区分,如揉法、掐法、擦法、捏脊法等,只是在手法运用时用力大小和刺激强度不一样。小儿的生理病理特点决定了小儿推拿手法必须做到轻快柔和、平稳着实。小儿推拿手法与成人推拿手法的最大区别在于复式操作法。复式操作法是一种组合式手法操作,为小儿推拿所特有,其理论基础源于小儿特定穴(图附 1-1~图附 1-3)。复式操作法是用一种或几种手法在一个或几个穴位上按一定程序进行的特殊的推拿操作方法。故小儿推拿谈手法就必论穴位,反之亦然。本章就小儿推拿常用手法和常用复式操作法作以介绍。

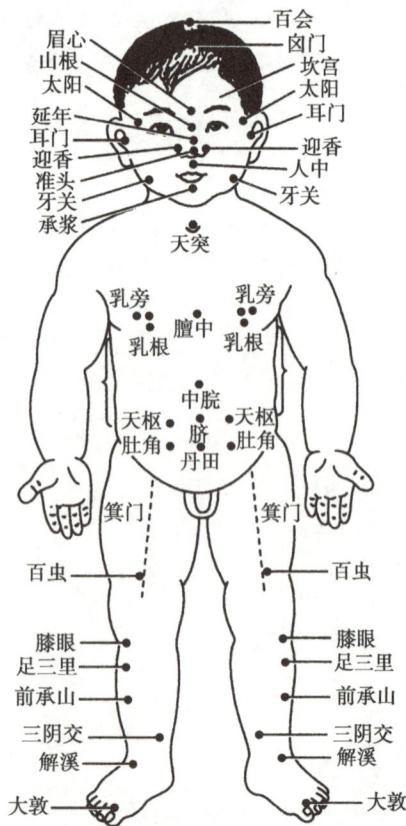

图附 1-1　正面穴位图

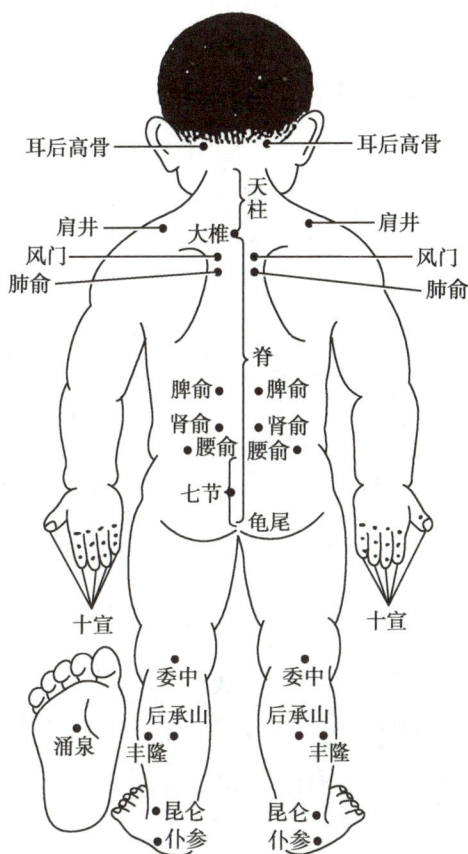

图附 1-2　背面穴位图

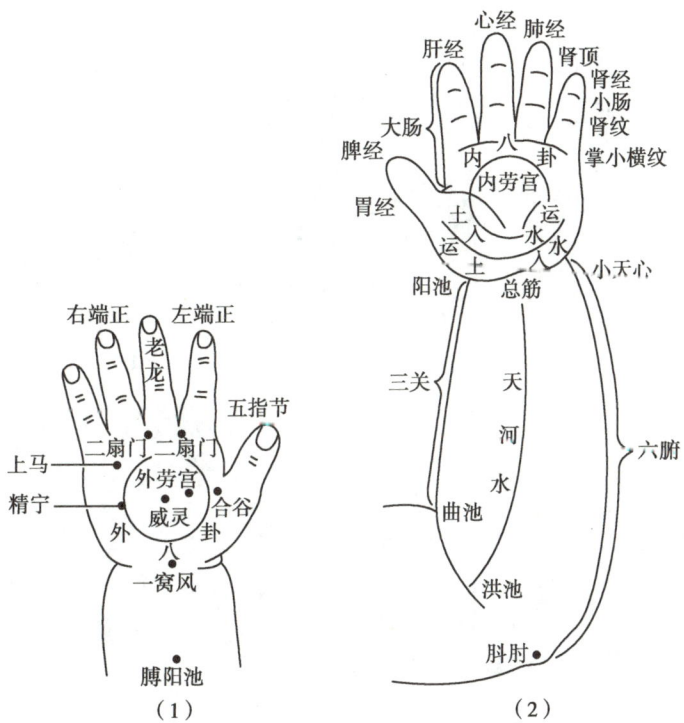

图附 1-3　上肢穴位图

第一节　常用手法

小儿推拿手法的种类较多,本节主要介绍推、揉、摩、按、掐、运、捏、捣、搓 9 种常用手法。

一、推　法

1. 直推法　以拇指桡侧面或指面,或示、中二指指面在穴位上作直线推动(图附 1-4)。

2. 旋推法　以拇指指面在穴位上作顺时针或逆时针方向的旋转推动(图附 1-5)。

3. 分推法　用两手拇指桡侧面或指面,或示、中二指指面自穴位中间向两旁方向推动,或作"∧"形推动称分推法,也称分法(图附 1-6)。如从穴位两端向中间推动,称合推法,也称合法(图附 1-7)。

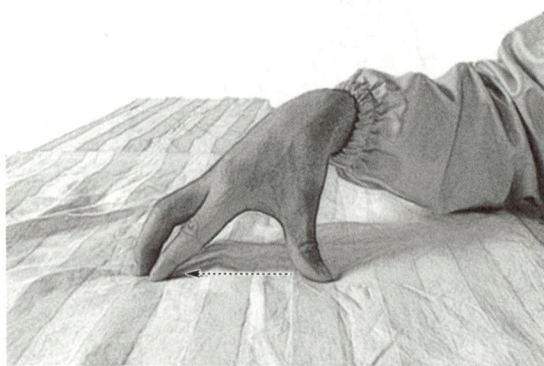
（1）

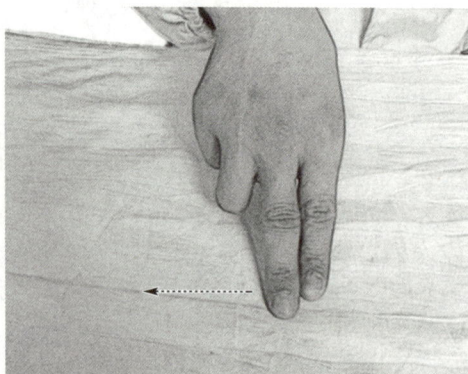
（2）

图附 1-4　直推法

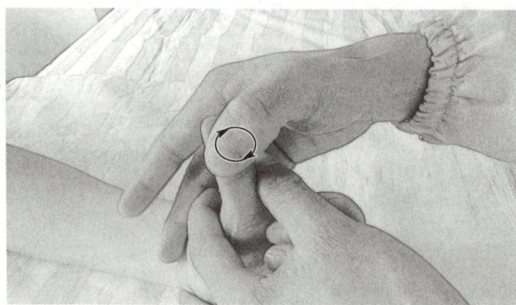

图附 1-5　旋推法

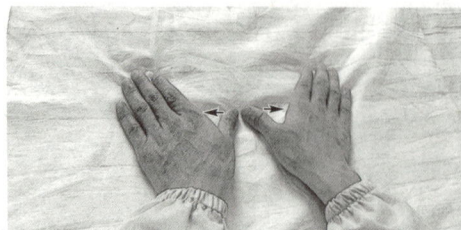
（1）

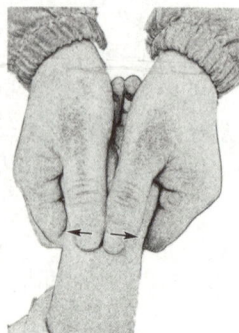
（2）

图附 1-6　分推法

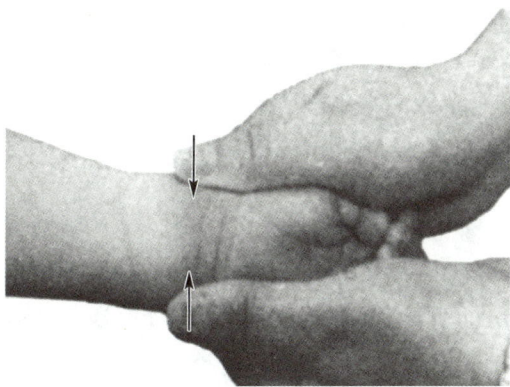

图附 1-7　合推法

推法是小儿推拿常用手法，一般操作时都需要应用介质。推动时要有节律，频率大约为 100～500 次 / 分；用力宜柔和均匀，始终如一；在某些穴位上推动的方向与补泻有关，应根据不同穴位和部位而定。

二、揉　　法

以拇指或中指指端，或掌根，或大鱼际，吸定于一定穴位或部位上，作顺时针或逆时针方向的旋转揉动，称揉法，也可分别称为指揉法、掌根揉、鱼际揉。

揉法也是小儿推拿常用手法，操作时压力宜轻柔而均匀，手指不要离开接触的皮肤，使该处的皮下组织随手指的揉动一起做回旋揉动，不要在皮肤上摩擦，频率为 200～300 次 / 分。

三、摩　　法

以拇指或示、中指指面附着于一定穴位或部位上，以腕关节连同前臂作顺时针或逆时针方向环形移动摩擦，称摩法。

本法常用于小儿腹部。

四、按　　法

以拇指或掌根在一定穴位或部位上逐渐向下用力按压，称按法。掌按多用于胸腹部穴位，指按多用于四肢腰背部穴位。临床应用时常和揉法配合应用，称按揉法。

五、掐　　法

以拇指指甲掐按一定的穴位或部位称掐法。

掐法是刺激性较强的手法。掐按时要求逐渐用力，达深透为止。注意不要掐破皮肤，掐后宜轻揉局部，以缓解不适感。临床上常与揉法配合应用，称掐揉法。

六、捏　　法

1. 三指捏法　用拇指桡侧缘抵住皮肤，示、中指前按，三指同时用力提拿皮肤，双手交替捻动向前。

2.二指捏法　示指屈曲，用示指中节桡侧抵住皮肤，拇指前按，两指同时用力提拿皮肤，双手交替捻动向前。

操作时捏起皮肤多少及提拿用力大小宜适当，捏得太紧，不容易向前捻动推进，捏少了则不容易提起皮肤。捻动向前时，需作直线移动，不可歪斜。

七、运　　法

以拇指面或中指面在一定的穴位或部位上作弧形或环形移动，称运法（图附 1-8）。

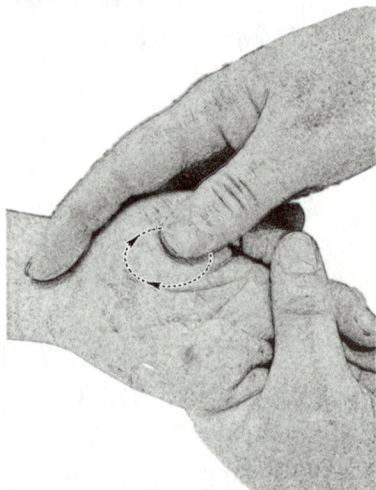

图附 1-8　运法

运法宜轻不宜重，宜缓不宜急，要在体表环绕摩擦移动，不带动皮下肌肉组织，频率一般宜 80～120 次 / 分。

八、捣　　法

以中指指端，或示、中指屈曲的指间关节，有节奏地叩击穴位的手法称为捣法（图附 1-9）。

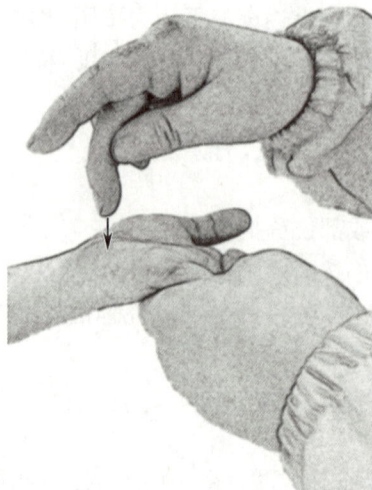

图附 1-9　捣法

九、搓　　法

以双手掌心夹住或贴于一定部位,相对交替用力进行相反方向地来回快速搓动或搓摩,同时进行上下往返移动。

第二节　复式操作法

复式操作法,也叫"大手法""大手术""复合手法"等,是小儿推拿中特有的一种操作手法。它不是几种手法的简单复合,而是一种手法或几种手法,在一个或几个穴位或部位上,按一定程序进行操作,故称为"复式操作法"。

复式操作法手法繁多,本节主要介绍目前较常用的 8 种复式操作法。

一、打马过天河

操作方法:用一手握住患儿四指,将掌心向上,用另一手拇指面先运内劳宫穴,再用示、中指指面蘸凉水,由总筋穴起交替弹打至洪池穴(曲泽穴),或边弹打边吹凉气,称打马过天河(图附 1-10)。

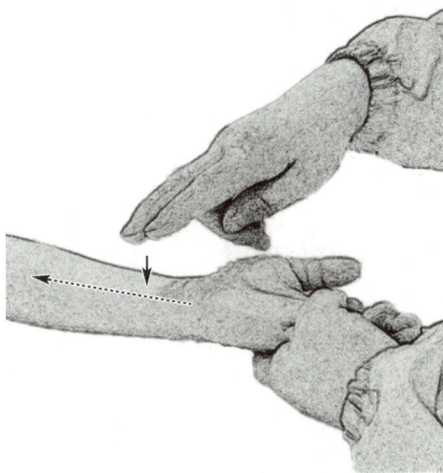

图附 1-10　打马过天河

临床应用:本法性大寒,主治高热神昏。可用于一切实热证。每次操作 10～20 次。

二、黄　蜂　入　洞

操作方法:用左手扶住患儿后头部,右手示、中二指指端轻入患儿鼻孔揉之,称黄蜂入洞(图附 1-11)。

临床应用:本法有开窍、通鼻、发汗解表的作用。多用于外感风寒、发热无汗及鼻塞、呼吸不畅等症。一般每次操作 50～100 次。

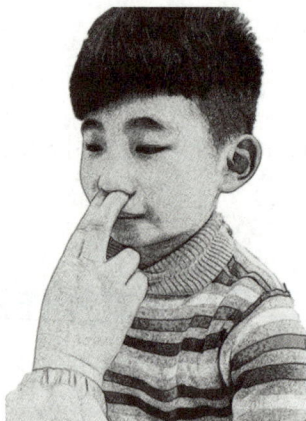

图附 1-11　黄蜂入洞

三、猿猴摘果

操作方法：以双手示、中指侧面分别夹住患儿两耳尖向上提，再捏两耳垂向下扯。

临床应用：本法有健脾和胃，镇惊安神的作用。多用于食积，惊厥等症。每次操作 10～50 次。

四、水底捞明月

操作方法：术者左手握患儿四指，掌心向上，右手示、中指固定患儿拇指，滴凉水于内劳宫穴处，再用右手拇指端由小指尖开始，推运至指根、小天心、坎宫，止于内劳宫穴，或同时边推边吹凉气，称水底捞明月，亦称水中捞月、水底捞月等（图附 1-12）。

临床应用：本法大寒大冷，有清热凉血、宁心除烦的作用。主治高热神昏，对于邪入营血的高热实证尤为适应。每次操作 10～50 次。

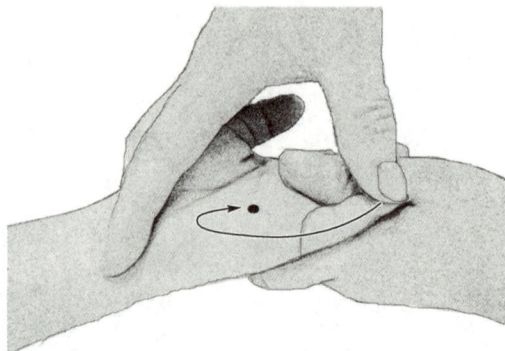

图附 1-12　水底捞明月

五、凤凰展翅

操作方法：两手拇指指甲掐患儿之精宁、威灵二穴，两手示、中指夹住患儿腕部上下摇动，如凤凰展翅之状。

临床应用：本法有温肺消胀，镇惊安神，除噎膈的作用。多用于惊风，疳积，痰喘等症。每次操作 10～50 次。

六、按弦走搓摩

操作方法：患儿坐位，或令人将小儿抱于怀中，两手上举，手指交叉置于后头部，术者在小儿身后，用两手从患儿两腋下胁肋处，自上而下搓摩至肚角，称按弦走搓摩（图附 1-13）。

临床应用：本法有理气化痰的作用。主要用于积痰、积气所引起的胸闷、气促、咳嗽等症。每次操作 50～100 次。

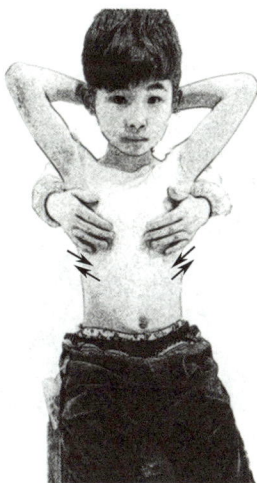

图附 1-13　按弦走搓摩

七、揉脐及龟尾并擦七节骨

操作方法：①患儿仰卧，术者一手用示、中、环三指揉脐，一手用中指揉龟尾。②患儿仰卧，推七节骨，自龟尾推上七节骨为补，自七节骨推至龟尾为泻（图附 1-14）。

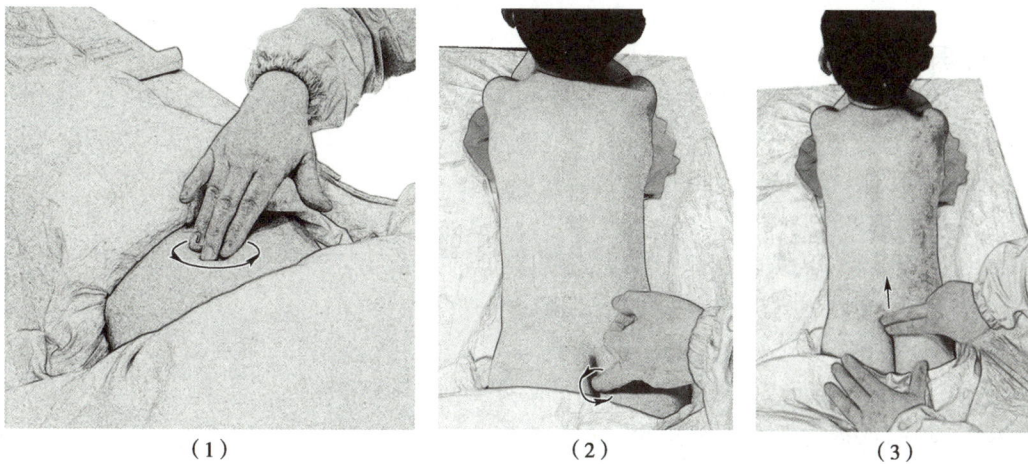

（1）　　　　　　　　（2）　　　　　　　　（3）

图附 1-14　揉脐及龟尾并擦七节骨

临床应用：本法有调理大肠的作用，但是揉脐及龟尾并推上七节骨主治水泻、脱肛，揉脐及龟尾并推下七节骨主治痢疾、便秘。每次各穴操作 100～200 次。

八、按肩井（总收法）

操作方法：用左手中指按住患儿肩井穴，用右手拇、示、中三指拿住患儿示指与环指，使患儿上肢伸直并摇之，称按肩井法（图附 1-15）。

临床应用：本法有调阴阳、通经络的作用，通一身之气血，故诸症推毕，均宜用此法收之。每次操作 20～30 次。

ER-附1-1-1

复式操作视频

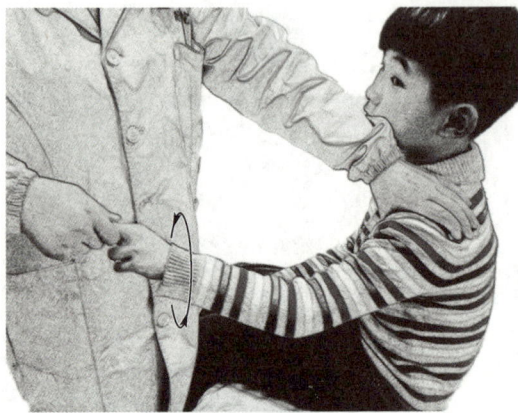

图附 1-15　按肩井（总收法）

第三节　小儿特定穴推拿手法

由于小儿特定穴以线和面居多，因此学习小儿推拿手法时必须结合小儿特定穴来完成。本节介绍的小儿推拿手法中包含小儿特定穴的位置、操作和主治等。

一、头面部特定穴推拿手法

（一）开天门法
操作：以两手拇指面或桡侧面，自两眉中间向上交替直推至前发际，呈一直线。操作 30～50 次。

主治：发热、感冒、头痛、惊吓等。

（二）推坎宫法
操作：以两手拇指面或桡侧面，自眉心沿眉向眉梢分推 30～50 次。

主治：发热、头痛、头晕、感冒、惊吓、目赤痛等。

（三）揉太阳法
操作：以两手拇指面或中指面按揉眉后凹陷处太阳穴 30～50 次。

主治：发热、头痛、感冒、目赤痛等。

（四）掐山根法
操作：以拇指甲掐鼻根处山根 3～5 次。

主治：昏迷、惊风、抽搐等。

（五）按揉耳后高骨法
操作：以两手拇指面或中指面按揉耳后高骨微下凹陷处 30～50 次。

主治：感冒、头痛、惊风、抽搐、烦躁不安等。

二、胸腹部特定穴推拿手法

（一）揉乳旁法
操作：以中指或示指揉乳头外旁开 2 分处，100～300 次。

主治：胸闷、咳嗽、痰鸣、恶心、呕吐等。

（二）摩腹法

操作：以手掌面或手指面顺时针或逆时针方向摩腹部 5 分钟。

主治：腹胀、腹痛、恶心、呕吐、食欲不振、腹泻、便秘等。

（三）分推腹阴阳法

操作：以两手拇指面或桡侧面自中脘斜向两胁下软肉处分推，100～300 次。

主治：乳食停滞、恶心、呕吐、食欲不振、腹胀等。

（四）揉脐法

操作：以拇指面揉肚脐 100～300 次。

主治：腹泻、腹胀、腹痛、恶心、呕吐、便秘、肠鸣等。

（五）揉丹田法

操作：以拇指面揉小腹部脐下 2～3 寸之间，100～300 次。

主治：小腹胀痛、疝气、小便短赤、小便闭、遗尿等。

（六）拿肚角法

操作：以两手拇指面与示、中指指面提拿腹部脐下 2 寸旁开 2 寸之肚筋，3～5 次。

主治：止腹痛的要法，对各种原因引起的腹痛均可应用，对寒痛、伤食痛效果更好。

ER-附1-1-3

胸腹部部分手法
操作视频

三、背腰骶部特定穴推拿手法

（一）推天柱骨法

操作：以拇指面或示、中指指面，自枕骨下，沿后发际正中，推至大椎穴呈一直线，300～500 次。

主治：感冒、恶心、呕吐、项强、咽痛等。

（二）推七节骨法

操作：以拇指面或示、中指指面自第四腰椎推至尾椎骨端呈一直线，称为推下七节骨，为泻法；反之称为推上七节骨，为补法。操作 100～300 次。

主治：腹泻、便秘、脱肛、痢疾等。

（三）揉龟尾法

操作：以拇指端或中指端揉尾椎骨端下方凹陷处，100～300 次。

主治：腹泻、便秘、脱肛、痢疾等。

（四）捏脊法

操作：以捏法从尾椎骨端捏至大椎穴，3～5 遍。

主治：疳积、伤食、腹泻、便秘、腹胀、腹痛、恶心、呕吐、脱肛、痢疾、遗尿、夜啼、惊风、发热等。

ER-附1-1-4

背腰骶部手法
操作视频

四、上肢部特定穴推拿手法

（一）推脾经法

操作：①将患儿拇指屈曲，循拇指桡侧边缘由远端向掌根方向直推为补，称补脾经。②拇指伸直，由指端经螺纹面向指根方向直推为清，称清脾经。补脾经、清脾经，统称推脾经。③在拇指末节螺纹面作旋推法，亦称为补脾经。

主治：食欲不振、恶心、呕吐、腹泻、便秘、痢疾、咳嗽、黄疸等。

（二）推肝经法

操作：以拇指面或桡侧面推患儿示指末节螺纹面，100～500 次。旋推为补，自指尖向指根方向直推为清。

主治：惊风、目赤、头痛、头晕、抽搐、烦躁不安、五心烦热、口苦咽干等。

（三）推心经法

操作：以拇指面或桡侧面推患儿中指末节螺纹面，100～500次。旋推为补，自指尖向指根方向直推为清。

主治：五心烦热、口舌生疮、小便短赤、惊惕不安、高热神昏等。

（四）推肺经法

操作：以拇指面或桡侧面推患儿环指末节螺纹面，100～500次。旋推为补，自指尖向指根方向直推为清。

主治：感冒、发热、胸闷、咳嗽、痰鸣、气喘、自汗、脱肛等。

（五）推肾经法

操作：以手拇指面或桡侧面推患儿小指末节螺纹面，100～500次。自指根向指尖方向推为补，反之为清。

主治：先天不足、久病体虚、五更泄泻、咳嗽喘息、遗尿、疝气等。

（六）推大肠法

操作：以拇指面或桡侧面，沿示指桡侧缘，自指尖推至虎口呈一直线，100～500次。自指尖向虎口方向推为补，反之为清。

主治：腹泻、便秘、腹胀、腹痛、恶心、呕吐、脱肛、痢疾、肛门红肿等。

（七）推小肠法

操作：以拇指面或桡侧面，沿小指尺侧缘，自指尖推至指根呈一直线，100～500次。自指尖向指根方向推为补，反之为清。

主治：小便短赤、水泻、尿闭、口舌生疮等。

（八）掐十王法

操作：以拇指指甲依次掐两手十指指尖。

主治：神昏、惊风、抽搐等。

（九）推四横纹法

操作：以拇指面推示、中、环、小指第一指间关节横纹，100～500次。

主治：疳积、伤食、腹胀、腹痛、气血不和、咳喘、口唇破裂等。

（十）掐揉四横纹法

操作：以拇指甲掐示、中、环、小指第一指间关节横纹处，3～5遍。然后，拇指面揉示、中、环、小指第一指间关节横纹，100～500次。

主治：同推四横纹法。

（十一）按揉掌小横纹法

操作：以拇指端或中指端按揉小指根下尺侧掌纹头，100～300次。

主治：疳积、伤食、腹胀、腹痛、气血不和、咳喘、口唇破裂等。

（十二）按揉肾顶法

操作：以中指端或示指端按揉小指末端处，100～300次。

主治：自汗、盗汗、解颅等。

（十三）推天门入虎口法

操作：以拇指面或桡侧面，沿拇指尺侧缘，自指尖推至虎口呈一直线，100～300次。

主治：痢疾、腹痛等。

（十四）揉内劳宫法

操作：以拇指端或中指端揉手掌心（屈指时中指与环指中间凹陷中），100～300次。

主治：发热、烦躁不安、五心烦热、小便短赤、口疮、夜啼、目赤痛等。

（十五）揉小天心法

操作：以拇指端或中指端揉大小鱼际交接处凹陷中，100～300次。

主治：惊风、抽搐、烦躁不安、五心烦热、小便短赤、夜啼、目赤肿痛等。

（十六）捣小天心法

操作：以中指端或屈曲的指间关节捣大小鱼际交接处凹陷中，10～20次。

主治：惊风、翻眼、目斜视等。

（十七）运内八卦法

操作：以拇指面或中指面，沿以掌心为圆心，从圆心到中指根的2/3为半径画的圆，做运法100～300次。

主治：食欲不振、乳食停滞、腹泻、腹胀、嗳气、胸闷、咳嗽等。

（十八）揉板门法

操作：以拇指端或中指端揉手掌大鱼际平面，100～500次。

主治：食欲不振、乳食停滞、恶心、呕吐、腹泻、腹胀、嗳气等。

（十九）推板门法

操作：以拇指面或桡侧面推手掌大鱼际平面，100～300次。自指根推向腕横纹，称为板门推向横纹；反之，称为横纹推向板门。

主治：腹泻、恶心、呕吐等。

（二十）推胃经法

操作：以拇指面或桡侧面推拇指掌面近掌端第一节，100～500次。旋推为补，自掌根推向指根方向为清。

主治：恶心、呕吐、腹胀、嗳气、烦渴善饥、吐血等。

（二十一）运土入水法

操作：以拇指面或桡侧拇指面，自拇指尖端，经手掌边缘、小指掌面稍偏尺侧，运至小指尖，100～300次。

主治：痢疾、便秘、小便短赤、恶心、呕吐、腹胀等。

（二十二）运水入土法

操作：以拇指面或桡侧拇指面，自小指尖经小指掌面稍偏尺侧，手掌边缘，运至拇指尖端，100～300次。

主治：食欲不振、痢疾、腹胀等。

（二十三）分推阴阳法

操作：以两手拇指面或桡侧面自大小鱼际交接处凹陷中分推，100～300次。

主治：寒热往来、惊风、抽搐、烦躁不安、五心烦热、小便短赤、夜啼、食欲不振、腹痛、腹胀等。

（二十四）按揉总筋法

操作：以拇指或中指端按揉手腕掌侧横纹的中点，100～300次。

主治：惊风、抽搐、烦躁不安、五心烦热、夜啼、牙痛、口舌生疮等。

（二十五）掐揉端正法

操作：以拇指指甲掐揉中指指甲根两侧，30～50次。

主治：腹泻、恶心、呕吐、痢疾、惊风、抽搐等。

（二十六）掐老龙法

操作：以拇指指甲掐中指背指甲根中点上1分处，3～5次。

主治：高热神昏、惊风抽搐等。

（二十七）掐揉五指节法

操作：以拇指指甲依次掐掌背五指第一指间关节处，30～50次。

主治：惊风、惊惕不安、咳嗽风痰、夜啼等。

（二十八）揉二扇门法

操作：以拇指或示指偏峰揉手背中指本节两旁凹陷处 100～500 次。

主治：感冒、身热无汗、惊风抽搐等。

（二十九）揉外劳宫法

操作：以拇指端或中指端揉手背中央，第 3、4 掌骨间，与内劳宫相对处，100～300 次。

主治：腹痛、腹胀、肠鸣、泄泻、恶心、脱肛、遗尿、疝气等。

（三十）揉二人上马法

操作：以拇指端或中指端揉手背，第 4、5 掌指关节后凹陷中，100～500 次。

主治：小便短赤、痰喘、腹痛、泄泻、脱肛、遗尿、疝气、体虚、伤食等。

（三十一）揉一窝风法

操作：以拇指端或中指端揉手背腕横纹正中凹陷处，100～300 次。

主治：感冒、腹痛、关节屈伸不利等。

（三十二）揉膊阳池法

操作：以拇指端或中指端揉手背腕横纹正中后 3 寸处，100～300 次。

主治：便秘、小便短赤、感冒头痛等。

（三十三）推三关法

操作：以拇指桡侧面或示、中指指面，沿前臂桡侧，自腕横纹推至肘横纹，100～300 次。

主治：腹痛、泄泻、畏寒、病后虚弱、风寒感冒、四肢无力、发热无汗、疹出不透等。

（三十四）推天河水法

操作：以拇指桡侧面或示、中指指面，沿前臂正中，自腕横纹推至肘横纹，100～300 次。

主治：感冒发热、内热、潮热、烦躁不安、五心烦热、小便短赤、口疮、夜啼、口渴、惊风等。

（三十五）退六腑法

操作：以示、中指指面，沿前臂尺侧，从肘推至腕，100～300 次。

主治：高热神昏、烦躁不安、惊风、鹅口疮、咽喉肿痛、面肿、热痢、便秘等。

ER-附1-1-5

上肢部部分手法
操作视频

五、下肢部特定穴推拿手法

（一）推箕门法

操作：以示、中指指面，沿大腿内侧面，从膝上缘推至腹股沟呈一直线，100～300 次。

主治：水泻、小便短赤、尿闭等。

（二）按揉百虫窝法

操作：以拇指端或中指端按揉膝上内缘，血海上 2 寸处，100～300 次。

主治：神昏、惊风、抽搐、下肢瘫痪等。

（三）按揉足三里法

操作：以双手拇指端按揉两侧的足三里，100～300 次。

主治：食欲不振、恶心、呕吐、腹泻、腹痛、腹胀等。

（四）揉涌泉法

操作：以拇指端或中指端揉涌泉，100～300 次。

主治：发热、五心烦热、呕吐、腹泻等。

（王　静）

附篇2　手法作用机制的现代研究

推拿手法的作用形式概括起来无非是力量、能量、信息三种方式的综合体现。各种形态的手法，一方面是一种机械性的刺激，直接在人体起着局部治疗作用；另一方面，在一定刺激量的手法作用力下，机体会产生一定的能量转换和生物电等信息传导，刺激机体产生各种生物学效应，对人体的神经、循环、消化、泌尿、免疫、内分泌、运动等系统及镇痛机制产生一定的影响。

一、推拿对神经系统的作用机制

推拿对神经系统有一定的调节作用。其产生的效应，与神经系统的功能状态以及手法的种类、强度、持续时间、频率、治疗部位经穴等因素密切相关。

1.对中枢神经系统的影响　手法刺激可通过反射传导途径来调节中枢神经系统的兴奋和抑制过程，并维持其相对的平衡状态。一般认为，轻缓而有节律的手法，可改善大脑皮质的功能，使中枢神经系统产生抑制，降低交感神经的兴奋性，并通过自主神经反射，调整机体的功能状态，具有放松肌肉、缓解痉挛、镇静止痛的作用；重而快的刺激可对中枢神经起兴奋作用，使精神振奋，肌肉紧张，呼吸、心跳及胃肠蠕动加快，腺体分泌增多。如失眠患者接受推拿治疗时，常常在推拿过程中进入睡眠状态；而嗜睡患者在推拿后可感头清目明、精力充沛。

2.对周围神经的影响　手法的刺激作用可促使周围神经产生兴奋以加速传导反射作用，恢复和保持人体生理功能的正常状态。根据节段反射理论，局部推拿刺激体表一定节区，可使同一神经节段支配的内脏和组织产生反射性应答，从而对其功能活动进行调控。如振颤法可使脊髓前角炎患者对感应电流不产生反应的肌肉重新产生收缩反应，已消失的膝腱反射和跟腱反射重新出现；刺激第五胸椎处，可使贲门括约肌扩张；而刺激第七胸椎处，其作用相反；对脊柱颈段的刺激可治疗眩晕、高血压、头痛、失眠等。

另外，手法还通过改善血液循环来改善中枢神经本身及其传导途径的各种神经组织的营养供给，促使神经细胞和神经纤维功能的恢复。

二、推拿对循环系统的作用机制

1.对血管的影响　手法可促使部分血管内皮细胞的蛋白质分解，产生组胺和类组胺物质，从而扩张毛细血管，增加其直径和容积，并开放储备的毛细血管，增强血管渗透性，增加血流量，改善肢体循环，进而提高局部组织的供血和营养，促进血管网重建。通过手法产生的压力和摩擦力，还可以消耗和消除血管壁上的脂类物质，恢复血管弹力，改善血管的通透性。

2.对心脏功能的作用　手法对心脏功能的作用机制，主要与降低外周阻力，改善冠状动脉供血，提高心肌供氧，减轻心脏负担，改善心脏功能有关。研究证实，穴位推拿可使冠心病患者的心率减慢，心脏做功减轻，氧耗减少，同时还可使左心室收缩力增加，舒张期延长，增加冠状动脉灌注，从而改善心肌缺血、缺氧状态，缓解心绞痛的症状。

3.对血液循环的影响　手法有节律地按压血管壁，可以加速血液流动，从而降低血液黏稠度,改变血液浓、稠、黏、凝、聚状态,增强血管的通透性,使血液流动畅通,进而加快血液循环,改善微循环、脑循环和体循环。

4. 对血压的影响   推拿可作用于引发高血压病理的多个环节而实现降压作用。如推拿的镇静作用可消除人的紧张与焦虑情绪而调整血压;推桥弓作用于颈动脉窦,通过压力感受器而降低血压;对人体肌肉、血管的机械刺激可改善血液循环,降低外周阻力而降低血压。有人发现对高血压患者推拿治疗后,不但能够显著降低收缩压和舒张压,而且能显著改善头晕、心悸等症状,还能降低西药的用药量,从而有效地保护心、脑、肾等重要器官。

5. 对淋巴循环的影响   研究表明,推拿可以有效促进淋巴液的形成与回流,从而促进水肿及渗出物的吸收。

三、推拿对消化系统的作用机制

1. 对胃肠蠕动的作用机制   手法直接作用胃肠,或者通过神经、经络的传导反射作用刺激胃肠,调节平滑肌的张力、弹力和收缩能力,使胃肠管腔发生形态改变和运动,即促使胃肠蠕动速度加快和力量加大,从而加快或延缓胃肠内容物的运动排泄过程。此外,许多研究表明推拿对胃蠕动有双向调节作用,即原来表现胃蠕动次数多的可以减少,使排空延长;原来表现胃蠕动次数少的能增加,使排空加速。推拿作用与胃的功能状态有关,穴位有相对的特异性,例如推脾经有明显的促进胃运动作用,而逆运内八卦可双向调节胃运动。

2. 对胃肠分泌吸收功能的作用机制   推拿作用于背俞穴的相关部位,通过自主神经的反射作用,使支配内脏器官的神经兴奋,促使胃肠消化液的分泌;并通过改善胃肠壁血液淋巴的循环,促进胃肠吸收功能。

研究发现,捏脊疗法具有改善大脑皮质自主神经功能活动,促使消化液、消化酶分泌,增加血清蛋白含氧量,活跃造血功能,以及改善小肠吸收功能的综合效应。点按第6～12胸椎旁的压痛点可调节自主神经的兴奋性,重刺激可使交感神经兴奋性增强,从而抑制胃肠运动,解除胃肠痉挛。反之,轻柔而时间较长的刺激可使副交感神经处于优势,从而增进胃肠活动,促进消化腺分泌。

在外周穴位的作用研究方面,有人以一指禅推法在足三里穴处刺激,通过体表胃电图检测胃体和胃窦的胃电波变化,发现手法能降低其胃电图的波幅。也有人通过B超显像观察推拿胆囊穴对胆囊功能的影响,发现推拿后胆囊大多有不同程度的收缩。而一些幽门痉挛的患者,经推拿中脘穴后,在X线透视下可见胃蠕动加强,波频增加,波速加快,幽门痉挛解除。

四、推拿对泌尿系统的作用机制

推拿可调节膀胱张力和括约肌功能,既可治疗尿潴留,又可治疗遗尿症。也可通过推拿腹部和腰部,促进局部血液循环和代谢,调节肾脏功能,影响尿液的生成与排泄的作用。如按揉肾俞、丹田、三阴交等穴可治疗小儿遗尿症。

五、推拿对免疫系统的作用机制

推拿手法作用于人体体表,刺激分布于皮肤、肌肉、关节、骨骼及内脏等处的神经感受器,通过"神经-内分泌-免疫轴"对免疫系统功能进行调节。研究表明,推拿后机体血液中白细胞总数增加,白细胞吞噬功能加强,血清中补体、免疫球蛋白含量升高,淋巴细胞数量增多,从而增强人体的免疫能力。

六、推拿对内分泌系统的作用机制

在人体内,神经系统和内分泌系统紧密联系,相互调节。推拿通过刺激神经系统分布在皮肤、肌肉、关节、骨骼及内脏等处的感受器,影响中枢神经系统,通过下丘脑的作用对垂体和靶腺进行调节。

实验研究发现,对一些甲状腺功能亢进患者,运用一指禅推法操作于第3~5颈椎棘突旁敏感点,可明显减慢患者心率,改善其相应的症状和体征。对患有围绝经期综合征妇女,取膻中、气海、肝俞、肾俞、百会等穴进行推拿,发现可影响其雌激素分泌,调节自主神经功能,明显改善症状。对佝偻病患者施用掐揉四缝穴、捏脊等推拿手法治疗后,其血清钙、磷含量均有上升,有利于患儿骨骼的发育和生长。长期对督脉、任脉、膀胱经及胰俞、肾俞、脾俞、中脘、气海、关元、血海、足三里、涌泉、极泉、曲池等进行推拿,可提高部分患者的胰岛功能,降低血糖。

七、推拿对呼吸系统的作用机制

推拿手法可以改善呼吸道的通气和换气功能,可以锻炼呼吸肌,增加呼吸运动幅度和肺活量,恢复肺的弹性,缓解或消除由于肺功能不全而引起的哮喘等症状。还可以通过神经经络的传导反射作用,间接地影响到肺的功能,用于慢性支气管炎、肺气肿等病症的防治。如推拿肺俞、膈俞等穴,可调整胸膈及肺的功能,产生镇咳平喘、止咳化痰的作用。

八、推拿对运动系统的作用机制

运动系统疾病是推拿疗法最主要的适应证,其治疗作用直接,疗效也最明显。

1. 改善肌肉营养代谢　肌肉的主动运动,会消耗氧和能量,产生乳酸等有害代谢物质,从而出现酸胀疲劳。推拿在局部的机械刺激与所产生的热效应,可以明显改善局部的血液循环,增强其代谢,增加局部供血供氧,从而消除肌肉疲劳,增强肌肉的张力和耐受力。研究证实,3~5分钟的推拿对消除肌肉紧张和疲劳比20~30分钟的休息更为有效。

2. 解除肌肉痉挛　软组织损伤后,肌肉会出现紧张、痉挛,这是机体对损伤的一种保护性反应,但过度和持久的痉挛可在局部产生压迫和牵拉,从而产生疼痛。推拿手法既可通过牵张肌肉直接解除肌痉挛,又可加强局部血液循环,促进致痛物质代谢,减轻炎症反应,通过减轻或消除疼痛源而间接解除肌痉挛。有报道,急性腰扭伤患者,推拿前在舒适姿势下均有不同程度的紧张性肌电活动,但推拿后绝大部分患者的紧张性肌电活动和疼痛随之消失或减轻,证实了推拿对解除肌肉痉挛确有明显的作用。

3. 促进组织修复　推拿对损伤组织的修复具有良好的作用。研究发现,推拿可以促进损伤部位的肉芽组织成熟,松解损伤组织间的粘连,减轻肌纤维间组织增生,促进损伤肌肉的形态结构恢复。对肌肉、肌腱、韧带部分断裂者采用适当的手法,可促进损伤部位新生毛细血管的形成和成熟,促进成纤维细胞转化为纤维细胞,促进胶原纤维合成,使胶原纤维规则排列并与断面生长吻合,从而促进损伤组织修复。

4. 分离松解粘连　软组织损伤后,瘢痕组织增生,互相粘连,对神经血管束产生卡压,是导致疼痛与运动障碍的重要原因。手法可间接松解粘连,而按、揉、弹、拨等手法则可直接分离筋膜、滑囊之粘连,促使肌腱、韧带放松,起到松动关节的作用。

5. 促进炎症介质分解、稀释　软组织损伤后,血浆及血小板分解形成许多炎症介质,这些炎症介质有强烈的致炎、致痛作用。推拿能促进静脉、淋巴回流,加快物质运动,也促进了炎症介质的分解、稀释,加速损伤局部炎症消退。

6. 纠正解剖位置异常　应用手法可治疗由于关节错位、肌腱滑脱所造成的急性损伤,使关节、肌腱各顺其位,解除对组织的牵拉、扭转、压迫刺激,使疼痛消失,并可以促进突出物顺纳、部分回纳或移位。如对于大部分腰椎间盘突出症患者,推拿手法可改变椎间盘内外压力,改变神经根与周围组织间的位置关系,从而使临床症状得以缓解。

7. 促进水肿、血肿吸收　推拿具有良好的活血化瘀作用,可加快静脉、淋巴的回流,由于局部肿胀减轻,降低了组织间的压力,消除了神经末梢的刺激而使疼痛消失,有利于水肿、血肿的吸收。

九、推拿对皮肤及皮下组织的作用机制

推拿可以去除皮肤表面的排泄物,促使已死亡的表面细胞脱落和延缓表面细胞衰老过程,改善皮肤呼吸;有利于汗腺及皮脂腺的分泌,能使浅表血管扩张,增加皮肤血液供应,改善皮肤的营养状态,促使皮下脂肪消耗和肌肉运动,从而改善皮肤组织的新陈代谢,增加皮肤的光泽度和弹性,减少皮下脂肪堆积,可用于美容和减肥按摩。

十、推拿对镇痛的作用机制

疼痛是临床最常见的自觉症状,存在于外周组织的 5- 羟色胺(5-HT)、5- 羟吲哚乙酸(5-HIAA)、钾离子、组胺、缓激肽等被普遍认为是致痛物质,疼痛患者外周血中上述介质明显升高。推拿特有的机械性刺激可改善局部血液循环,改善缺血缺氧状态,减少致痛物质堆积,通过促进代谢而加快致痛物质的分解与清除,从而实现镇痛。有报道,推拿按压类手法可抑制肌肉、肌腱等深部组织的外周痛觉感受器,使属于阳离子的疼痛介质与痛觉感受器细胞表面的阴离子的结合趋于不稳定,减少与减小关于疼痛的神经冲动,通过提高痛阈而减轻或消除疼痛。

脊髓后角是疼痛传入最重要的整合中枢,也是推拿镇痛的重要环节。闸门控制学说认为脊髓内存在疼痛控制闸门,其结构基础包括脊髓后角的胶质细胞(SG)、后角中的一级中枢传递细胞(T 细胞)以及部分后索纤维。其中 SG 起过滤作用,T 细胞起传递作用。推拿所产生的各种良性刺激输入,可兴奋 SG 和抑制 T 细胞,使脊髓痛冲动传递的闸门关闭,从而起到镇痛作用。

也有学者认为推拿的镇痛效应可能与调节高级中枢水平机制有关。疼痛信号传入脊髓后,通过交叉和弥散方式传导至丘脑、脑干网状结构、丘脑内侧部、边缘系统,最后投射至脑皮质体表感觉区。而推拿信号也沿这一通路传递。既然传导路径和中枢相同,就存在两种信号相互干扰的可能。因而推测,疼痛冲动由于被推拿信息所抑制而减弱或消失,从而产生镇痛效应。

在中枢镇痛方面,有关内啡肽的报道较多。内啡肽是具有阿片样作用的肽类物质,具有强镇痛作用。研究表明,按压患者一定穴位或痛点,在获得镇痛效应的同时,患者血浆和脑脊液中的内啡肽含量均升高,且其升高幅度与其镇痛效应呈正相关,以此可解释推拿何以具有即时效应。

此外,推拿环境的安静、闲逸,推拿过程的舒适,和推拿特有工具——人手的安抚等,也可影响患者的心理活动,降低中枢对痛觉的敏感性,提高其中枢痛阈水平。

(周文俊)

主要参考书目

[1] 房敏，王金贵. 推拿学 [M]. 5 版. 北京：中国中医药出版社，2021.

[2] 孙武权，吴云川. 推拿学 [M]. 北京：人民卫生出版社，2021.

[3] 俞大方，吴荣南. 俞大方推拿学 [M]. 上海：上海交通大学出版社，2022.

[4] 周运峰. 推拿手法学 [M]. 5 版. 北京：中国中医药出版社，2021.

[5] 杨淳，王春林. 推拿手法 [M]. 北京：人民卫生出版社，2015.

[6] 王莉. 推拿手法实训教程 [M]. 西安：第四军医大学出版社，2012.

[7] 井夫杰. 推拿手法实训教程 [M]. 北京：中国中医药出版社，2017.

[8] 赵毅，季远. 推拿手法学 [M]. 4 版. 北京：中国中医药出版社，2016.

[9] 刘明军，龚利. 推拿手法学 [M]. 4 版. 北京：人民卫生出版社，2021.

[10] 李义凯. 脊柱推拿的基础与临床 [M]. 北京：军事医学科学出版社，2001.

复习思考题答案要点

模拟试卷

《推拿手法》教学大纲